元気ホスピタル──
最善の医療をめざして
愛知医科大学病院の最新医療

愛知医科大学病院 編著

バリューメディカル

発刊にあたって

「良い医療」とは何でしょうか

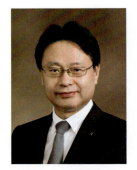

愛知医科大学病院 病院長
羽生田 正行
(はにうだ まさゆき)

　病気は理不尽なもので、健康的な生活を心がけていても突然私たちの身に降りかかってきます。もちろん医療も進歩を続けており、昔は考えられなかったような画期的な治療法が見つかった病気も増えていますが、その一方でいまだに根治的な治療法のない病気があることも事実です。診断技術の進歩により、ひとつの病気を克服しても、ほかの新しい病気が見つかることも少なくありません。残念ながら私たちの長い人生の中では、このような「病気」にほとんどの方が一度ならず遭遇してしまいます。そういう意味では、病気と向き合う時間も人生の大切な一部なのかもしれません。

　私たちの目指す良い医療とは、世界トップレベルの技術・知識で診断し、また患者さんに最善の治療を尽くすことはもちろん、このような患者さんの「病気に向き合う人生の時間」にやさしく、また、しっかり寄り添う医療と考えています。今回お手元にお届けすることができました『元気ホスピタル——最善の医療をめざして 愛知医科大学病院の最新医療』は、当院の各診療科で専門としている代表的な疾患、特にがんを中心にその診療に携わっているスタッフが直接、できるだけイラストや写真を使って分かりやすく執筆しています。本書を手に取っていただくことで、まず皆様にそれぞれの病気についての理解をより深めていただけること、また病に苦しむ方々に病院スタッフと一緒に病気に立ち向かう強い気持ちが生まれ、患者さんも含めたチーム医療で病気を克服できる一助になれば幸いです。これが私たち愛知医科大学病院スタッフの目指している本当の良い医療です。

　当院は2014（平成26）年5月に新病院が開院し約4年が経過しました。職員は一丸となり病院を進化させることに注力しています。また地域医療機関とも強い連携をとり、地域医療構想のもと、地域完結型医療システムの構築に努力してまいりました。地域医療機関そして当院で協調し、急性期から回復期・慢性期の患者さんのシームレスな治療を行う体制ができつつあります。まだ至らぬ点も多数ございますが、今後とも皆様にご指導をいただき「愛知医科大学病院、そしてこの地域で治療をして良かった」とより多くの人に感じてもらえる病院、「患者さんの大切な人生に寄り添う」やさしい病院づくりをしていきたいと考えています。

　本書をぜひご活用いただき、患者さんやご家族が、医師をはじめとする病院スタッフとともに同じ気持ちで病気に立ち向かえる一助としていただければと願っています。

2018年1月

病院の理念

特定機能病院として、診療・教育・研究のすべての領域において、医療を基盤とした社会貢献を目指す

- 社会の信頼に応えうる医療機関
- 人間性豊かな医療人を育成できる教育機関
- 新しい医療の開発と社会還元が可能な研究機関

病院の基本方針

- 人間性を尊重した患者中心の医療の提供
- 信頼関係を大切にした安全で良質な医療の実践
- 豊かな人間性と優れた医療技術を持った医療人の育成
- 先進的医療技術の開発・導入・実践の推進
- 災害・救急医療への積極的な取り組み
- 地域医療連携の推進及び地域医療への貢献

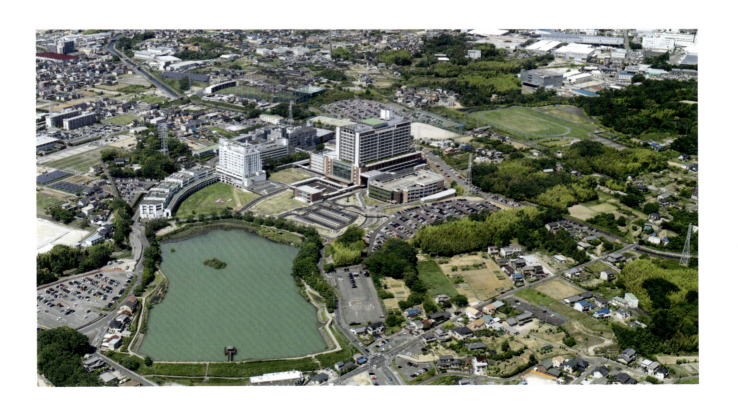

病院概要

名称	愛知医科大学病院
病院長	羽生田正行
開設者	学校法人愛知医科大学
許可病床数	900床
標榜診療科数	21診療科（医療法上）
外来患者数（年度一日平均）	2,586.4人（平成28年度）
入院患者数（年度一日平均）	738.8人（平成28年度）
建物延面積　病院（中央棟等）	91,595.94平方メートル
建物延面積　立体外来駐車場	22,407.36平方メートル（801台）
救急体制	第3次救急、救急告示医療機関
薬局	院内処方

病院機能評価の認定

愛知医科大学病院は、公益財団法人日本医療機能評価機構による病院機能評価（3rdG:Ver.1.1）[※]の更新審査を受審し、審査区分の主たる機能種別「一般病院2」及び副機能種別「精神科病院」について、基準達成による認定証の交付を受けています。

2005年10月17日に初回認定を受け、以後、継続して更新してきたもので、現在の認定期間は、2015年10月17日から2020年10月16日までの5年間です。

※病院機能評価とは、病院を対象に行われる公益財団法人日本医療機能評価機構による評価で、病院組織全体の運営管理や提供される医療について、第三者機関として中立的、科学的・専門的な見地から評価が実施されます。

今後とも愛知医科大学病院は、医療の質の向上と安全性の確保に努め、患者さんの視点に立った医療を提供し、地域社会への積極的な貢献を行い、選ばれる病院を目指して努力をしてまいります。

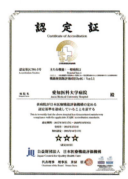

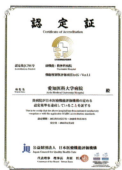

もくじ

元気ホスピタル——最善の医療をめざして　愛知医科大学病院の最新医療　もくじ

発刊にあたって

「良い医療」とは何でしょうか ……………………………………………… 2
病院長　羽生田 正行

理念／基本方針 …………………………………………………………… 3

病院概要／病院機能評価の認定 ………………………………………… 4

巻頭企画Ⅰ［がん関連］

がんを知り、がんの克服を目指す ……………………………………… 12
臨床腫瘍センター（腫瘍外科部門）　教授、センター（腫瘍外科部門）部長　三嶋 秀行

早期胃がんの内視鏡治療 ………………………………………………… 14
消化管内科　講師　土方 康孝／消化管内科　教授　春日井 邦夫

胃がんの病状に応じた手術を選択し、患者さんへ安心と最適医療を提供 ……… 16
消化器外科　講師　齊藤 卓也／消化器外科　教授　佐野 力

よく分かる！　大腸がんの最新治療 …………………………………… 18
消化管内科　助教　山口 純治／消化管内科　教授　春日井 邦夫

肝胆膵高難度手術の豊富な経験 ………………………………………… 20
消化器外科　教授　佐野 力／消化器外科　講師　有川 卓／消化器外科　講師　駒屋 憲一／消化器外科　助教　大澤 高陽

体にやさしい肝がんラジオ波焼灼療法 ………………………………… 22
肝胆膵内科　講師　大橋 知彦／肝胆膵内科　准教授　中出 幸臣／肝胆膵内科　教授　中尾 春壽／肝胆膵内科　教授　米田 政志

下部消化管疾患に対する積極的な腹腔鏡治療 ………………………… 24
消化器外科　教授　小松 俊一郎／消化器外科　講師　石黒 成治

遺伝子診断による肺がんの個別化医療 ………………………………… 26
呼吸器・アレルギー内科、臨床腫瘍センター（腫瘍内科部門）　教授、センター（腫瘍内科部門）部長　久保 昭仁

安全で正確だけじゃない！　体にやさしい肺がん手術——胸腔鏡、そしてロボットへ … 28
呼吸器外科　教授　沼波 宏樹

**乳房MRIで初めて見つかった病変を超音波で発見できる新検査法
——リアルタイムバーチャルソノグラフィ** …………………………… 30
乳腺・内分泌外科　教授　中野 正吾

泌尿器科のロボット支援下手術——「ロボットの手」で機能を守る ……… 32
泌尿器科　教授　住友 誠／泌尿器科　講師　金尾 健人／泌尿器科　助教　加藤 義晴

子宮悪性腫瘍（子宮頸がん・子宮体がん）に対する腹腔鏡による最新治療 …… 34
産科・婦人科　准教授　野口 靖之／産科・婦人科　教授　若槻 明彦

5

血液がんを治す——原因解明と治療の最前線 ………………………………………… 36
血液内科　教授　高見 昭良

わずかに残った白血病細胞を調べる「MRD測定」で、より良い治療を提供 ……………… 38
小児科　准教授　堀 壽成

頭頸部がんにおける集学的外科治療
——形成外科、消化器外科、血管外科、呼吸器外科、脳神経外科とのチーム医療 …………… 40
耳鼻咽喉科　教授　小川 徹也

口の中（口腔）のがんを切らずに治す、動脈注入放射線化学療法 ……………………… 42
歯科口腔外科　教授　風岡 宜暁

高度な技術を駆使する高精度放射線治療 ……………………………………………… 44
放射線科　教授　森 美雅

先手必勝の戦略的予防医療——未病を可視化（見える化）したマーナ（mRNA）健康外来 ………… 46
先制・統合医療包括センター　教授、センター部長　福沢 嘉孝

病理診断が最先端のがん治療を可能にする …………………………………………… 48
病理診断科　講師　大橋 明子／病理診断科　教授　都築 豊徳

がん診療を支える臨床腫瘍センター …………………………………………………… 50
臨床腫瘍センター（腫瘍外科部門）　教授、センター（腫瘍外科部門）部長　三嶋 秀行

安心で安全な外来化学療法のために …………………………………………………… 52
臨床腫瘍センター（外来化学療法部門）　教授、センター（外来化学療法部門）部長　三原 英嗣
外来化学療法室　看護部　主任　木下 章子

緩和ケアの目的——がん治療効果を向上させ、より豊かな療養生活を送るために ………… 54
緩和ケアセンター　教授、センター部長　森 直治

がん相談支援室の役割 …………………………………………………………………… 56
がん相談支援室　看護部　主任　池田 幸代

巻頭企画 II ［トピックス（特徴ある診療）］

経カテーテル的大動脈弁留置術（TAVI:タビ）をご存じですか? ………………………… 60
心臓外科　教授　松山 克彦

最新の網膜硝子体手術 …………………………………………………………………… 62
眼科　助教　白木 幸彦

甲状腺眼症の手術治療 …………………………………………………………………… 64
眼形成・眼窩・涙道外科　准教授　高橋 靖弘

急速に需要が増えている脳血管内治療 ………………………………………………… 66
脳血管内治療センター　教授、センター部長　宮地 茂

もくじ

小児脳神経外科疾患に対するチーム医療 ……………………………… 68
脳神経外科　講師　**上甲 眞宏**

救命救急最前線──24時間、365日体制で安心かつ高度な医療を提供 …… 70
救命救急科　教授、救命救急センター　センター副部長　**津田 雅庸**

医療関連感染ゼロを目指す感染制御 ………………………………… 72
感染症科　教授　**三鴨 廣繁**

睡眠医療の最前線──あなたの眠りを守る ………………………… 74
睡眠科　教授、睡眠医療センター　センター部長　**塩見 利明**

手術を行う患者さんに安心・安全をお届けする周術期医療 ………… 76
周術期集中治療部　教授　**畠山 登**

国内初の診療科「痛みセンター」──難治性の慢性痛に集学的治療で取り組む …… 78
痛みセンター　教授、センター部長　**牛田 享宏**

NICU（新生児集中治療室）におけるファミリーセンタードケア ……… 80
周産期母子医療センター（新生児集中治療部門）　教授、センター（新生児集中治療部門）部長　**山田 恭聖**

背骨の手術をより安全に──3Dモデルを使った脊椎手術 ………… 82
脊椎脊髄センター　センター副部長、整形外科　准教授　**神谷 光広**

成人のてんかん診療──関係診療科と連携し専門的治療を行う …… 84
てんかんセンター　センター部長、精神神経科　教授　**兼本 浩祐**

子どものてんかん診療──症状や検査などから、治療の可能性を探る … 86
てんかんセンター　センター副部長、小児科　教授　**奥村 彰久**

最適な固定法で行う人工股関節置換術（THA） …………………… 88
人工関節センター、整形外科　講師　**森島 達観**

変形性膝関節症患者さんの術後満足度の向上のために ………… 90
人工関節センター　センター部長、整形外科　教授　**出家 正隆**／人工関節センター、整形外科　助教　**北本 和督**

野球肩・野球肘に精通──適切なコンディション指導や投球動作指導・治療を行う …… 92
スポーツ医科学センター、整形外科　教授　**岩堀 裕介**

総合腎臓病センター──年代を超えた集約的腎臓病治療 ………… 94
総合腎臓病センター　センター部長、腎臓・リウマチ膠原病内科　教授　**伊藤 恭彦**
総合腎臓病センター　センター副部長、腎移植外科　教授　**小林 孝彰**
総合腎臓病センター　センター副部長、腎臓・リウマチ膠原病内科　講師　**永井 琢人**

造血細胞移植センター──「オール・フォー・ワン」で患者さんを診る … 96
造血細胞移植センター　センター部長、血液内科　教授　**高見 昭良**

Q&Aでわかる最新治療 ── 安心で最良の医療を提供

Q1 処方された薬を飲んでいるのに胸やけが治りません …………… 100
消化管内科　助教　**田村 泰弘**／消化管内科　准教授　**舟木 康**

Q2 肝炎の種類や診断法、治療法について教えてください ……………………… 102
肝胆膵内科　教授　伊藤 清顕／肝胆膵内科　准教授　角田 圭雄／肝胆膵内科　教授　米田 政志

Q3 超音波内視鏡を用いた診断と治療について教えてください ……………… 104
肝胆膵内科　助教　石井 紀光／肝胆膵内科　助教　小林 佑次／肝胆膵内科　医師　井上 匡央

Q4 狭心症の新しい診断方法(FFR_{CT})について教えてください ……………… 106
循環器内科　准教授　安藤 博彦

Q5 心房細動に対する最新のカテーテル治療について教えてください ……… 108
循環器内科　准教授　鈴木 靖司／循環器内科　講師　伊藤 良隆

Q6 稀な病気、肺胞蛋白症の治療について教えてください ………………… 110
呼吸器・アレルギー内科　教授　山口 悦郎

Q7 ホルモンの治療に、年齢や性別が関係ありますか？　大人でも成長ホルモンが必要なのですか？ ……… 112
内分泌・代謝内科　教授　高木 潤子

Q8 神経内科で行っている認知症の治療法を教えてください ……………… 114
神経内科、脳卒中センター　准教授　泉 雅之

Q9 パーキンソン病について教えてください ………………………………… 116
神経内科、脳卒中センター　助教　田口 宗太郎

Q10 関節リウマチの診断、治療法を教えてください ………………………… 118
腎臓・リウマチ膠原病内科　教授　坂野 章吾

Q11 CKD教育入院について教えてください ………………………………… 120
腎臓・リウマチ膠原病内科　教授　伊藤 恭彦／腎臓・リウマチ膠原病内科　助教　吉野 雅文

Q12 健診で「貧血」と言われました。何か原因があるのでしょうか？ ………… 122
血液内科　教授　高見 昭良／血液内科　教授　花村 一朗／血液内科　講師　渡会 雅也

Q13 糖尿病と言われたとき、治療効果の判定にどんな検査値を参考にすればいいの？ ……… 124
糖尿病内科　助教　近藤 正樹

Q14 足の違和感がありますが、糖尿病神経障害ではないかと心配です ……… 126
糖尿病内科　助教　近藤 正樹

Q15 精神神経科で行う治療について教えてください ………………………… 128
精神神経科　教授　兼本 浩祐

Q16 認知症の症状、治療について教えてください …………………………… 130
精神神経科　講師　深津 孝英

Q17 食物アレルギーってどうしたら治るの？ ………………………………… 132
小児科　教授　縣 裕篤

Q18 傷が目立たない小切開心臓手術(MICS)について教えてください ……… 134
心臓外科　教授　松山 克彦

もくじ

Q19 体にやさしい大動脈瘤ステントグラフト内挿術とは? ……………………………………… 136
血管外科　講師　折本 有貴

Q20 ハイブリッド手術による血行再建について教えてください ……………………………………… 138
血管外科　准教授　山田 哲也

Q21 胸腔鏡下手術で術後疼痛を減らす！　肺がん手術とは? 140
呼吸器外科　教授　矢野 智紀

Q22 乳房再建手術について教えてください 142
乳腺・内分泌外科　教授　中野 正吾／形成外科　講師　梅本 泰孝

Q23 腎移植ってどんなもの? 144
腎移植外科　助教　堀見 孔星

Q24 脳腫瘍の治療について教えてください 146
脳神経外科　講師　岩味 健一郎

Q25 膝前十字靭帯損傷とその治療を教えてください 148
整形外科　教授　出家 正隆／整形外科　助教　赤尾 真知子

Q26 膝関節軟骨損傷とその治療法を教えてください 150
整形外科　教授　出家 正隆／整形外科　助教　赤尾 真知子

Q27 わきの汗が多くて困っています。治療法を教えてください 152
皮膚科　准教授　大嶋 雄一郎

Q28 前立腺肥大症に対するPVP（光選択的前立腺レーザー蒸散術）について教えてください …… 154
泌尿器科　准教授　中村 小源太／泌尿器科　助教　梶川 圭史

Q29 母と子と子宮を守る医療について教えてください 156
産科・婦人科、周産期母子医療センター（周産期医療部門）　准教授、センター（周産期医療部門）副部長　鈴木 佳克
産科・婦人科、周産期母子医療センター（周産期医療部門）　教授、センター（周産期医療部門）部長　若槻 明彦

Q30 メタボリックシンドロームに関係する目の病気について教えてください ………… 158
眼科　助教　白木 幸彦

Q31 涙の治療について教えてください 160
眼形成・眼窩・涙道外科　准教授　高橋 靖弘

Q32 難聴を改善させる最新の手術治療を教えてください 162
耳鼻咽喉科　教授　植田 広海

Q33 慢性的な肺炎で喀血が続き、止血剤で良くなりません。ほかに治療法はないでしょうか? ……… 164
放射線科　教授　太田 豊裕

Q34 手術を受けるのが怖いのです 166
麻酔科　教授　藤原 祥裕

Q35 神経調節性（反射性）失神を知っていますか? 168
総合診療科　准教授　脇田 嘉登

もくじ

Q36 乳がんの手術で乳房がなくなったり、リンパ浮腫になったりしても治せますか？ ……………… 170
形成外科　講師　**梅本 泰孝**

Q37 脳卒中の後遺症の1つ、痙縮の治療について教えてください ……………… 172
リハビリテーション科　助教　**橋詰 玉枝子**／リハビリテーション科　助教　**林 博教**／リハビリテーション科　教授　**木村 伸也**

Q38 インプラント治療を諦めたくありません。何か方法を教えてください ……………… 174
歯科口腔外科　講師　**大野 隆之**

Q39 栄養管理が医療に果たす役割を教えてください ……………… 176
栄養部　副部長、栄養サポートチーム　チェアマン、緩和ケアセンター　教授　**森 直治**

Q40 こころのケアセンターについて教えてください ……………… 178
こころのケアセンター　センター部長、精神神経科　教授　**兼本 浩祐**／こころのケアセンター　技師長　**古井 由美子**

Q41 病気を抱えながら生活していくことが不安です ……………… 180
医療福祉相談部　主任　**小堤 歩**／医療福祉相談部　主任　**鈴木 裕之**

Q42 安全・安心な薬物治療をサポートする薬剤師の役割とは ……………… 182
薬剤部　部長　**斎藤 寛子**

Q43 脱腸（鼠径ヘルニア）は身近な病気ですが、治療について教えてください ……………… 184
消化器外科　教授　**金子 健一朗**／消化器外科　講師　**齊藤 卓也**

Q44 ワクチン外来・渡航者外来で行っていることを教えてください ……………… 186
感染症科　教授　**三鴨 廣繁**

Q45 炎症性腸疾患は通院治療ができるのか教えてください ……………… 188
消化管内科　医師　**岡庭 紀子**／消化管内科　教授　**佐々木 誠人**

病院案内

患者さん目線の機能 ……………… 192

外来受付から診療までの流れ ……………… 196

再診受付機の操作方法 ……………… 197

外来フロアガイド ……………… 198

地域で患者さんを支えます（地域医療連携） ……………… 201

愛知医科大学メディカルクリニック ……………… 202

愛知医科大学 運動療育センター ……………… 204

交通案内 ……………… 206

索引 ……………… 208

巻頭企画 I

［ がん関連 ］

巻頭企画Ⅰ ［がん関連／臨床腫瘍センター（腫瘍外科部門）］

がんを知り、がんの克服を目指す

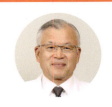

臨床腫瘍センター（腫瘍外科部門）
三嶋　秀行
（みしま　ひでゆき）
教授、センター（腫瘍外科部門）部長

がんは死因の第1位　発がん原因と予防

　がんは1981年から死因の第1位です（図1）。2019年には年間約37万人ががんで亡くなり、生涯のうちに約2人に1人ががんにかかるとされています。今やがんは特別な病気ではなく一番身近な病気なのです。地震への備えと同じように、がんになってからではなく、普段からがんについての知識があれば、がんに対する不安や悩みは少なくなると思います。

　私たちの体の中にある細胞は、常に生まれ変わっています。何らかの原因で細胞の遺伝子に傷がつき、その傷がうまく修復されないとがんになってしまいます。発がんの要因として、遺伝子の個人差などがんになりやすさとしての「内的要因」と、外部からの「外的要因」があります。

　「外的要因」は、紫外線や放射線などの「物理的因子」、ウイルスや細菌などの「生物学的因子」、食事や発がん物質などの「化学的因子」などで、このうちいくつかは、がんになるリスクを下げることができます。具体的には、禁煙、ウイルス検査とワクチン、ヘリコバクター・ピロリの除菌などです。

早期発見と進化するがん治療

　がんの種類によって、治りやすいがんと治りにくいがんがあります（図2）。胃がんや大腸がんになっても約半数は完全に治ります。自覚症状のない早い段階で見つけて治療すると完全に治る可能性が高いです。いくつかのがんでは、検診を受けることでがんによる死亡を減らすことができます。

　当院では、最新の技術（手術・放射線・薬）でがんと闘います。小さな創（きず）で行う鏡視下（きょうしか）手術やロボット手術が増え、以前と比べて患者さんの負担が軽くなり入院期間も短くなりました。放射線治療の進歩は「切らずに治す」を実現しました。新しい分子標的薬が開発

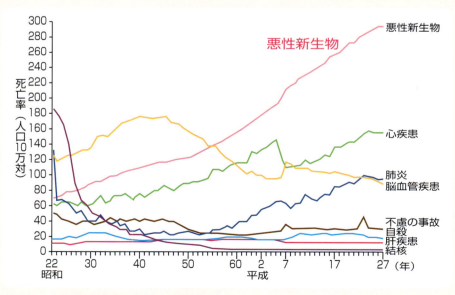

図1　主な死因別に見た死亡率の年次推移

元気ホスピタル —— 高度専門医療で患者さんの健康回復に最大限努力

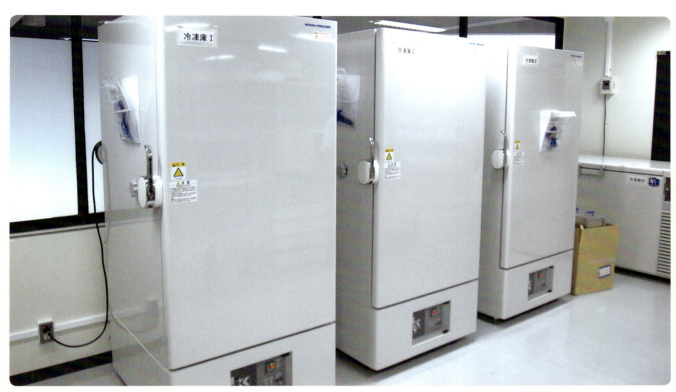

写真　バイオバンク保存用超低温冷凍庫

され、副作用が少なく効果が大きくなりました。また、全く新しい作用でがんを抑制する免疫チェックポイント阻害薬は、保険適用の病気が、悪性黒色腫・非小細胞肺がん・腎がん・ホジキンリンパ腫・頭頸部がんだけでしたが、新たに胃がんや尿路上皮がんも追加になり、積極的に使用することができるようになりました。

高齢のがん患者さんの多くは、がんだけでなく、心臓・肺・脳・腎臓・糖尿病などの病気も持っています。当院では、がんとその他の病気の治療を一緒に、専門的に受けることができます。

そして、患者数の多いがんはもちろん、小児がんなどの稀ながんに対しても、それぞれ専門医がいます。診療科内で治療方針が決まらない場合、キャンサーボード（検討会）で多くの診療科が集まって治療方針を相談して決めます。医学が進歩し、従来とは異なる治療方針になることもあります。

遺伝子検査で個人別のがん治療

人の性格が異なるように、同じ種類のがんでもがんの性質は異なります。個人の違いを遺伝情報に基づいて検討し、がんのタイプを事前に調べて、そのタイプに合う薬を使えるようになりました。

2020年には、がんに関連した遺伝子を一度に調べる検査が保険適用になる予定です。これに備えて当院では、患者さんの同意を得てがん組織を保存するバイオバンク（写真）を開始しました。がんの組織を保存して、将来の治療に備えるのです。

臨床遺伝専門医による遺伝カウンセリングや自費診療による遺伝子検査も行っています。高齢の患者さんには体力と希望を勘案した治療を提案しています。

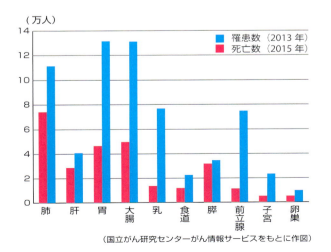

（国立がん研究センターがん情報サービスをもとに作図）

図2　部位別がん罹患数と死亡数

巻頭企画Ⅰ ［がん関連／消化管内科］

早期胃がんの内視鏡治療

消化管内科
土方　康孝
講師

消化管内科
春日井　邦夫
教授

お腹を切らずに早期胃がんを治す内視鏡切除

　胃がんは減少傾向にあるといわれていますが、いまだ日本人に多いがんの1つです。胃がんの標準治療がお腹を切って行う手術であることは現在も変わりありませんが、近年の内視鏡技術の進歩により、粘膜内にとどまる早期胃がんであれば、内視鏡で切除できるようになりました。胃壁は内側から、粘膜、粘膜筋板、粘膜下層、筋層、漿膜の順に層を形成しており、早期胃がんとは粘膜下層までにとどまっているものをいいます（図1）。

　当院でも2006年4月に、胃・十二指腸の早期悪性腫瘍に対して内視鏡的粘膜下層剥離術（Endoscopic Submucosal Dissection：ESD）が保険収載されてからこの治療法を行っており、年々症例数は増加傾向に

た場合、治療方針を決定するために、まず早期胃がんか進行胃がんかの診断をする必要があります。内視鏡切除の適応となるものは、がん細胞が粘膜内にとどまる早期胃がんに限られており、そのため早期胃がんの診断を受けても適応から外れてしまう場合がたくさんあります。

　そこで内視鏡切除の適応の有無を決定するにあたり、精密検査を受けていただく必要があります。具体的には、全身に転移がないかCT、MRIなどの画像検査を行います。また、がんの深さや範囲を診断するために、超音波内視鏡検査や拡大内視鏡検査なども行います。拡大内視鏡検査は、内視鏡にズーム機能がつい

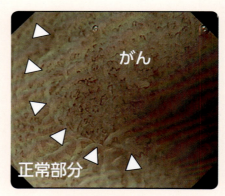

写真1　拡大内視鏡写真：がんと正常部分の境目が分かりやすくなります

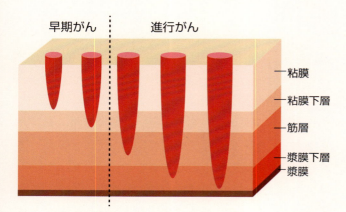

図1　胃壁の層と早期胃がんと進行胃がんの区別

あります。

精密検査で内視鏡切除の適応を診断

　胃がんと診断された、もしくは胃がんが強く疑われ

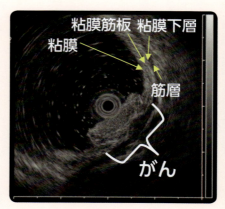

写真2　超音波内視鏡像

元気ホスピタル —— 高度専門医療で患者さんの健康回復に最大限努力

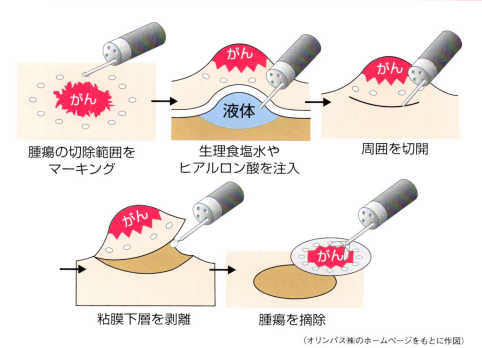

図2　内視鏡的粘膜下層剥離術（ESD）の方法

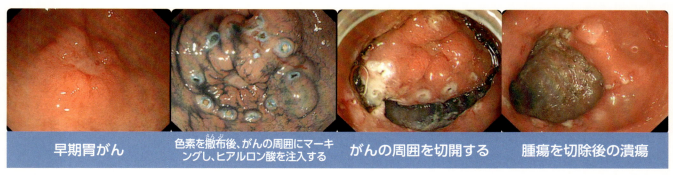

写真3　内視鏡的粘膜下層剥離術（ESD）

ており、病変粘膜および周辺粘膜を拡大して観察することによって「がん」と「正常粘膜」の境界をみることができます（写真1）。超音波内視鏡検査は、内視鏡先端にエコー（超音波）の機能がついており、病変に内視鏡を当てると病変粘膜の下の状況をみることができ、ある程度のがんの深さが分かります（写真2）。

体に負担の少ない内視鏡切除（ESD）

現在、全国的にも普及している早期胃がんの内視鏡治療は、内視鏡的粘膜下層剥離術（ESD）と呼ばれるものです。手術は静脈麻酔を使用し、患者さんが眠った状態で行われます。

方法は、まず病変の切除範囲を決定し印（マーキング）をつけます。その後、病変粘膜に特殊な液（ヒアルロン酸など）を注入し膨隆させ、内視鏡の先端から針状の電気メスを出して病変周囲を少しずつ切開、剥離していくものです（図2、写真3）。この方法を用いると、比較的大きな病変、潰瘍を伴う病変、切除が難しい部位の病変でも一括で切除することが可能です。

内視鏡的粘膜下層剥離術（ESD）を行った後は、術後の出血や穿孔（消化管に穴があくこと）などの偶発症が認められなければ、1週間前後で退院が可能です。開腹手術とは異なり低侵襲（体に負担の少ない）であり、胃がそのまま残るうえに腹部に傷跡が残るといったこともなく、退院後も比較的通常の生活を送ることができます。また退院後は1～2か月の内服治療をしますので、外来通院が必要となります。

巻頭企画Ⅰ ［がん関連／消化器外科］

胃がんの病状に応じた手術を選択し、患者さんへ安心と最適医療を提供

消化器外科
齊藤　卓也
講師

消化器外科
佐野　力
教授

胃がんの患者さんへのメッセージ

国内では、胃がんになる患者さんは年々減っていますが、いまだ多いがんです（図１、2016年の罹患数予測では、男女を合わせると大腸がん（結腸がん、直腸がん）に次いで２番目に多いがんです）。

患者さんに伝えたいのは、胃がんになったことに過剰な反応をせず、まずは病気を知ろうということです。胃がんは、今では治りやすいがんの１つです。私たち専門医とともに最適な胃がん治療を追求し、手術を乗り越えて、病気を克服しましょう。

それぞれの患者さんの全体を診た最良の手術治療を提案

胃がんにはステージ（病期）があり、がんの深さ、リンパ節転移の程度、遠隔転移の有無によって、さまざまな段階に分類されています（表）。私たちは、胃がんを確実に治すために、切除する胃やリンパ節の範囲はステージによって決定しています。

進行した胃がんの患者さんには、通常の開腹手術だけでなく、抗がん剤を使用した根治性の高い治療や、

		N0 リンパ節転移がない	N1 (1-2個)	N2 (3-6個)	N3 (7個以上)
T1a・M	胃の粘膜に限局している	ⅠA	ⅠB	ⅡA	ⅡB
T1b SM	胃の粘膜下層に達している	ⅠA	ⅠB	ⅡA	ⅡB
T2	胃の表面にがんが出ていない筋膜あるいは漿膜下層まで	ⅠB	ⅡA	ⅡB	ⅢA
T3	漿膜を超えて胃の表面に出ている	ⅡA	ⅡB	ⅢA	ⅢB
T4b	胃の表面に出た上に、他の臓器にもがんが続いている	ⅡB	ⅢA	ⅢB	ⅢC
T4a	隣接する多臓器・組織に達している	ⅢB	ⅢB	ⅢC	ⅢC
	肝、肺、腹膜など遠くに転移している	Ⅳ	Ⅳ	Ⅳ	Ⅳ

（出典：「胃癌取り扱い規約」から）

表　胃がんのステージ

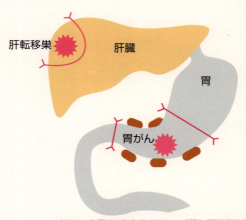

（2004年胃がん治療ガイドライン解説〈下間正隆ら〉をもとに作図）

図２　拡大手術例（肝切除）

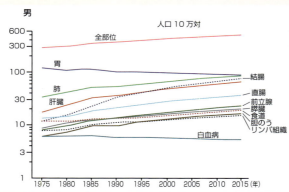

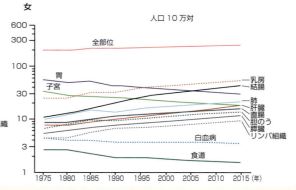

図１　がん罹患数予想（男女・臓器別）

元気ホスピタル —— 高度専門医療で患者さんの健康回復に最大限努力

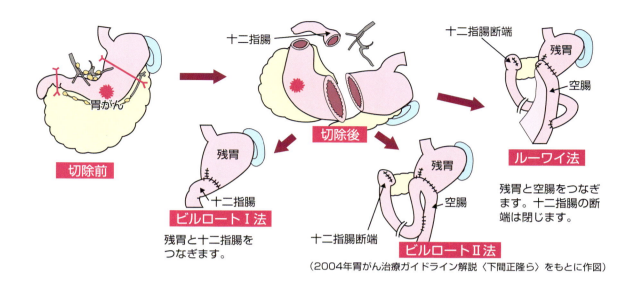

図3　幽門側胃切除と吻合法

肝臓や十二指腸、膵臓などを切除する治療（拡大手術、図2）を選択することもあります。また、ステージのみならず、患者さん個々の全体を診て、根治性と体の状態のバランスを追求した手術治療を提案しています。

胃がんの切除範囲について

胃がんの手術には、幽門側胃切除術、胃全摘術、噴門側胃切除術などがあります。ここでは、最も多い手術である、幽門側胃切除術について説明します。幽門側胃切除は、胃を3分の2～4分の3程度切り、胃周囲のリンパ節を一緒に切除する手術です。胃を切った後は、残った胃をそのまま十二指腸につなぐ方法（ビルロートⅠ法）が最も一般的です（図3）。

胃がんの腹腔鏡手術について

胃がんの腹腔鏡手術は、お腹に複数の穴をあけ、カメラと手術器具を入れて、モニター画像を見ながら手術を行います（写真）。メリットの1つは、開腹手術に比べ、傷が小さく痛みが少ないため、体にやさしいことです。手術器具と技術は年々進歩しており、現在は、通常の開腹手術と同程度の手術が可能です。

当科では、2016年度に胃がんの手術を受けた患者さんは67人で、うち27人が腹腔鏡での手術でした。

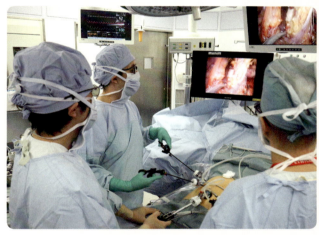

写真　最新の3Dモニターを使用した胃がんの腹腔鏡手術

2017年度は、腹腔鏡手術を受けた患者さんはさらに増加傾向で、腹腔鏡手術の資格を持つ医師（内視鏡外科学全技術認定医）が執刀しています。

胃がん手術後の診療連携

当科外来では、かかりつけ医と連携し（2人の主治医）、患者さんの治療経過を共有できる「治療計画表（地域連携クリニカルパス）」を活用して、治療や再発のチェックを行うことが多くなっています。

また、再発が見つかったときは、適切な抗がん剤投与のために、当院臨床腫瘍センターと連携して治療にあたっています。

17

巻頭企画Ⅰ　［がん関連／消化管内科］

よく分かる！大腸がんの最新治療

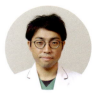
消化管内科
山口　純治
やまぐち　よしはる
助教

消化管内科
春日井　邦夫
かすがい　くにお
教授

増加する大腸がん患者

　大腸がんは年々増加の一途をたどり、2015年のがん統計予測（図1）によると、大腸がんになる人は13万5800人とがんの中で最多となり、大腸がんで亡くなる人は、肺がんに次いで2番目に多くなっています。現在、集団検診の大腸がんスクリーニング検査の受診率は、ほかの検査と比べて低く、発見されたときは進行がんになっているなど、診断の遅れが問題となっています。

　現在の医療技術を駆使し、早期発見して適正な治療を行えば、大腸がんの多くは治る病気です。そのためには、正しい知識を得て、大腸がんをよく理解することが大切です。その上で、生活改善による予防や検診・健康診断を積極的に受診し、早期発見に努めましょう。年々新しい治療法などが開発されていますので、担当の医師とよくご相談の上、自分の病気の状態に合う治療方針を決めていただくとよいでしょう。

正しい知識による大腸がん予防

　大腸がんは進行すると、血便、便秘・下痢、便が細くなる、貧血、腫瘤（しこり）、腹痛、腸閉塞などのさまざまな症状が現れます（図2）。しかし、早期大腸がんでは、ほとんど症状がありません。大腸がんは、進行すればするほど浸潤（がんが周りに広がっていくこと）や転移などを起こすため、体に負担が大きい手術治療や抗がん剤療法が必要となります。これらを知識として持つのは大事なことです。

　大腸がんの発生は、日頃の生活習慣と関連があります。肥満は大腸がんのリスクを高め、運動は、ほぼ確実に大腸がんのリスクを下げます。また、食事は赤身肉（牛肉、豚肉、羊肉等）や加工肉（ハム、ソーセージ、ベーコン等）などの肉類はなるべく避け、積極的に野菜や果物を食べるよう心がけましょう。

新たな機器による大腸がん早期診断

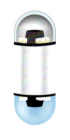
図3
原寸大カプセル内視鏡

　大腸カプセル内視鏡検査は、11mm×31mmのカプセル型の内視鏡を口から飲み込んで肛門から排泄されるまでをみる（撮影する）検査で、カプセルからの信号を、体に取りつけた携帯型レコーダに無線通信するものです（図3、4）。2014年1月から保険適用されています。このカプセル内視鏡のメリットは、通常の大腸内視鏡と比べ、苦痛や羞恥心が少ないことです。また、大腸CT検査や注腸造影検査のような放射線被曝もありません。

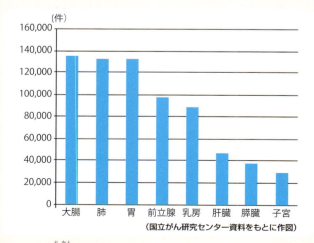

図1　がん罹患数予測（2015年）

18

元気ホスピタル —— 高度専門医療で患者さんの健康回復に最大限努力

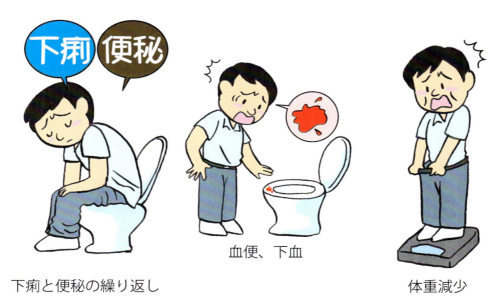

図2　大腸がんが進行したときの症状

また、発見したポリープや潰瘍などの病変が、がんであるかどうかを確認するために、拡大機能や狭帯域光観察（NBI）という特殊な光を使用する新たな内視鏡システムが開発され、血管や大腸粘膜の表面を詳細に観察することで、高い診断精度を得ることが可能になっています。

体に負担の少ない大腸がん早期治療

早期大腸がんの内視鏡治療の1つとして、内視鏡的粘膜下層剥離術（ESD、写真）を紹介します。これまでの治療方法と比較して、がんが一括で切除できる可能性が高くなります。また、術後の病理検査（顕微鏡での病変の分析）も高い精度で行えます。患者さんのお腹を切らずにがんが切除できる、画期的な方法です。

術後は平均1週間程度で退院することができます。

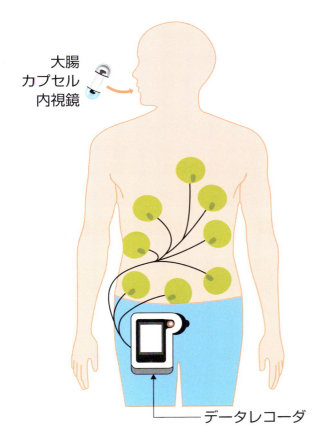

図4　レコーダを装着しているイメージ図

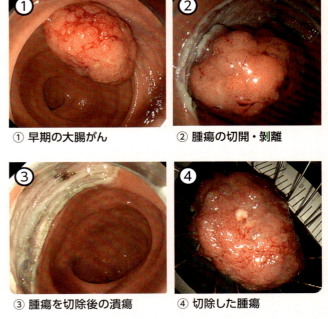

写真　大腸内視鏡的粘膜下層剥離術（ESD）

巻頭企画Ⅰ ［がん関連／消化器外科］

肝胆膵
高難度手術の豊富な経験

消化器外科
佐野　力
教授

消化器外科
有川　卓
講師

消化器外科
駒屋　憲一
講師

消化器外科
大澤　高陽
助教

当科の特徴
――迅速な術前検査と入念な手術計画

　当科では、主に肝臓・胆道・膵臓疾患の患者さんを手術の対象としています。術式は多岐にわたり、難易度の高い手術が必要です。一般病院では困難な高難度手術から腹腔鏡手術まで、幅広く取り組んでいます（写真1）。科内や肝胆膵内科とのカンファレンスを定期的に行っており、それぞれの患者さんに応じた適切な術式を提案します。判断に困る場合には、キャンサーボード（検討会）を開催し、幅広く他科の意見を取り入れています。

　また、可能な限り迅速に術前検査を進め、早期に手術を行います。外来初診日から手術日までの平均日数は13日（2015年）と短いのが特徴です。

肝臓がんの外科治療

　肝臓がんは、肝臓から発生する「原発性肝がん」と、大腸がんなど他臓器がんを由来とする「転移性肝がん」とに区別されます。進行したがん（巨大な腫瘍や血管浸潤例）に対しても、できるだけ積極的に外科切除を行い、根治を目指しています。肝機能が悪い場合には、術後肝不全のリスクが高くなるため、肝切除以外の治療法（血管内治療や放射線治療など）が選択されることがあります。

　また、患者さんによっては、腹腔鏡下肝切除術を提案しています。腹腔鏡下肝切除術は5～15 mmの創を4～5か所使用して手術を行います（写真2）。利点として、術後疼痛の軽減・入院期間の短縮などがあり、術後成績においても開腹手術と同等の良い結果を得ています。現在までに100例以上の経験があり、これまで大きな合併症は認められていません。ただし、がんの状態や開腹手術歴などにより、開腹手術の方が適当と判断することもあります。

胆道がんの外科治療

　胆道とは、肝細胞から分泌された胆汁が十二指腸に流出するまでの、全排泄経路の総称です。胆道がんはこの経路に生じたがんの総称であり、「図」のように分類されます。

　術式は、肝切除術や膵頭十二指腸切除術が行われることが多いですが、肝外胆管を切除すべきか、門脈や肝動脈の合併切除・再建は必要か、肝臓と膵臓の同時切除術を行うべきかどうかなど、個々の患者さんごと

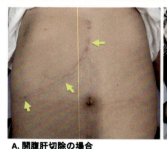
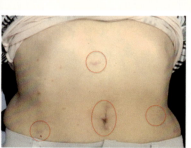

A. 開腹肝切除の場合　　B. 腹腔鏡下肝切除の場合

写真2　肝切除後の手術創の比較：開腹手術では逆L(J)字切開を行います。
腹腔鏡下肝切除術では、5～15mmの切開創を4～5か所使用します

元気ホスピタル ── 高度専門医療で患者さんの健康回復に最大限努力

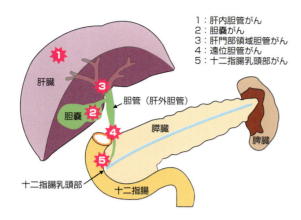

図　胆道がんは、胆汁が肝臓から十二指腸に流出するまでの経路に生じたがんの総称です

にオーダーメイドの術式を提案する必要があります。肝門部領域胆管がんの手術時間は10時間以上に及ぶこともあります。

　胆道がんの患者さんは閉塞性黄疸（へいそくせいおうだん）や胆管炎などを併発しやすく、手術前後の管理が極めて重要です。当院のスタッフは経験豊富であり、合併症が極力少なくなるように日々奮闘しています。

膵臓がんの外科治療

　膵臓は、胃の後ろに存在する長さ20cmほどの細長い臓器で、部位によって頭部・体部・尾部で構成されています（写真3）。頭部は十二指腸と、尾部は脾臓（ひぞう）と接しています。

　膵臓がんは、比較的小さくても、容易に周囲の血管・神経・隣接臓器に影響を及ぼします。早期の段階でがんが発見されることは比較的稀（まれ）で、手術治療を受けられるのは、膵臓がん患者さんの2〜3割程度といわれています。膵臓がんは年々増加傾向にあり、2014年の死亡数は全がんの中で4位でした。

　病変が頭部に存在する場合は、胆管が近くを走行しているため、黄疸や発熱などの症状が出やすいのが特徴です。手術は膵頭十二指腸切除術という高難度手術になります。一方で、体部や尾部に病変が存在する場合は症状が出にくいことが多いです。術式は、膵体尾部と脾臓の合併切除術が必要です。術後、補助化学療法を行う必要がある患者さんに対しては、肝胆膵内科や臨床腫瘍（しゅよう）センターと密に連携を取り合って、できるだけ早期に導入できるように努めています。

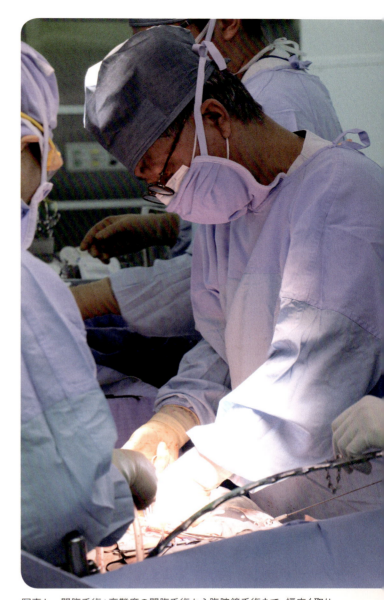

写真1　開腹手術：高難度の開腹手術から腹腔鏡手術まで、幅広く取り組んでいるのが当科の特徴です

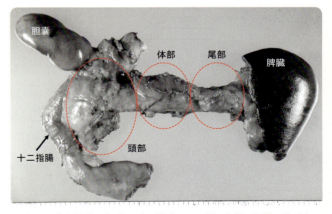

写真3　膵全摘後の標本写真：膵臓は、頭部・体部・尾部で構成されています

巻頭企画Ⅰ ［がん関連／肝胆膵内科］

体にやさしい
肝がんラジオ波焼灼療法

肝胆膵内科
大橋　知彦
（おおはし　ともひこ）
講師

肝胆膵内科
中出　幸臣
（なかで　ゆきおみ）
准教授

肝胆膵内科
中尾　春壽
（なかお　はるひさ）
教授

肝胆膵内科
米田　政志
（よねだ　まさし）
教授

ラジオ波焼灼療法とは

　肝がんの治療法の1つで、超音波で観察しながら、皮膚を通して直径1.5mmの電極針（写真1）を腫瘍の中心に挿入し、ラジオ波という電流を通電します。針の周囲に熱が発生することにより、腫瘍が固まり壊死（えし）します。ラジオ波とは、AMラジオなどの周波数に近い450kHzの高周波のことで、ほかの医療機器（電気メスなど）に使用される高周波と同じものです。

　このラジオ波焼灼（しょうしゃく）療法は、1995年頃から欧米で開発され、国内では1999年頃から広く臨床使用されています。2004年4月には、保険適用手術として認められ、肝がんに対する標準的な治療として位置づけられています。針1本分の傷口が残るだけであり、治療後の安静時間や全身状態への影響が少ないという利点があります。手術や肝動脈化学塞栓術（そくせんじゅつ）などのほかの治療法に比べ、患者さんの体の負担が少なく、治療の効果も十分であると考えられています。

　一般に、手術も含めた肝がん治療後1年以内の再発率は6〜10％です。

　第18回全国原発性肝がん追跡調査によれば、ラジオ波焼灼術が施行された肝がん患者9643例の5年生存率は56.3％であり、手術をした場合とほぼ同等です（表）。

治療法	n	生存率（%） 1年	3年	5年
肝切除	25066	88.2	69.5	54.2
ラジオ波焼灼	9643	95.0	76.7	56.3
肝動脈塞栓	31600	76.5	43.2	24.1
肝移植	183	72.6	63.4	56.7

第18回全国原発性肝がん追跡調査報告（2004-2005）より

表　第18回全国原発性肝がん追跡調査報告（2004-2005）より

ラジオ波焼灼療法の適応について

　肝がんでは、腫瘍の大きさが直径3cm以下で、かつ個数が3個以下であれば、治療を行うことができ（写真2）、合併症を伴う確率も低くなるとされています。また、肝動脈化学塞栓術などの治療も併用して行うことで、治療効果の向上を目指しています。しかし、次のような場合は不可能です。

- 肝臓に十分な機能が残っておらず、黄疸（おうだん）がみられる
- 明らかな脈管侵襲（しんしゅう）（血管や胆管へがんが入り込んでいること）がある
- 肺や骨などのほかの臓器に転移がある
- 著しい出血傾向がある
- 治療困難な腹水（ふくすい）があり、出血のリスクが高いと考えられる
- 腹部超音波で病変がはっきりとみえず、安全に針を刺すことができない
- 腫瘍が腸や心臓に接しており、重大な合併症のリスクが高い

肝がん治療の流れ

　治療日前日に入院となります。血液検査、X線検査、心電図などで全身状態をチェックします。

　当日は午後からの治療になり、昼食は抜いていただきます。まず、両側の大腿部（だいたいぶ）（太もも）に対極板を貼りつけ、超音波で腫瘍を観察しながら、針を刺す位置と方向を決めます。次に、あらかじめ痛み止めを注射して、皮膚を消毒し局所麻酔をします。全身麻酔は不要です。針を刺入（しにゅう）し、腫瘍の中心まで到達したのを確認したところで、ラジオ波の通電を開始します。電流

元気ホスピタル —— 高度専門医療で患者さんの健康回復に最大限努力

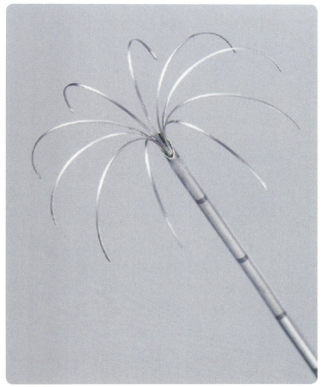

（ボストン・サイエンティフィック社提供）

写真1　治療用の針を展開したところ

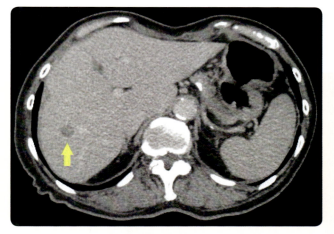

写真2　治療前の肝がん（矢印先端の黒い円形部位）

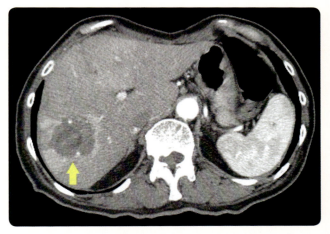

写真3　治療後（治療痕は治療前よりも一回り大きくなっている）

を流して周囲の組織に熱を発生させ、がんを焼灼していきます。最終的に径2〜3cmの球状に焼灼します。腫瘍の大きさや数によっては、何回かに分けて焼灼します。この間も超音波検査で治療の進み具合を観察します。焼灼終了後は、お腹の中（なか）での出血やほかの臓器への合併症が起きていないか超音波検査で確認し、終了となります。

治療にかかる時間は、病変の数、部位、みえやすさなどにより異なりますが、通常1〜2時間です。治療終了後、病室にて4時間くらい安静にしていただきます。痛み、発熱、吐き気などが出る場合がありますが、随時薬で対処可能です。安静解除後は夕食を食べていただけます。

治療翌日は血液検査を行い、合併症が起きていないかを確認します。安静を保つ必要はなく、病棟で自由にしていただくことができます。

数日後にCT検査を行い、効果を確認します（写真3）。うまく治療できていれば終了、退院となります。腫瘍の数が多い場合、またはサイズが大きい場合は、再度治療を行う場合もあります。

肝がんは再発率が高く、治療後も定期的な経過観察が必要です。退院後、約3か月に1回は血液検査や、CT、MRI、超音波検査などの画像検査を行います。定期的なフォローアップを行うことで、もし再発しても早期に発見することができます。さらに、肝機能の温存も重要で、必要に応じてウイルス肝炎の治療を含めた薬物療法や、栄養療法なども行っています。

巻頭企画Ⅰ ［がん関連／消化器外科］

下部消化管疾患に対する積極的な腹腔鏡治療

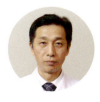
消化器外科
小松　俊一郎
教授

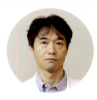
消化器外科
石黒　成治
講師

大腸がんに対する腹腔鏡治療

　当院では、大腸がんに対して腹腔鏡手術を積極的に行っています。腹腔鏡手術は、ポートと呼ばれる細い筒を体に挿入して、お腹の中を二酸化炭素の気体で満たし、膨らませて手術を行います（写真1、5）。原発性大腸がん症例に対しては、7割以上を腹腔鏡手術で施行しており、良好な成績が得られています。

　腹腔鏡手術は従来の開腹手術に比べて傷が小さく、手術翌日から歩行が可能です（写真2）。結腸がんでは術後3日目から、直腸がんでは4～6日目から食事を開始します。経過に問題なければ、結腸がんでは術後7日目に、直腸がんでは7～14日で退院となります。

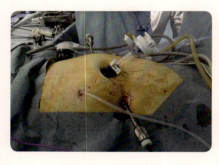

写真1　お腹を二酸化炭素で膨らませて手術を行います

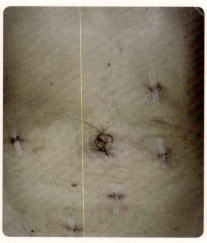

写真2　臍部に4cmの皮膚切開創を認める。開腹手術に比べ、約5分の1の創で手術が可能です

究極の肛門温存手術
——括約筋間直腸切除術（ISR）

　直腸がんの中でも、肛門から5cm以内の病変は従来の術式では肛門温存が不可能でした。肛門は、自分の意思で力を加えられる外肛門括約筋と、意識しなくても肛門に静止圧を加え括約筋の緊張を維持する内肛門括約筋で構成されています。

　括約筋間直腸切除術（ISR）とは外肛門括約筋を温存して、直腸に連続する内肛門括約筋のみを切除する術式で、究極の肛門温存術式と呼ばれています（図）。大腸を肛門につなぐ吻合は、直接肛門側から施行します（写真3）。肛門の安静を保つために一時的に人工肛門を造設しますが（写真4）、3～6か月をめどに閉鎖し自然排便機能を回復します。

　当院では、このISR術式を腹腔鏡で施行し、従来では温存が難しかった症例でも、根治性を損なうことなく肛門温存手術を達成しています。

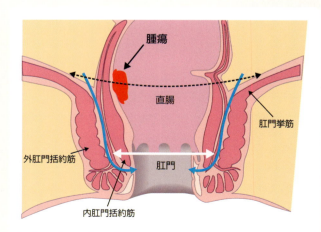

図　従来の肛門温存の限界（黒点線）にかかる腫瘍（赤）であっても、内括約筋と外括約筋の間を剥離することにより（青線）、肛門機能を温存しつつ根治的な切除（白線）が可能です

元気ホスピタル ── 高度専門医療で患者さんの健康回復に最大限努力

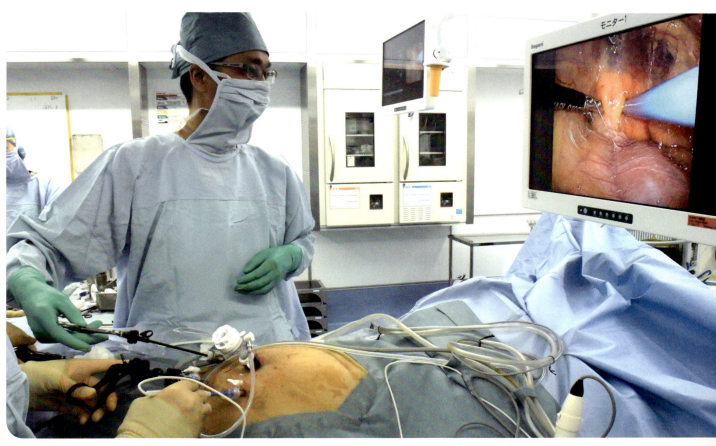

写真5　日本内視鏡外科学会技術認定医の指導のもと、腹腔鏡手術を積極的に行っています

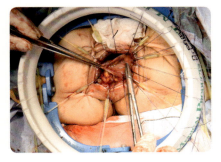

写真3　お腹の中で腸管をつなぐことができないため、肛門から吻合（縫ってつなぐこと）します

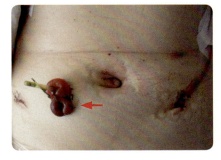

写真4　3〜6か月後、一時的な人工肛門（矢印）を閉鎖して自然排便機能を回復します

大腸がんに対する集学的治療

　肝臓や肺に転移を伴う進行大腸がんであっても、化学療法、放射線療法を使用し腫瘍（しゅよう）の縮小および病勢のコントロールが行われれば、手術療法を導入します。その際には、施行可能な症例に対しては腹腔鏡での治療を行います。

　また、再発がん（婦人科疾患、泌尿器科疾患も含む）に対しても積極的に手術を行っています。

炎症性腸疾患に対する腹腔鏡治療

　潰瘍（かいよう）性大腸炎、クローン病などの炎症性腸疾患に対しての手術を、消化管内科と連携して行っています。炎症性腸疾患に対する手術は、従来開腹手術が選択されることが多かったのですが、当院では、特に潰瘍性大腸炎に対する大腸全摘は、自然排便機能を温存しつつ、腹腔鏡手術で行います。

　クローン病に対する腸管病変に対しても、症例を選択して腹腔鏡手術を導入しています。

巻頭企画Ⅰ ［がん関連／呼吸器・アレルギー内科、臨床腫瘍センター（腫瘍内科部門）］

遺伝子診断による肺がんの個別化医療

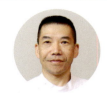

呼吸器・アレルギー内科、臨床腫瘍センター（腫瘍内科部門）
久保　昭仁
（くぼ　あきひと）
教授、センター（腫瘍内科部門）部長

がんの個別化医療

　2015年、米国のオバマ大統領（当時）は一般教書演説でプレシジョン・メディシン（精密医療）を提唱しました。これは、がん患者さんの血液、がん組織などからがんに関連する遺伝子などを調べることで、それぞれの患者さんの状態に応じた治療法に結びつけようとするものです。このような取り組みは真新しいものではなく、ゲノム医療、個別化医療、オーダーメイド医療などとして進歩しつつありました。これらは先進的な研究としてなされてきましたが、米国では国が積極的に支援し、政策として強く進めていくことを明らかにしたのです。

　国内でも同様の取り組みが進められ、より個々の患者さんの状態に合った治療が推進されようとしています（図1）。当院でも遺伝子診断を積極的に取り入れて、それぞれの患者さんに最適な治療が届けられるよう工夫しています。

治療方針の考え方

　肺がんの広がり具合（病期またはステージといいます）は1期から4期に分類されます（図2）。原発巣（大元のがん病巣）が小さく転移も全くなければ手術だけで完治が期待できますが、原発巣が大きくなったり、近くのリンパ節（肺門リンパ節）にがんの転移があったりすると、切除できても再発リスクが大きくなるため術後に抗がん剤治療が行われます。がんが局所で進行したり、リンパ節転移が深いところ（気管・食道の周囲など、縦隔といいます）に及ぶと切除はできなくなります。それでもがん病巣をすべて放射線治療でカバーできれば根治できる可能性はあり、さらにその効果を高めるために抗がん剤治療の併用を検討します。がんがさらに広がると（4期）根治は望めず、全身に届く抗がん剤が最適の適応となり、生活の質（QOL）を保ちつつ長生きを目指す方針になります。

　また、つらい症状を和らげる緩和療法は病期にかかわらず大切な治療法です。これらの治療法はそれぞれの患者さんの体力や全身状態に応じて、利点（治療効

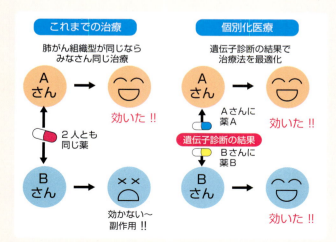

図1　従来の抗がん剤治療と個別化医療

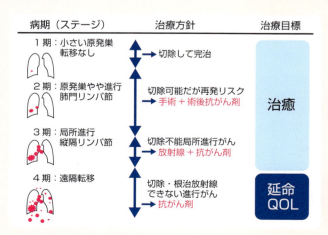

図2　肺がんの病期、治療方針、治療目標

元気ホスピタル —— 高度専門医療で患者さんの健康回復に最大限努力

図3　肺がんに使われる抗がん剤の変遷

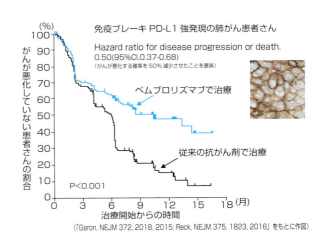

図4　免疫療法と従来の抗がん剤の効果の比較

果)・欠点（副作用など）のバランスを考慮して、その患者さんにとってのベストな選択ができるよう治療法を考えていきます。

抗がん剤治療（薬物療法）について

「図3」は肺がん治療に使われる抗がん剤を開発の年代ごとに示したものです。肺がんの抗がん剤治療は、プラチナ抗がん剤と非プラチナ抗がん剤の併用療法が長らく標準療法（治療成績が最も優れた治療法）として使われてきました。2000年代以降は分子標的治療、2015年からは免疫療法が導入され、これらを含む個別化医療へシフトしてきています。ある特定の因子（タンパク質などの分子）にがんの増殖が強く依存している場合、その因子（標的となる分子）を抑える薬があれば治療に大きな効果が期待できます。これが分子標的治療です。一方その分子を持っていないがんだと効果は期待できません。そのため、それぞれの患者さんについてその分子の有無を調べて個々の患者さんに最適な治療を選択します。これが治療の個別化です。現在国内では、EGFR、ALK、ROS1の3種類のがん遺伝子異常に対して7種類の分子標的治療薬が承認されています。

がんに対する免疫は、がん細胞を異物とみなして排除するものですが、がん細胞はこの免疫反応にブレーキをかけてしまう分子（PD-1、PD-L1など）によって、免疫反応から逃れる仕組みを持っています。現在、肺がんに使われる免疫療法は、この免疫に対するブレーキ分子の働きをブロックすることで本来の免疫反応を取り戻させるものです。免疫ブレーキ分子PD-L1が強く発現している肺がんでは、免疫療法（ペムブロリズマブ、商品名：キイトルーダ）が従来の抗がん剤を大きく上回る効果を示しました（図4）。このような個別化医療は、さらに進歩していくことが期待されます。

当院でも、個々の患者さんの状態に合わせて最適な治療が選択できるよう、最大限の配慮をしています。

医療コラム

LC-SCRUM-Japan（LCスクラム・ジャパン）の活動

LCスクラム・ジャパンは、米国のプレシジョン・メディシン・イニシアチブとは独立して、国内で国立がん研究センターが主導して進められてきた全国プロジェクトです。その目的は、治療に結びつくと期待される遺伝子変化をより広く調べて個別化医療とがん治療開発をさらに押し進めることです。当院もLCスクラム・ジャパンに参加して肺がんの個別化医療推進に努力しています。

巻頭企画Ⅰ　[がん関連／呼吸器外科]

安全で正確だけじゃない！
体にやさしい肺がん手術
——胸腔鏡、そしてロボットへ

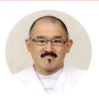

呼吸器外科
沼波　宏樹
（ぬまなみ　ひろき）
教授

肺がん＝危ない"がん"

　がんを患っている患者さんの数は、男性では胃がん、女性では乳がんが1位です。しかし、男女合わせた死亡者数は1998年から肺がんがトップを独走しており、年間7万人以上の患者さんの命が奪われています。私たち、肺がん治療に携わる医師の目的は、このような患者さんを1人でも減らすことです。

　今のところ、どんな肺がんにも100％効く薬はないので、治療の第1選択は切って取ること、すなわち手術になります。

肺がんの手術治療＝開胸から胸腔鏡、そしてロボットへ

　肺がんを手術で治療するためには、がんを含めて肺を切除します。肺は肋骨（あばら骨）に囲まれた硬い胸壁（胸の壁）の中にあります。肋骨の間から手を入れて手術をするためには、長さ20〜50cmの傷と1〜2本の肋骨切断を必要とします。これを開胸手術、あるいは標準開胸手術といいます（図1a）。手術道具

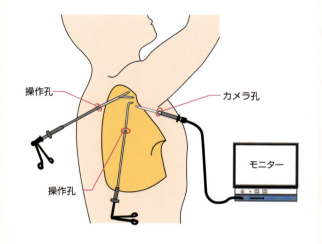

図2　胸腔鏡下手術

と技術の進歩によって傷を次第に小さくしていき、10〜20cmの傷でも同様の肺がん手術ができるようになりました。これを小開胸手術と呼んでいます（図1b）。ずいぶんと傷は小さくなりました。

　次に胸腔鏡（きょうくうきょう）と呼ばれるカメラが登場し、肺がん手術は劇的に進化しました（図2）。当院では、1〜2cmの傷を2か所と、肺を取り出すための3〜4cmの傷を1か所で、肺がんの手術を行っています（図1c）。この3か所の傷からカメラと器具を挿入して、肺がんの手術を行います（図2）。これを胸腔鏡下手術と呼びます。開胸手術と傷を比べて、どちらが低侵襲（ていしんしゅう）、すなわち体に負担の少ない手術かお分かりになるでしょう。すべての肺がん手術が胸腔鏡でできるわけではありませんが、当院の肺がん手術の約90％は胸腔鏡下手術です。

　現在、私たちはさらなる安全性と正確性を求めて、ロボット支援手術に取り組んでいます。医師がロボットアームを操って行う手術です。胸腔鏡の器具とは異なり、ロボットアームの先には小さな関節がついてい

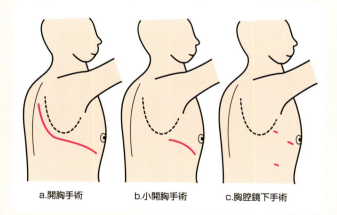

図1　肺がんの手術治療

元気ホスピタル ── 高度専門医療で患者さんの健康回復に最大限努力

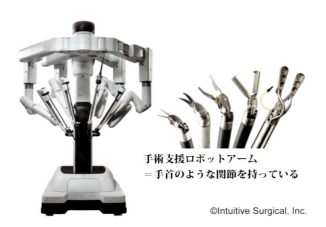

手術支援ロボットアーム
＝手首のような関節を持っている

©Intuitive Surgical, Inc.

写真1　手術支援ロボット

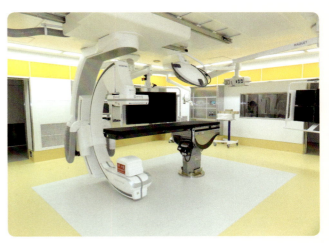

写真2　ハイブリッド手術室

て、あたかも人間の手首のように動くのです（写真1）。これによって安全で正確な手術操作が可能になります。当院には最新の手術支援ロボットであるダビンチXi®（写真1）があり、このシステムを肺がん手術に導入すべく申請中です。

ハイブリッド手術室＝CTの「眼」で小さな肺がんも逃さない

胸のCT検査が簡単にできるようになり、肺がんが早期に発見できるようになりました。また、直径10mm前後の「影」が見つかることも増えてきました。このような影も、肺がんが疑われる場合には、診断と治療を兼ねて手術が必要になることがあります。

しかし、この影は胸腔鏡では見えませんし、手を入れて触っても触れないことがあるため、手術中にCT撮影ができる手術室、通称「ハイブリッド手術室」（写真2）を使って手術を行っています。影のように見えた小さな肺がんも、手術中にCTの「眼」を使って、見逃さず正確に切除できるのです。

集学的治療＝どんな手を使ってでも肺がんを治す

当院では、肺がんを治すために、手術はもちろんのこと、抗がん剤治療、そして放射線治療を組み合わせて行っています。これを集学的治療といいます。つまり、肺がんを治すためには、どんな手でも使うということです。例えば、進行した肺がんを手術の前に抗がん剤投与と放射線照射で小さくしてから、手術で治療します。これには外科、内科、放射線科の連携が必要です。この3つの診療科が集まって話し合う「合同カンファレンス」を行っており、どんな時でも、診療科の垣根を越えて医師同士が相談できる環境を作っています。

巻頭企画Ⅰ［がん関連／乳腺・内分泌外科］

乳房MRIで初めて見つかった病変を超音波で発見できる新検査法
――リアルタイムバーチャルソノグラフィ

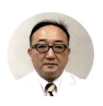

乳腺・内分泌外科
中野　正吾
（なかの　しょうご）
教授

乳腺画像検査法

乳がんは視触診のみでは発見が難しく、さまざまな画像検査が行われます。

1．マンモグラフィ、超音波

マンモグラフィはX線を使って乳腺の様子を調べる検査です。しこりや石灰化（カルシウムの沈着）を発見することができ、検診などで広く使われています。一方、乳腺が厚く密集している場合はしこりの発見が困難なことがあります。

超音波は乳房に振動数の高い音波を当て、反射した音波を画像化する検査法です。仰向けで行います。人体に害がない検査で、しこりの検出に優れていますが、微小な石灰化は発見できません。マンモグラフィと超音波のどちらかでしか発見できない乳がんもあるため、精密検査は両方の検査を行います。

2．MRI

電磁波を照射して乳房の断面を画像で示す検査法です。うつ伏せで行います。がんがどの程度乳房内に広がっているかを調べることができます。造影剤を使うことで、乳がんの発見率がマンモグラフィや超音波より高くなることが知られています。

MRI偶発造影病変に対するセカンドルック超音波

MRIは手術術式の決定や抗がん剤の効果判定に有用な検査です。一方、マンモグラフィや超音波では分からなかったもののMRIによって初めて検出できる病変（MRI偶発造影病変）が発見されることがあります。

MRI偶発造影病変の約3割が悪性であることが知られているため、見直し超音波検査（セカンドルック超音波）を行って病変を見つけ出す必要があります。しかし超音波とMRIは検査体位が異なるため、発見が困難なことも多く、セカンドルック超音波での発見率は約6割にとどまります。

リアルタイムバーチャルソノグラフィによるMRI偶発造影病変の検出

近年、ごくわずかな磁石の力を使って超音波とMRIを同期することができる、リアルタイムバーチャルソノグラフィ（Real-time Virtual Sonography：RVS）が開発されました（図1、写真）。術者の熟練度にかかわらず、超音波像に一致するMRI像を瞬時に表示することができる画期的な装置です。国内で発明された新技術で、被曝（ひばく）もなく外来で検査が可能です。現在、肝臓や前立腺の組織採取時の補助装置として世界中に普及しています。

当科は2005年からRVSを乳腺画像検査に導入し、セカンドルック超音波に応用しています。MRIと超音波は通常検査体位が異なります。そこで、セカンドルック超音波で病変が検出できない場合、仰向けでもう一度MRIを撮像し、RVSを使ったセカンドルック超音波によってMRI偶発造影病変を検出する方法を世界で初

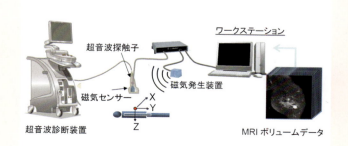

図1　リアルタイムバーチャルソノグラフィ（RVS）の構成

元気ホスピタル ── 高度専門医療で患者さんの健康回復に最大限努力

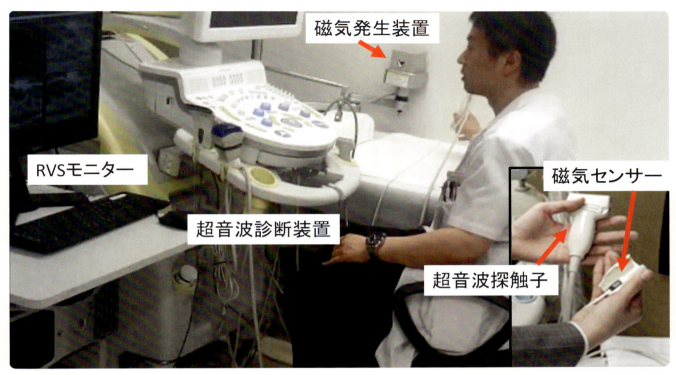

写真　外来におけるRVSの実際

めて発案しました（図2、3）。これにより、通常のセカンドルック超音波では検出できなかった病変の約9割を見つけることができました。現在、当大学主導で全国規模の臨床試験を行っています。

国境を越え、乳がん診療に応用

奇しくも「愛・地球博」が開催されていた2005年に長久手の地で生まれた新検査法ですが、私たちの研究成果は2007年のサンアントニオ乳がんシンポジウム（米国）で、その年のTOP40のトピックスに選ばれました。その後、イタリア、スペイン、イギリス、トルコ、韓国で臨床応用されています。

遺伝要因を有する高リスク患者さんに対し、国内でもMRIスクリーニングが導入されると思われますが、その際発見されるMRI偶発造影病変の検出にもRVSは応用可能です。

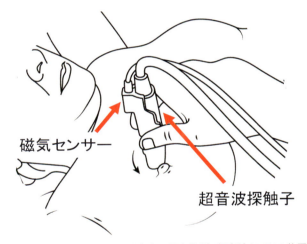

図2　RVSによるMRI偶発造影病変の局在診断：超音波とMRIの位置合わせは乳頭で行う

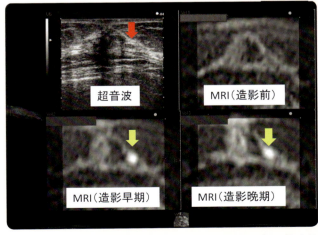

図3　RVSモニター画面：黄色矢印／MRI偶発造影病変、赤矢印／超音波

巻頭企画Ⅰ　[がん関連／泌尿器科]

泌尿器科のロボット支援下手術
——「ロボットの手」で機能を守る

 泌尿器科　住友　誠　教授

 泌尿器科　金尾　健人　講師

 泌尿器科　加藤　義晴　助教

ロボット支援下手術とは

　最近の手術手技の進歩はめざましく、従来大きな創で行っていた手術の多くは、体に小さな穴をあけ、内視鏡を挿入して行う腹腔鏡（体腔鏡）手術で行えるようになりました。その利点は、術後のより早い離床や食事の再開、痛みの軽減、美容上の美しさ、短い入院期間、そして医療費用の削減などが挙げられます。

　ロボット支援下手術とは、腹腔鏡手術をさらに進化させた手術で、鉛筆ほどの太さで関節があり自由に動かせる「ロボットの手」を用いて、腹腔鏡下で行う手術です。従来の腹腔鏡手術よりもさらに複雑で繊細な手術が可能であり、また精密な3次元の画像情報も取得できるため、より安全かつ高度な手術が行えるのです。

　当院では、前立腺がんに対するロボット支援下手術を2012年4月から導入し、2017年3月までに450人以上の患者さんに受けていただいています。2015年12月には手術支援ロボット、ダビンチの最新機種、da Vinci Xi Surgical Systemへの更新を行っています（写真1）。また比較的小さな腎臓がんに対するロボット支援下腎部分切除術（腫瘍のある腎臓を摘出せず、できるだけ腎臓の正常部分を温存する）が2016年4月に保険適用となり、その手術件数は増加傾向にあります。さらに、まだ保険適用外ですが、膀胱がんに対するロボット支援下膀胱全摘除術も、一部の患者さんに受けていただいています。

前立腺がんに対するロボット支援下手術

　限局性前立腺がん（がんが前立腺内にとどまっている状態）に対する治療です。約10日間の入院で行い、手術時間は概ね2～4時間です。お腹に「ロボットの手」を挿入する穴（大きさは5～12mmで、全6か所、写真2）をあけ、ロボット本体と接続します。術者がロボットを操作し、助手や看護師、麻酔科医師が患者さんの近くでサポートします。前立腺を取り除いた後、膀胱と尿道をつなぎます。がんが転移しやすいリンパ節も切除します。前立腺はロボットの操作が終わった後、へその創から体外に取り出します。

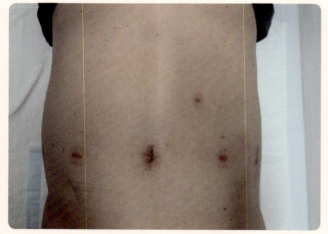

写真2　前立腺がんに対するロボット支援下手術後3か月の手術創

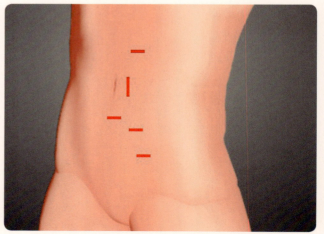

図　ロボット支援下腎部分切除術（左）の創の位置関係

元気ホスピタル —— 高度専門医療で患者さんの健康回復に最大限努力

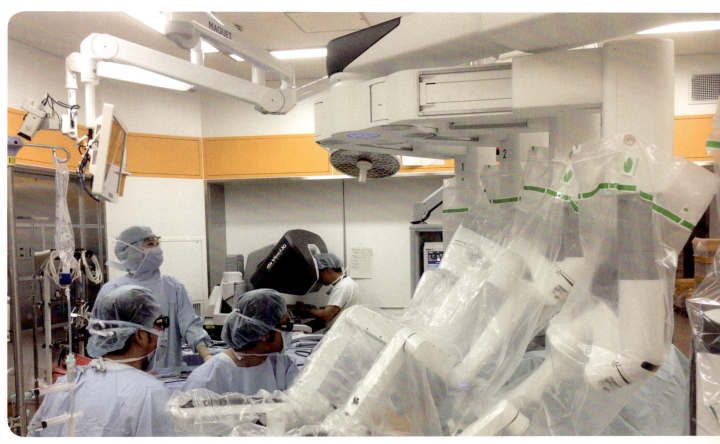

写真1　手術室の様子（手前：ロボット助手2名、看護師1名　奥：術者）

　前立腺の左右には陰茎を勃起させるための神経があり、これを温存しなければ、術後に勃起はほぼ不可能となってしまいます。手術中にこの神経温存をすることで、術後尿失禁の早期回復につながる可能性も報告されています。患者さんの病勢にもよりますが、当院では積極的に神経温存手術を行っています。

　術後は、翌日から歩行を、2日後には食事を開始します。尿は尿道カテーテル（管）から排泄され、この管は6日後に抜きます。ドレーン（血液やリンパ液を排液する管）も数日は留置されます。尿道カテーテルを抜いて排尿状態を確認し、問題がなければ、その後数日で退院となります。

　退院後は尿漏れなどの排尿状態や性機能の評価、腫瘍マーカーであるPSAの測定などを定期的に行います。術後早期の尿漏れは多くの方にみられますが、1年以内に90％以上の方で尿漏れがなくなるか、わずかな漏れ（尿とりパッド1日1枚以内）となり、改善しています。

比較的小さな腎臓がんに対するロボット支援下手術

　腫瘍の位置や大きさなどにより（図）、手術時間や創の数、位置は個人差がありますが、いずれも入院期間は約10日間です。患者さんの体とロボット本体を接続し、腎臓の動脈を一時的に遮断します。その間に腫瘍の切除と切断面の縫い合わせを行います。切り取った腫瘍は、ロボットの操作が終わった後、創から体外に取り出します。

　術後は、徐々に体を慣らしていきながら、数日後にドレーン（血液やリンパ液を排液する管）を抜いて、問題がなければ、その後数日で退院となります。

　退院後は、定期的な通院の中で適宜、温存した腎臓の機能や画像検査を評価し、経過観察を行っていきます。

巻頭企画I ［がん関連／産科・婦人科］

子宮悪性腫瘍
（子宮頸がん・子宮体がん）に対する腹腔鏡による最新治療

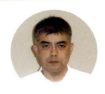
産科・婦人科
野口　靖之
のぐち　やすゆき
准教授

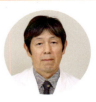
産科・婦人科
若槻　明彦
わかつき　あきひこ
教授

婦人科疾患に対する腹腔鏡手術の導入

腹腔鏡手術は、開腹手術に比べ術後の痛みが少なく、早期の社会復帰が可能なことから、現在最も注目されている手術法の1つです。

婦人科領域では、1990年代から子宮筋腫や卵巣腫瘍など、良性疾患に対する腹腔鏡手術が行われるようになり、これまでに急速な進歩を遂げました。

一方、子宮頸がん・子宮体がんなど、婦人科悪性腫瘍に対する腹腔鏡手術は、外科・泌尿器科領域に比べると導入が遅れていました。しかし、2014年に子宮体がんに対する腹腔鏡手術が保険診療になり、さらに子宮頸がんに対する「腹腔鏡下広汎子宮全摘術」が先進医療に認定されたことから、子宮悪性腫瘍を腹腔鏡手術で治療することができるようになりました。

子宮体がんに対する腹腔鏡手術

子宮悪性腫瘍は、腫瘍の発生部位により、子宮頸がんと子宮体がんに分類されます（図1）。子宮体がんは、子宮内腔を覆う子宮内膜に発生するがんであり、別名を子宮内膜がんと呼ばれ、40歳以上に多い病気です。子宮体がんが診断されると、MRI、CTなどの画像診断により、がんの大きさと子宮筋層内への浸潤の深さ、リンパ節への転移の有無を評価し、がんの広がり（進行期）を評価します（表1）。

子宮体がんに対する腹腔鏡手術「腹腔鏡下子宮体がん根治手術」は、がんが子宮内にとどまっている進行期IA期までが対象になり、当科は、全国で5番目の実施施設として厚生労働省より認可を受け、実績を積んできました。そして、2014年から本手術に健康保険が適用され、高額療養費制度を利用することで、自己負担額が実質10万円程度（一般所得の場合）に軽減されました。子宮体がんの治療について悩まれている方、詳しい入院期間や手術費用、合併症、手術の適応に関する質問は、外来担当医にお気軽におたずねください。

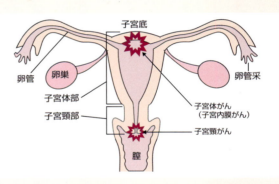

図1　子宮悪性腫瘍（子宮頸がん・子宮体がん）の発生部位

病期	腫瘍の広がり
I期	がんが子宮体部にとどまっているもの
	IA期　浸潤が子宮筋層1／2以内にとどまる
	IB期　浸潤が子宮筋層1／2を超えるもの
II期	がんが子宮頸部筋層に広がったもの
III期	がんが骨盤内に浸潤
	IIIA期　子宮の漿膜や卵巣に浸潤
	IIIB期　腟や子宮の結合組織に広がったもの
	IIIC1期　骨盤リンパ節転移があるもの
	IIIC2期　傍大動脈リンパ節転移があるもの
IV期	がんが骨盤を超えて別の部位へ広がる、遠隔転移のあるもの
	IVA期　膀胱や直腸に浸潤
	IVB期　遠隔転移（腹腔内、肝臓、肺など）

表1　子宮体がんの進行期分類

子宮頸がんに対する腹腔鏡手術（先進医療）

これまで子宮頸がんに対する外科的治療は、早期の子宮頸がんであっても、開腹術が行われていました。しかし、欧米や韓国では、子宮頸がんに対する腹腔鏡手術がすでに実施されており、安全性と有効性の高い

元気ホスピタル —— 高度専門医療で患者さんの健康回復に最大限努力

病期	腫瘍の広がり
Ⅰ期	がんが子宮頸部にとどまっているもの
	ⅠA1期　がんの広がりが7mm以下で深さ3mm以下のもの
	ⅠA2期　がんの広がりが7mm以下で深さ5mm以下のもの
	ⅠB1期　がんの大きさが4cm以内のもの
	ⅠB2期　がんの大きさが4cmを超えるもの
Ⅱ期	がんが子宮頸部を超えたもの
	ⅡA期　腟の上2/3までの浸潤
	ⅡA1期　がんの大きさが4cm以内のもの
	ⅡA2期　がんの大きさが4cmを超えるもの
	ⅡB期　子宮頸部の周囲組織へ浸潤
Ⅲ期	がんが腟下部や骨盤壁に浸潤
	ⅢA期　腟の下1/3までの浸潤
	ⅢB期　子宮頸部の周囲組織の浸潤が骨盤壁におよぶ
Ⅳ期	がんが膀胱や直腸へ浸潤、遠隔転移のあるもの
	ⅣA期　膀胱や直腸に浸潤
	ⅣB期　遠隔転移（腹腔内、肝臓、肺など）

表2　子宮頸がんの進行期分類

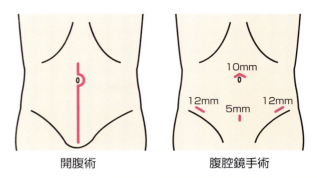

図2　子宮悪性腫瘍手術で行われる腹部切開創
（合併症等により、切開創の長さや位置が異なる場合があります）

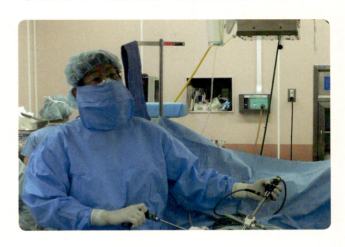

治療法として普及しています。そして今回、子宮頸がんに対する腹腔鏡手術（腹腔鏡下広汎子宮全摘術）が2014年12月より先進医療に認定され、国内で手術を受けることができるようになりました。先進医療の手術費用は患者さんの自己負担になるため、保険診療が適用される腹腔鏡下子宮体がん根治手術と比べて高額になります。しかし、術前検査や入院費については健康保険が適用され、自費診療に比べて患者さんの自己負担が軽減されます。

　子宮頸がんに対する手術は、開腹術で行うと臍上から恥骨上まで約20cm、またはそれ以上の皮膚切開が必要ですが、腹腔鏡で行うと、5〜12mmの数か所の小切開のみで、開腹術と同じ手術内容が行えます。このため、腹腔鏡による子宮体がん手術と同様に、術後の痛みが大幅に軽減され、入院期間の短縮、早期の社会復帰が可能になります。さらに、腹腔鏡を用いることで、より細かい手術が可能になり、出血量の軽減も期待されています。腹腔鏡下広汎子宮全摘術の適応は、進行期ⅠA2期、ⅠB1期、またはⅡA1期までの早期子宮頸がんが対象になります（表2）。子宮頸がんの治療についてお悩みの方、また手術費用については、お気軽にお尋ねください。

小さな切開創で行う腹腔鏡下子宮悪性腫瘍手術

　腹腔鏡下子宮体がん根治手術、腹腔鏡下広汎子宮全摘術は、臍の上、臍と恥骨の間、両側下腹部の4か所に小さい切開を行い、トロカール（腹腔鏡を挿入する短い筒状の器具）を挿入します（図2、写真）。そして、

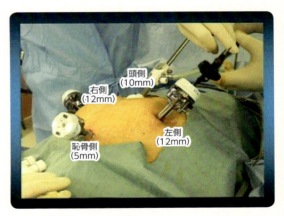

写真　実際のトロカール配置

このトロカールから、カメラや鉗子、電気メスを腹腔内へ挿入して子宮周囲の靱帯と腟管を切開し、腟から子宮を摘出し、さらに骨盤内のリンパ節を腹腔鏡下に切除します。予期せぬ出血や癒着により腹腔鏡手術が困難と考えた場合は、開腹術に変更となることがあります。

　入院期間は、開腹手術で行うと約2週間必要ですが、腹腔鏡手術では、10日前後に短縮されます。

巻頭企画Ⅰ　[がん関連／血液内科]

血液がんを治す
——原因解明と治療の最前線

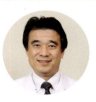

血液内科
高見　昭良
(たかみ　あきよし)
教授

増えている血液がん

血液のがんには、「白血病」や「リンパ腫」「骨髄腫」などがあります。血液がんは年々増えており、特にリンパ腫は30年で約3倍に増えました（図）。リンパ腫の生涯罹患率は2％とされ、50人に1人がリンパ腫になる計算です。白血病は100人に1人です。

近年目立って増えている血液がんは、「骨髄異形成症候群」です。50歳頃から発症し、70歳を過ぎると急増します。骨髄異形成症候群は、白血球や赤血球、血小板などの血液細胞がつくられにくくなる病気で、白血病も起こりやすくなります。有名な医学誌『ニューイングランド医学会誌』に最近発表された研究によると、健康な方でも、60歳を過ぎると10人に1人は、血液がんにかかわる遺伝子がみられるようになります。血液がんは意外と身近な病気といえるでしょう。白血病は、白血球が増えるイメージを持たれていると思いますが、実際は減ることも多く、注意が必要です。白血球のかわりに、赤血球や血小板の数が増減することもあります。なお、一般的には血液がんが遺伝することはありません。また、ほかのがんと同様に喫煙は原因になりますが、食生活や環境の影響はよく分かっていません。

患者さんにやさしく、迅速・確実に血液がんを診断

血液がんの症状には、だるさや発熱、寝汗、首の腫れ、体重減少、腰痛、青あざなどがあります。健診や診療所の検査で異常を指摘され、血液内科を受診し、診断されることもあります。

当院は、2014年に最新鋭の高性能自動血球分析装置XN-5000（写真1）を導入しました。これにより、数ccの採血だけで、血液の病気にかかわる詳細な情報が速やかに得られるようになりました。さらに、教育研究機関としての利点を生かし、分子遺伝学的解析や細胞工学的アプローチなど、最先端の診断法も積極的に取り入れています。当科を受診される患者さんは3年間で3倍に増え、東海4県の大学病院で最多となりました（2016年日本血液学会調査）。

血液がんを確実に診断するため、骨髄検査やリンパ節生検などを行うことがあります。「骨髄検査は痛いのでは？」と心配される方は多いですが、器具や針も改良され、最近は随分楽に検査を受けられるようになってきました。

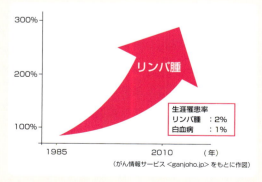

図　血液がんは年々増えています。特にリンパ腫は30年で3倍になりました

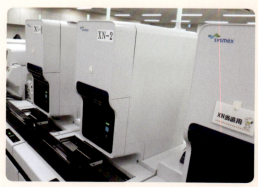

写真1　高性能自動血球分析装置XN-5000により、数ccの採血だけで、血液の病気にかかわる詳細な情報が速やかに分かります

元気ホスピタル ── 高度専門医療で患者さんの健康回復に最大限努力

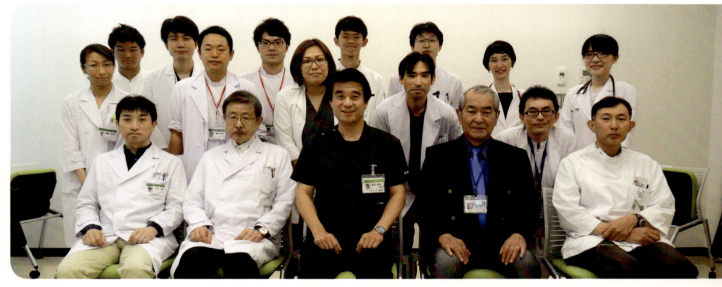

写真3　約20人の血液内科医が一体となり、メディカルスタッフや他診療科と緊密に連携し、チーム医療を実践しています

造血幹細胞移植で血液がんを治す

造血幹細胞移植は、血液がんや再生不良性貧血などを治すため、造血幹細胞が含まれる血液を輸血する治療法です。保険診療で行われます。

当院は、2014年に最新の高機能無菌病室（写真2）を設置し、より安全で効果的に造血細胞移植やがん化学療法を行えるようになりました。当院で移植を受ける患者さんも増えています（96ページ参照）。造血細胞移植には、患者さん自身の幹細胞を用いる「自家移植」と、他人（ドナー）から血液や骨髄、さい帯血をいただく「同種移植」があります。同種移植は、兄弟姉妹や骨髄・さい帯血バンクからドナーを探していましたが、最近では、親や子どもがドナーになる「HLA半合致移植」ができるようになり、造血細胞移植で血液がんの根治を目指す機会も増えています。

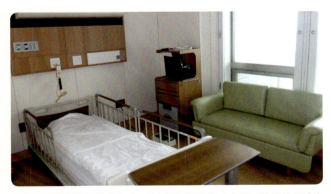

写真2　高機能無菌病室は、がん化学療法や造血細胞移植後の感染症予防に有用です

血液がんの新薬が次々に登場

血液がん治療の進歩はめざましく、多くの患者さんが日常生活を取り戻し、病気を克服しています。バイオ技術の進歩により、「抗体薬」「分子標的薬」といったがん細胞を狙いうつ治療薬が次々と開発され、治療成績も着実に向上しています。例えば、慢性骨髄性白血病は、入院して副作用の強い治療が必要でしたが、飲み薬で安全性に優れた分子標的薬が登場し、外来でも治療できるようになりました。

当科は、約20人の血液内科医（写真3）が一体となり、看護師や薬剤師、検査技師などさまざまなスタッフや他診療科と緊密に連携し、チーム医療を実践しています。当科の医師は、血液内科医として高度医療を担いながら、総合内科医としての修錬を積み、内科全般の診療経験も豊かです。毎日の診療に加え、患者さん一人ひとりの診断・治療方針や検査所見をスタッフ全員で検討しています。同時に、これから国内の医療を担う、意欲あふれる医学生や研修医の教育にも積極的に取り組んでいます。私たちは、大学病院医師の使命感と情熱を持ち、患者さんの声に耳を傾け、心に寄り添い、より信頼される診療科であるよう、これからも真摯に取り組んでまいります。

巻頭企画Ⅰ ［がん関連／小児科］

わずかに残った白血病細胞を調べる「MRD測定」で、より良い治療を提供

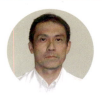

小児科
堀　壽成
（ほり　としのり）
准教授

急性リンパ性白血病が治る病気になった理由

　以前、白血病は不治の病の代表として、多くのドラマや報道で扱われてきました。今でもそのイメージは強く、命を落とす患者さんもいます。しかし実際は、白血病（特に急性リンパ性白血病）の治療は、近年めざましく進歩したおかげで、まさに、治る病気の仲間入りを果たしたといっても過言ではありません。

　急性リンパ性白血病は、圧倒的に小児の患者さんが多く、年間約700人が発症しますが、現在その5年生存率は80％を超えています。その治療成績の向上の原動力となった技術の1つに「微小残存病変〈MRD〉測定」があります。この技術は、治療の後でわずかに残った白血病細胞量を測定するもので、その結果によって治療のメニューを最適に調整することができます。

白血病細胞は顕微鏡で見えなくなっても、まだ残っています

　治療前は約1兆個あるといわれる白血病細胞は、治療がうまくいくと、どんどん減っていき、顕微鏡で見えなくなります。これを寛解と呼びますが、実はまだ約10億個が残っているといわれています（写真）。ここで治療をやめると必ず再発をきたしますので（図1）、わずかに残った白血病細胞を根絶するために、抗がん剤治療を続ける必要があります。これまでの研究で、残っている白血病細胞、すなわちMRDの量によって、その後の再発率が異なることが分かってきました。したがって、たくさん残っている患者さんに対しては、再発を防ぐためにより強い治療を行います（図2）。

　現在、MRDは、再発を予測する強力な因子として

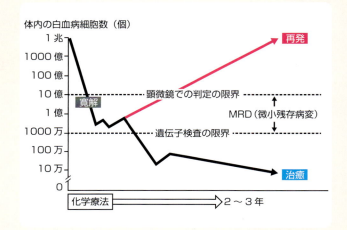

図1　顕微鏡では見えない白血病細胞をMRDと呼び、多いほど再発しやすくなります

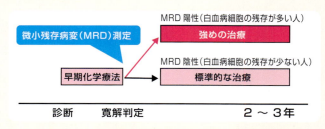

図2　MRDの量によって化学療法の強さを調節し、最適な治療を選択します

広く役立っています。

患者さんごとに異なる白血病細胞を遺伝子レベルで同定します

　正常なリンパ球は、免疫を司るための遺伝子（免疫受容体遺伝子）にさまざまな変化（再構成）が生じ、細菌やウイルスなどの外敵に対応できる力を身につけます。この遺伝子はそれぞれが違う指紋（遺伝子の構成要素）を持ち、リンパ球によって異なります。一方、白血病細胞はある1個の細胞が無秩序に増えたものですので、すべて同じ遺伝子の指紋を持っています。MRD測定の際には、白血病細胞の遺伝子の指紋を調

元気ホスピタル —— 高度専門医療で患者さんの健康回復に最大限努力

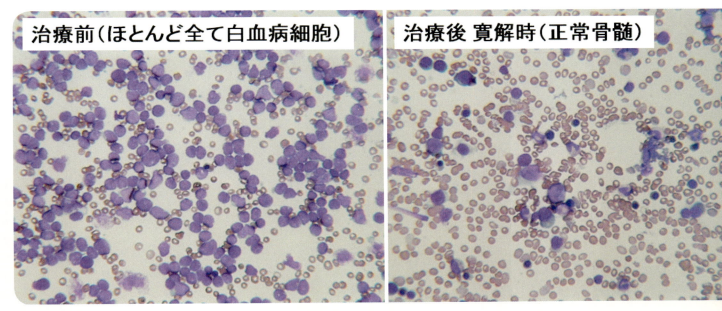

写真　寛解時の骨髄は正常ですが、顕微鏡では確認できない白血病細胞が残っています

べて明らかにし、それを手がかりにして、どれだけ白血病細胞が残っているかを調べます。

国内で2か所しかない先進医療認定施設

MRD測定はヨーロッパで研究開発が進み、世界中に広まっています。しかし、検査方法の複雑さなどの理由から、一般の検査会社では行うことができません。国内では、当院を含めた2つの施設でのみ検査が可能です。

当院では、2007年からヨーロッパの研究グループと連携し、国内で初めて国際的な研究ネットワークへの参加資格を取得したことで（図3）、世界水準の検査精度を確立しました。それが認められて、現在は高度先進医療の検査施設として、全国から送られてくる急性リンパ性白血病の患者さんの検査を行っています。MRD測定は、すべての白血病患者さんに、より良い治療を受けていただくために行われています。

MRD研究ネットワーク（EuroMRD）

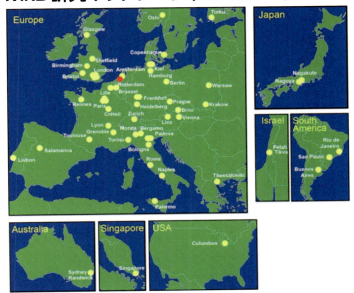

（出典：euromrd.org/usr/pub/participants.php）

図3　ヨーロッパ諸国を中心に世界中の研究室が参加して研究を行っています

巻頭企画Ⅰ ［がん関連／耳鼻咽喉科］

頭頸部がんにおける集学的外科治療
──形成外科、消化器外科、血管外科、呼吸器外科、脳神経外科とのチーム医療

耳鼻咽喉科
小川　徹也
教授

頭頸部がんとは

　頭頸部がんとは、頭頸部領域に発生するがんを総称しています。鼻・副鼻腔がん、口腔がん、咽頭がん、喉頭がんなどが含まれます（図1）。喫煙や飲酒などが原因の1つといわれています。

　頭頸部領域には、呼吸、嚥下、発声、構音などの重要な機能が集中しています。それゆえ頭頸部がん治療では、がんの根治のみを追い求めるだけではなく、これらの機能温存とのバランスを考慮する必要があります。

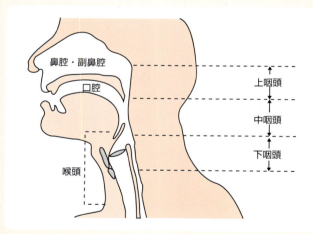

図1　頭頸部がんの発生部位

頭頸部がんの治療法とその選択

　頭頸部がん治療には、手術、放射線、抗がん剤があります。手術はがんを確実に取り除くことができますが、機能低下などが問題となります。放射線、抗がん剤も有用ですが、すべてのがんを根治できるわけではありません。このようにそれぞれ一長一短があり、それぞれの患者さんにとって、どの治療法が適切で選択すべきなのかを判断することは難しいです（図2）。

　そのため当院では、それぞれの患者さんに最適な方法を見出すために、まず抗がん剤治療を行い、その効き具合をしっかりみることにしています。その結果、効きが良いなら抗がん剤や放射線主体の治療、あまり良くないなら手術を選択する方針を取っています。米国のガイドラインにも準拠している方法です。

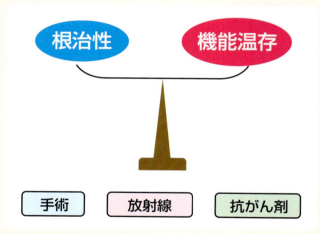

図2　頭頸部がん治療の種類

頭頸部がん外科治療が難しい理由

　頭頸部領域は、解剖学的に大変複雑です。そこには重要な血管や神経、組織などが多数存在しているからです。それゆえ、がんの切除により、これらに影響が出てしまうことがあります。

　例えば下咽頭がんの手術では、咽頭と頸部食道、喉頭が摘出されます。しかし、この部分は食物の通り道であり、そのままでは手術を終わらせることができません。何かを用いて作り直さないと元の生活に戻ることができないからです。これを解決するために再建手術を行います（図3）。この手術は形成外科で行われ

元気ホスピタル ── 高度専門医療で患者さんの健康回復に最大限努力

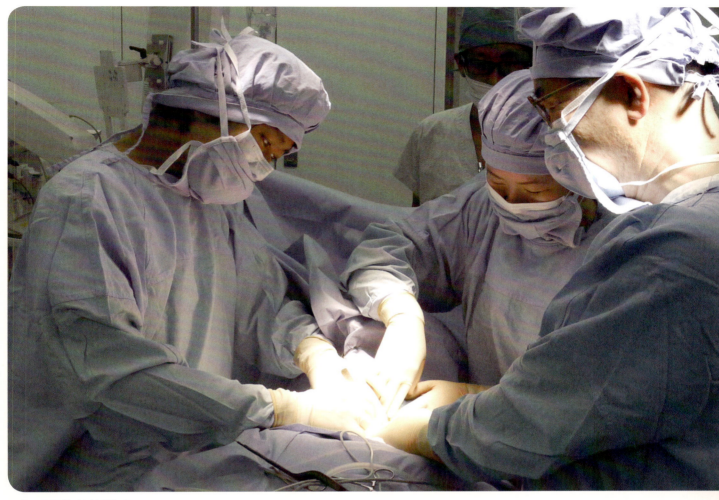

写真　頭頸部がん外科治療

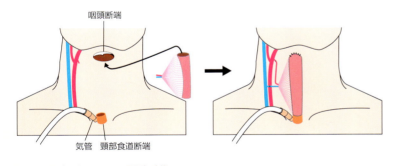

図3　頭頸部がんにおける再建手術

ます。そのほかにも頭頸部がん手術では、消化器外科、血管外科、呼吸器外科、脳神経外科などとの連携が必要となることがあります。

頭頸部がん外科治療におけるチーム医療

　当院は、高度ながん外科治療を提供することが期待される施設です。どのようながんの患者さんに対しても、病気を精査の上、手術が必要と判断したら、全力で適切かつ確実な手術を提供する責務があります。そのために私たちは、頭頸部がん外科治療に深く関係する形成外科、消化器外科、血管外科、呼吸器外科、脳神経外科とチーム連携を構築し、幅広い視点から手術を行うことを実践しています。診療科を越えた多くの医師とともに病院横断的に相談する場を設けて、頭頸部がん外科治療を行っています（写真）。

　それぞれの分野のエキスパートである外科医は、頭頸部がんにおける集学的外科治療をよく理解しています。また、ほかの医師、医療従事者も診療、技術レベルを少しでも高めるべく、日々気持ちを新たに努力しています。このように、私たちは頭頸部がんにおける集学的外科治療に関して、病院一体のチーム医療を推し進めることで、その向上に努めています。

巻頭企画Ⅰ ［がん関連／歯科口腔外科］

口の中（口腔）のがんを切らずに治す、動脈注入放射線化学療法

歯科口腔外科
風岡　宜暁（かざおか　よしあき）
教授

口腔がんの半分以上は舌がん

頭頸部悪性腫瘍全国登録（2014年）では、口腔がんは頭頸部悪性腫瘍全体の約3割を占め、舌がんはその半分以上となっており、発生頻度の高い疾患です。『頭頸部癌診療ガイドライン〈2013年〉』では、手術療法が第Ⅰ選択となっています（写真１）。しかし、術後に摂食（食べること）・嚥下（飲み込むこと）・発音（話す）機能の低下を引き起こすことがあります。口腔は、このような機能や顔貌を司る大事な器官であるため、患者さんにとって手術療法はとても怖いと感じられることは確かです。

当科では、手術療法を選択しない治療方法、すなわち「切らない口腔がん治療」として、動脈注入放射線化学療法を行っています。

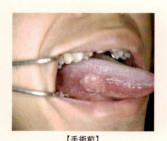
【手術前】

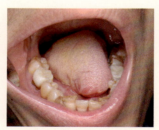
【手術後】

写真１　舌がんの切除手術前後

動脈注入放射線化学療法とは

この治療は、外頸動脈の終枝の浅側頭動脈（耳の後ろにある動脈）から、舌動脈、顔面動脈や顎動脈などの栄養動脈（がん組織に栄養を送り込んでいる動脈）にカテーテル（管）を挿入し、そこから抗がん剤を投与し、同時に強度変調放射線照射を行う方法です（写真２）。

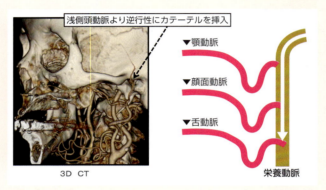

写真２　3DCT　栄養動脈

動脈注入放射線化学療法による治療は、手術療法と違い大事な口腔組織を切り取ったりしませんので、機能の低下を最小限に抑えることが可能です。基本的に入院は必要ですが、治療のない週末は外泊ができ、自宅で入浴もできます。

この治療法は『頭頸部癌診療ガイドイン』の推奨グレードでは、「診療で利用・実践することを考慮してよい」とされており、手術療法と比べ遜色ない治療効果が得られています（写真３〜６）。

動脈注入放射線化学療法の副作用

切除手術をしないことで、舌の運動や飲み込み、放射線による口の中の渇き、舌の粘膜が平らになり、味覚の低下は持続することがあります。

一時的には、頭の毛が薄くなりますが、半年ほどで元に戻ります。

元気ホスピタル —— 高度専門医療で患者さんの健康回復に最大限努力

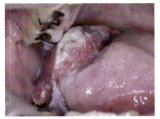
【治療開始時】

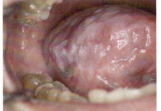
【治療後5年経過】

写真3　舌がん治療前後

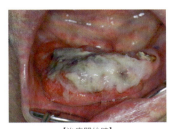
【治療開始時】

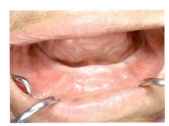
【治療後5年経過】

写真4　下顎歯肉がん治療前後

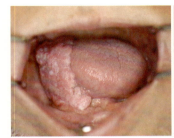
【初診時】

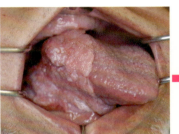
【初診時】

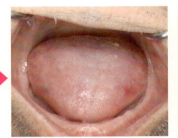
【治療後7か月経過】

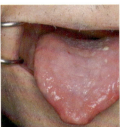
【治療後7か月経過】

写真5　右側舌がん治療前後

【左側舌がん　リンパ節転移例（写真6）】

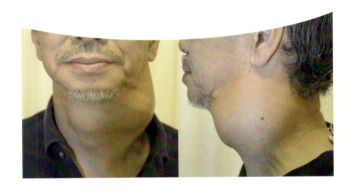

初診時 頭頸部CT所見

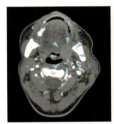
原発部

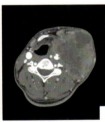
頸部（水平断）

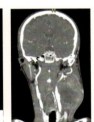
頸部（冠状断）

舌根部に強い造影効果をみとめ、レベルⅠ，Ⅱ，Ⅲ，ⅤAのリンパ節転移して総頸動脈は偏位し、内頸静脈は血流遮断しています

治療時のCT所見経過

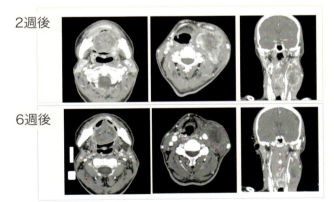
2週後
6週後

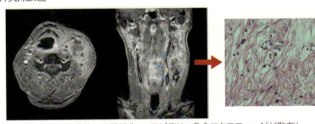

病理診断では、治療後には線維化、ヘモジデリン貪食マクロファージが散在し、リンパ球・形質細胞浸潤が認められ、病変は消失していました

治療後の頭頸部CT所見

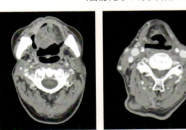

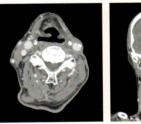

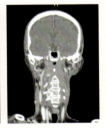

治療後3年5か月経過し、再発・転移を認めず経過良好です

巻頭企画Ⅰ　［がん関連／放射線科］

高度な技術を駆使する
高精度放射線治療

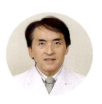

放射線科

森　美雅　教授

最新の放射線治療、SRT・SBRT・VMAT（IMRT）・IGRT

　放射線治療センターでは、がん治療に最新の放射線治療機2台（TrueBeam STxとClinac iX、写真1）を使用して高精度放射線治療を行っています。定位放射線治療（SRT、ピンポイント照射）、体幹部定位放射線治療（SBRT）、強度変調放射線治療（IMRT、自由自在な形に放射線を当てる）、画像誘導放射線治療（IGRT、画像撮影による正確な位置合わせ）という高度な技術を駆使することにより、がんをねらいうちします。体の負担は少なく、腫瘍を消滅させることが期待できます。

　当院で行っているIMRTは、強度変調回転照射（VMAT）と呼ばれます。患者さんの周りを機械が回転しながら放射線を細かく調節しつつ、正確に短時間で照射します。従来のIMRTより周囲の正常組織への影響をさらに抑えた治療ができます。

高精度放射線治療の例

　当院では脳腫瘍のSRT（写真2）・VMAT治療（写真3）、頭頸部がんのVMAT治療、肺がん（写真4）・肝がんのIGRTを用いたSBRT治療、前立腺がんのVMAT治療（写真5）などを安全に、多数行っています。

放射線治療は、がん治療の柱の1つ

　以前は、放射線治療は手術ができない末期がんの患者さんに行うもの、というイメージがありました。しかし最近では、手術と同じように、初期のがんを高精度放射線治療により治すこともできます。また、抗がん剤と組み合わせて、高い効果をねらうこともあります。

　再発したときにも、放射線をうまく使って、がんの痛みを和らげたり、がんを縮めて周囲の内臓の圧迫を減らしたりできますし、副作用が少なく高い効果が得られる場合もあります。

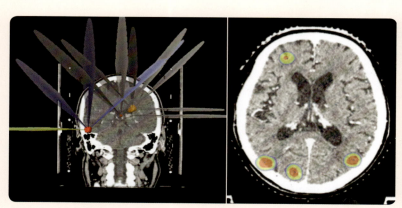

写真2　多発性の脳転移のSRT治療。4か所の腫瘍のみに放射線を集中してピンポイント照射

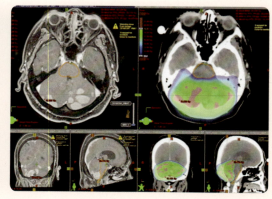

写真3　脳腫瘍が密集した部分だけにVMAT治療

元気ホスピタル ── 高度専門医療で患者さんの健康回復に最大限努力

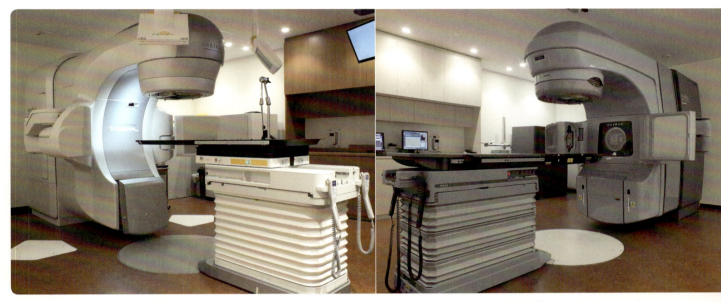

写真1　高精度放射線治療機であるTrueBeam STx（左）とClinac iX（右）。iXは位置合わせのためにコーンビームCTを備える。STxはコーンビームCTに加えてExacTrac（エグザクトラック）という赤外線とX線による位置合わせ装置も装備

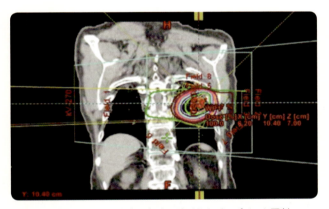

写真4　肺がんのSBRT治療。左肺の肺がんをピンポイント照射

放射線治療の専門スタッフが協力

放射線治療専門医師、医学物理士、放射線治療品質管理士、放射線治療専門放射線技師など、専門のスタッフ（写真6）が協力して、患者さんの状態に合わせて高精度放射線治療を行います。

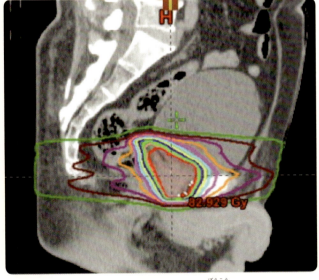

写真5　前立腺がんのVMAT治療。近接する膀胱と直腸を避けて、前立腺がんに放射線を集中

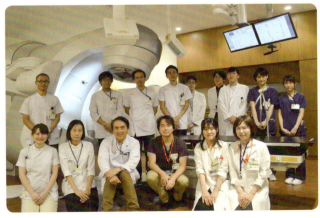

写真6　放射線治療センターのスタッフ

巻頭企画Ⅰ ［がん関連／先制・統合医療包括センター（AMPIMEC）］

先手必勝の戦略的予防医療
──未病を可視化（見える化）した マーナ（mRNA）健康外来

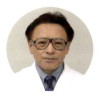

先制・統合医療包括センター
福沢　嘉孝
ふくざわ　よしたか
教授、センター部長

生活習慣病としてのがんの増加

　最近、死因年次推移分類別にみた日本人の死亡数（人口10万対）は、第1位・がん、第2位・心疾患、第3位・肺炎、第4位・脳血管疾患の順となっています。ここ数年で第3位と第4位の順位が入れ替わった背景は、国内の「超高齢社会」を反映しているものと考えられますが、がんは依然として年々増加の一途をたどっています。

　今や、日本人の2人に1人はがんに罹患し、3人に1人はがんで死亡しているとも報告されています。また、2013年のがん死亡数は1985年の約2倍とも報告されており、今後も、男女ともにがん死亡数と罹患数は増加し続けることが予想されます。

「健康寿命延伸」に合致した健康外来

　国（厚生労働省）、愛知県、長久手市などでは種々の健康目標（健康日本21）を策定し、中・長期的な視点から生活習慣病（がんを含む）を予防し、少しでも「健康寿命延伸」を実現することにより、個々人の生活の質（QOL）の向上を図ろうとしています。

　当院は、2015年5月14日から国内外の大学病院で初めて、マーナ（mRNA）発現解析を活用したがん関連遺伝子リスク診断および長寿遺伝子（Sirt1）活性化診断を実施する外来、マーナ（mRNA）健康外来を開設しました（写真）。本外来は、未病の段階からのがんのリスク診断（男性8臓器・女性11臓器、図1）および長寿遺伝子（Sirt1）活性化診断（図2）をごくわずかな採血量で可能とした、非常に画期的な専門外来です。本外来を介して、地域中核病院である当院が、①生活習慣病（特に、がん）を未病の段階から、より早期にリスク診断し、将来の健康状態を予測する、即ち、②先手を打ち意識付けをし、行動に変容を起こさせ、個々の生活習慣病を予防・改善・治癒に導く（生活習慣への介入・指導・管理）ことが、当院の担う最大の社会貢献と考えています。これにより、「健康寿命延伸」をより一層実現することが可能となり、個々人の生活の質（QOL）の向上へつながると考えてい

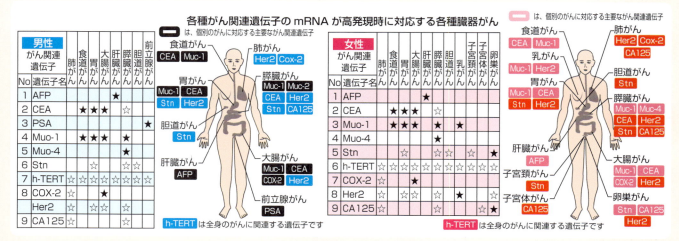

図1　各種がん関連遺伝子のmRNAが高値を示した時に対応する各種臓器がん（男性・女性）

（「臨床ゲノム医療学会資料」より）

元気ホスピタル ── 高度専門医療で患者さんの健康回復に最大限努力

検査ID：DSBP
検査結果グラフ

回数	1回目	2回目	3回目
検査値	48.68	50.25	60.59

健康を維持する為には、検査値80以上を保つ必要があります

評価	ランク	検査値範囲	結果グラフ	健康状態	改善の必要性
高	プラチナ	100以上			
高	ゴールド	80以上100未満	健康を守るためのボーダーライン		
中	シルバー	60以上80未満	暫定平均値51.1　60.59		速やかに改善
中	イエロー	40以上60未満	48.68　50.25		
低	レッド	40未満			

（「臨床ゲノム医療学会資料」より改変）

図2　長寿遺伝子（Sirt1）活性化診断

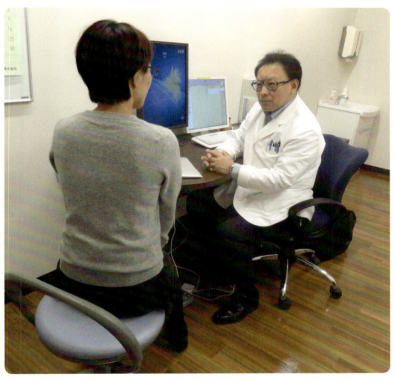

写真　マーナ外来診察風景

ます。

　本外来を十分に活用することで、より早期からの疾病リスク診断が可能となり、単なる予防医療でない真の意味でのSelf-medication（発症前に自分で病気の芽を摘む医療）が大いに期待できるのです。これらの観点から、戦略的予防医療として位置付けられます。

体に負担の少ないエコ医療検査

　診断のための検査は、1検査当たりわずか2.5mlの採血（通常健診での採血量の4〜5分の1）のみです。採血回数は、毎年1回でも可能で、体に負担の少ない検査方法と考えます。定期検査は、患者さんの生活スタイルに合わせて対応しています。

検査後1か月で、がんのリスクの総合評価・判定

　検査の約4週間後、資格を有する専門医師が各々の個人情報を十分に配慮しながら、がん関連リスク、長寿遺伝子（Sirt1）活性化診断の結果を説明します。検査した「遺伝子の働き」を"可視化（見える化）"した報告書に沿って、リスクの総合評価とその判定について詳細に説明しますので、非常に理解しやすいと考えます。

　リアルタイムPCR法により得られた関連遺伝子別の検査データを5段階で評価しており、全体の総合評価については、「健常」「標準」ゾーンなら「低リスク」となり、「やや注意」「注意」ゾーンであれば「中リスク」となります。「警告」ゾーンの場合は「高リスク」として評価します。リスクが高いからといって、即がんを発症するわけではなく、がんになる前のがん細胞の状態、がんを発生させやすい状況を予測するのです。また、種々の結果を踏まえ、個々人の生活習慣に関する今後の指導・管理に関しても同時に実施しています。

巻頭企画Ⅰ　[がん関連／病理診断科]

病理診断が最先端のがん治療を可能にする

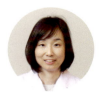
病理診断科
大橋　明子
（おおはし　あきこ）
講師

病理診断科
都築　豊徳
（つづき　とよのり）
教授

病院で意味する病理とは

　病理とは、病理学のことを指し、病（やまい）の理（ことわり）を読み解くための学問・分野です。もともとは病気の原因や成り立ちを研究する学問ですが、病院では、患者さんの体から採取された細胞、組織、臓器の標本を肉眼や顕微鏡を用いて調べることで、最終的な病気の診断（確定診断）を行います。当院では、病理診断を専門に取り扱う病理診断科がその業務を行っています。

治療の指針となる病理診断

　病理診断を専門的に行っている医師を「病理医」といいます。当院には7人の常勤病理専門医が在籍し、内視鏡検査や手術などで採取された臓器から標本を作製・診断しています。
　病変の一部を採取・検査する生検では、病気の種類や悪性度を診断します。例えば、採取した細胞ががん細胞であれば、がんと最終確定診断され、治療方針が決定されます（写真1）。手術で取り出した臓器では、病変の種類や広がり、病変が取り切れているかどうかなどについて診断します。
　また、手術中に採取した臓器の一部を20分弱で標本作製・診断する術中迅速診断を行うことにより、適切な手術方法や適正な手術範囲の選択を行っています（写真2）。2人以上の病理医が診断および確認を行います（写真3）。

病理診断を支える最先端の医学研究

　最近の医学研究によって、組織中にあるさまざまなタンパク質を検出する試薬が数多く開発され、これを使って組織の性質を客観的に診断する、免疫組織化学という方法を行うことが可能になりました（写真4）。この免疫組織化学によって、従来では診断の難しかった病変の診断、がんの原発部位の発見が容易となり、それに加え、適切な抗がん剤の選択も可能になりました。

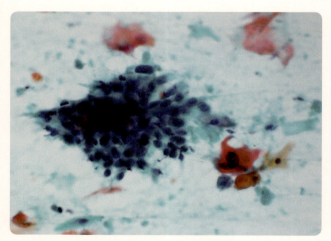
写真1　採取された細胞が、がん細胞かどうかを診断します

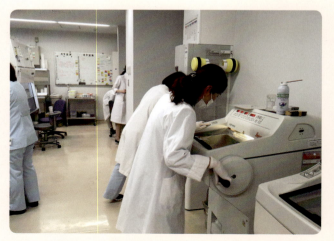
写真2　手術中に凍結病理標本を作製し、術中迅速診断を行います

元気ホスピタル ── 高度専門医療で患者さんの健康回復に最大限努力

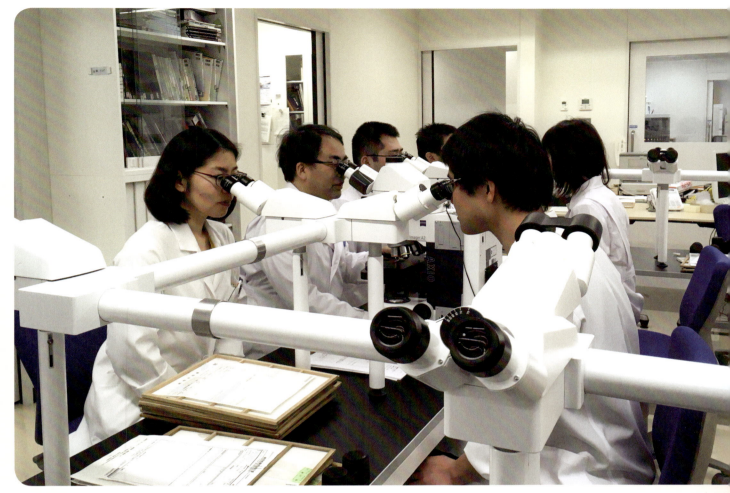

写真3　毎日、複数の病理専門医による診断・確認を行っています

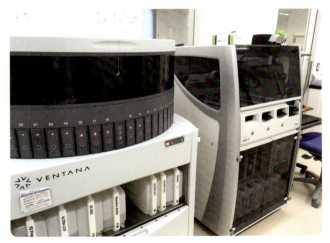

写真4　最新の免疫組織化学染色装置を2台導入しています

さらに、蛍光in situ hybridization（FISH）などの方法を用いて、遺伝子レベルの異常をコンピューターで検出・判定する最新機器を導入しました。この機器の導入は、国内では当院が初めてです。

病理診断によって可能となる治療の個別化

　近年、がんの診療においては分子標的治療や、治療の個別化が広がりを見せており、従来の正確な組織診断に加えて、免疫組織化学による特定のタンパク質の発現の検索や、FISH法による特定の遺伝子の変化の検索の依頼が増えています。代表的なものとしては、乳がんや胃がんの治療指標になるHER2蛋白に対する抗体療法や、乳がんのホルモン受容体検査による内分泌療法の適応決定、肺がんや悪性黒色腫（あくせいこくしょくしゅ）など特定の遺伝子異常の有無による薬剤選択などがあります。

　病理診断は、一人ひとりの患者さんのがんに効きやすい薬を選ぶ、オーダーメイド医療に重要な役割を果たしています。さらに、当科では、海南病院など他施設の標本の診断も行っており、地域医療への貢献を目指しています。

巻頭企画Ⅰ ［がん関連／臨床腫瘍センター（腫瘍外科部門）］

がん診療を支える臨床腫瘍センター

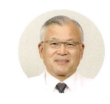

臨床腫瘍センター（腫瘍外科部門）
三嶋　秀行
教授、センター（腫瘍外科部門）部長

治療方針を決めるキャンサーボード

　医学が進歩し、分子標的薬や免疫療法など、効果のある新しい薬が次々と開発されています。臨床腫瘍センターの腫瘍外科部門は、食道がん・胃がん・大腸がん・胆膵がんの薬物療法（抗がん剤治療）を専門に、外来で1年間に延べ約500人の治療を行っています。

　がんの治療方針の多くは、それぞれの専門家がいる診療科で決まります。しかし、転移はあるがどこのがんから転移したのか分からない、いわゆる原発不明がんや、2つ以上のがんがある場合にどちらを先に治療するか、高齢や合併症のため一番に勧める治療ができない場合などは、各診療科の医師だけでなく、病理診断科や放射線科、薬剤師、看護師などが集まって、それぞれの立場から意見を出し合って、医師1人や診療科だけで考えるより患者さんにとって最適な治療方針を決めやすくなります。この会がキャンサーボード（写真）で、当センターが担当しています。

キャンサーボードは医師たちの「がん何でも相談」

　キャンサーボードの日程は決まっていません。担当医が相談したいと思えば、簡単なことでも内容にかかわらずいつでも相談できる「がん何でも相談」体制をとっています。月に5回開催するときもあれば、1か月間開かれないこともあり、相談件数は1年間で15〜20件程度です。診療科別では消化管内科および肝胆膵内科、消化器外科、耳鼻咽喉科の順に多く（図1）、検討内容は、手術方針、化学療法、原発不明がんの順（図2）です。がん以外の病気を持っている高齢のがん患者さんが増えたので、相談内容はさまざまです。当院のキャンサーボードは、手術に関する相談が多いのが特徴です。

　患者さんが別の医師に相談する体制がセカンドオピニオンで、医師がほかの医師に相談する体制がキャンサーボードです。進行したがんで臓器を切除する拡大手術になる場合や、大出血の危険を伴う手術の場合、

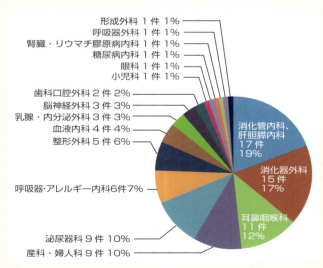

図1　診療科別キャンサーボード実績

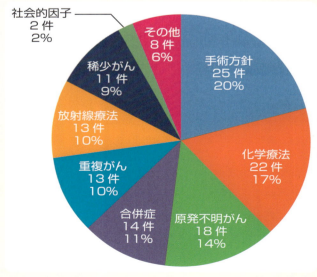

図2　検討内容別キャンサーボード実績

元気ホスピタル ── 高度専門医療で患者さんの健康回復に最大限努力

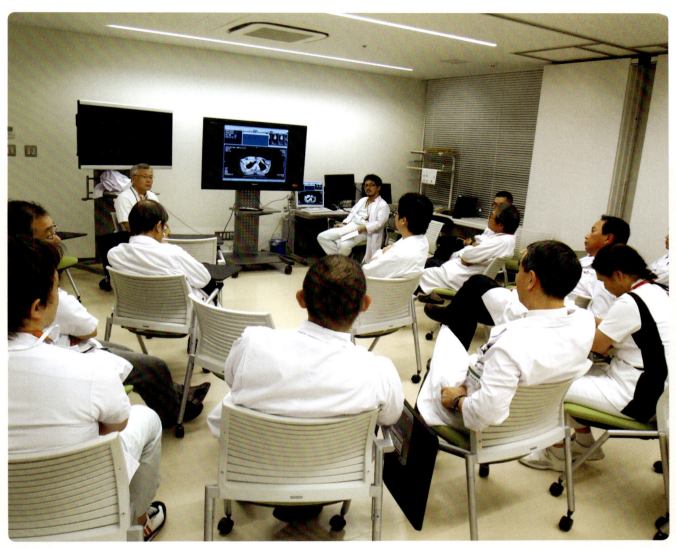

写真　キャンサーボード

手術していいかどうかを話し合います。患者さんに安心してがんの治療を受けていただくことができるように、1人の医師をほかのスタッフ全員でサポートしています。

がんを担当する診療科会議を毎月開催

当センターは、がん治療を行う各診療科の横断的なつながりを担当します。がん患者さんを診るすべての診療科と部署が、当センターの運営委員会で月に1回集まり、薬の有害事象や事故につながりかねない事例など、いろいろなことを話し合い、改善に努めています。

そのほかに薬物療法委員会も開催しており、未承認薬を含め、各診療科が使用する抗がん剤を審査し、認定します。

セカンドオピニオンで「がん何でも診療相談」

がんに対してはテレビ・新聞・雑誌・インターネットなどで多くの情報が溢れています。根拠のない甘い言葉であっても、がん患者さんや家族は不安が強く、つい信じてしまいがちです。

セカンドオピニオンというと一般的に堅苦しくて、相談するためには主治医の紹介状と画像などのデータが必要とされています。当センターのセカンドオピニオンは、敷居が低い有料の「がん何でも診療相談」であり、詳しい紹介状や資料がなくても、キャンサーボードと同じように、内容にかかわらず相談できる体制をとっています。ぜひ、気軽にご相談ください。

巻頭企画Ⅰ［がん関連／臨床腫瘍センター（外来化学療法部門）］

安心で安全な外来化学療法のために

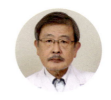
臨床腫瘍センター
（外来化学療法部門）
三原　英嗣
（みはら　ひでつぐ）
教授、センター（外来化学療法部門）部長

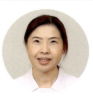
外来化学療法室
木下　章子
（きのした　あきこ）
看護部　主任

18床を有する外来化学療法室

　外来化学療法室は病院3階30外来にあり、外来で化学療法を受ける患者さんが利用する場所です（写真1）。専門の医師・薬剤師、がん化学療法認定看護師、専任の看護師が配置され、12床のベッドとリクライニングチェア6台（写真2）の計18床で化学療法を行っています。当院では、2007年3月から外来化学療法室を設置して、外来の化学療法に対応してきました。治療件数は現在、月に600件ほどです。

　初回治療前には、看護師による患者さんへの化学療法室のオリエンテーションと、薬剤師による薬剤指導を行っています。医師から治療計画などの説明はありますが、病気や薬について疑問や不安など気になることがあるときには、外来化学療法室で薬剤師や看護師にご相談ください。各疾患別や個別の薬剤、副作用などのパンフレットも備えていますので、お気軽に声をかけてください。

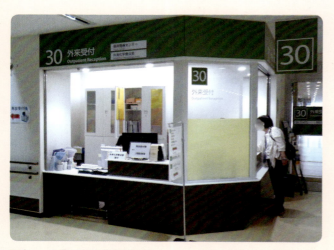

写真1　3階30外来（臨床腫瘍センター・外来化学療法室受付）

レジメン管理とオーダリングシステム

　当院で行われている化学療法は、前もって根拠となる文献を添付し、必要事項を記入した治療メニュー（レジメン登録表）が提出されます。登録表には適応疾患・対象、薬剤名・規格・投与量・増量減量規定・中止基準・短縮規定、補液や支持療法薬の必要性・投与量・手技・投与ルート・投与順・点滴速度・投与間隔、推奨コース数などが記入されています（図）。

　毎月1回、院内でがん薬物療法委員会を開き、レジメンの内容を検討し、認可された治療を行っています。レジメンに基づくことにより、安全で安心な治療を受けていただくことができます。医師が使用するレジメンを選択し、患者さんの体重、身長を入力すると、レジメンオーダリングシステムが自動計算して、薬剤の投与量と投与スケジュールが表示されます。薬剤の下限値を下回る場合は注意喚起画面が表示され、また、上限値を超えての入力はできないようになっており、安全性を担保しています。休薬期間内の誤った投与も制限しており、投与スケジュールの管理も行うシステ

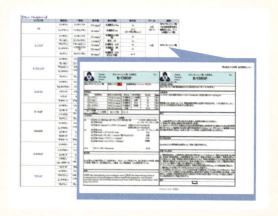

図　登録しているレジメン一覧とレジメン登録表（血液疾患、非ホジキンリンパ腫R-CHOP）

元気ホスピタル ── 高度専門医療で患者さんの健康回復に最大限努力

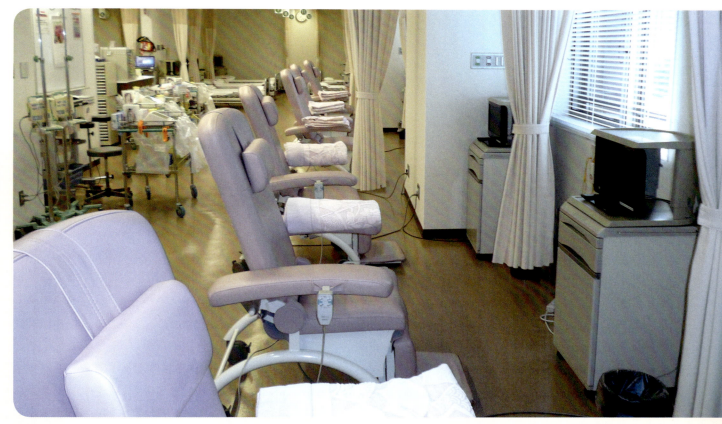

写真2　外来化学療法室に設置しているリクライニングチェア

ムになっています。

薬剤部で行う抗がん剤の調剤

　注射用抗がん剤の調剤は、注射薬内の汚染を防ぐための無菌的な環境と、調剤による環境汚染や調剤者の抗がん剤にさらされることを防止するために、地下1階の薬剤部セントラルファーマシーの専用部屋で調剤しています。調剤には安全キャビネットを使用しており（写真3）、薬剤の無菌的調剤が可能となっています。

　入力されたレジメンは薬剤部で妥当性が確認され、薬剤を取り揃えます。そして、治療当日に主治医の実施確認があると調剤が開始されます。

ともに考える自己管理と副作用対策

　外来での治療を継続していくためには、副作用の症状コントロールが重要となってきます。入院と異なり、自宅では、患者さん自身が副作用に対処していかなければなりません。そのため外来化学療法室では、治療開始前に前回の治療後にどのような副作用が起きたのかを確認し、患者さんとともに対策を考え、安心して自宅での生活を送ることができるように支援しています。

　また、治療を継続していくなかで不安になったり、つらくなったりしてしまうこともあるかと思いますが、医師・薬剤師・看護師など、さまざまな職種が連携をとって、患者さんをサポートしていきます。

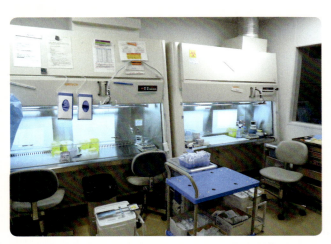

写真3　薬剤部セントラルファーマシーの抗がん剤調剤室（安全キャビネット）

巻頭企画Ⅰ ［がん関連／緩和ケアセンター］

緩和ケアの目的
──がん治療効果を向上させ、より豊かな療養生活を送るために

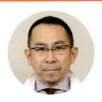

緩和ケアセンター
森　直治
もり　なおはる
教授、センター部長

緩和ケアとはどんなことをするのですか？

　緩和ケアとは、がんなどの重い病を抱える患者さんや、家族一人ひとりの体や心など、さまざまなつらさを和らげ、より豊かな人生を送ることができるように支えていくケアです。がん患者さんは、痛みやだるさ、息苦しさ、むくみといった体のさまざまな症状やがん自体、あるいはがん治療の影響で、栄養状態や体力、免疫力が低下したり、不安や気分の落ち込み、療養場所の問題など、多くのつらさに直面します（全人的苦痛、図１）。

　当センターでは、患者さんの持つ苦痛に対応すべく、身体症状を担当する緩和ケア専門医や、精神症状担当の専門医、認定看護師、薬剤師をはじめ、多職種からなる緩和ケアチームが中心となり、栄養部やリハビリテーション部、医療ソーシャルワーカーなどの部門と協働して緩和ケアを提供します。

緩和ケアはがん治療が無効になったら考えるものですか？

　緩和ケアは、かつてはがん治療が無効となった時期から受けるものとされていましたが、現在では、がんと診断されたときから受けるべきケアと考えられるようになりました。これは、がんがみつかった早い時期から、手術や抗がん剤治療などのがんの治療と並行して緩和ケアのサポートを受けると、生存期間の延長や生活の質の向上がみられることが明らかになったからです（図２）。そのため、早い時期から緩和ケア（早期緩和ケア）を受けることが、推奨されるようになっています。

　当センターは、手術や抗がん剤治療を行う部門と密に連携し、痛みなどの苦痛の軽減や栄養状態のサポートを通じて、がん治療の効果や療養生活の質の向上に努めています。

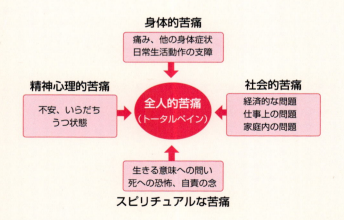

図１　患者さんのさまざまな苦痛は、体の苦痛のみならず全人的なものです

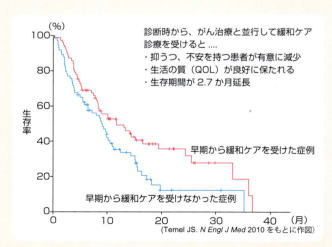

図２　早期からの緩和ケアの良い効果が報告されています

元気ホスピタル —— 高度専門医療で患者さんの健康回復に最大限努力

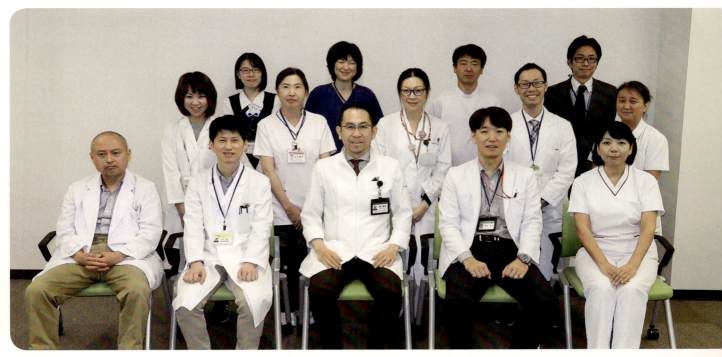

写真　緩和ケアチームのスタッフ

痛みは、がまんしなくていいのですか？

　痛みをがまんすることは体や治療経過に悪影響を及ぼすため、がまんせずに相談してください。

　当院では、基本的な鎮痛薬の選択を、世界保健機関（WHO）で推奨される鎮痛薬の使い方（WHO方式がん疼痛治療法、図3）に準じて行います。第一段階として、一般的な解熱鎮痛薬を定期的に服用し、それでも痛みが改善しない場合は、多くの場合、推奨されている医療用麻薬を使用します。国内では患者さんのみならず、医療者の間でも麻薬という言葉に強い抵抗感があり、また、がまん強いという国民性もあり、医療用麻薬はあまり使用されてきませんでした。「麻薬を使うと寿命が縮まるのではないか？」とよく質問されますが、医療用麻薬が専門の知識を持った医師のもとで適切に使用された場合は、寿命が縮まったり、死期が早まることはありません。苦痛をとることによって生存期間が延長し、生活の質が向上することなども報告されています。

　痛みは、感じている本人にしか分かりません。遠慮なく、医師や看護師、薬剤師などスタッフに伝えてください。

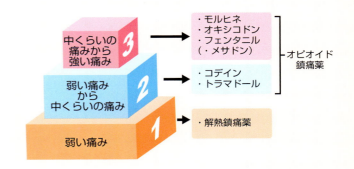

〔がんの痛みからの解放—WHO方式がん疼痛治療法, 第2版, 1996を改変収載したがんの痛み治療ガイド, 日本緩和医療学会編, 2014をもとに作図〕

図3　WHOの推奨する鎮痛薬の使い方に則った治療を行います

緩和ケアでも栄養管理をするのですか？

　栄養サポートの項でも触れていますが（176ページ参照）、栄養管理は医療の基盤であり、栄養が良くないと、治療効果を期待することはできません。

　がんが進行すると、悪液質という難治性の栄養不良のため、がん患者さんは筋肉が弱り、次第に元気に動くことや、食べたい物をしっかり飲み込むことができなくなり、がんや感染症に対する免疫力も低下します。したがって、いかに栄養状態を良く保てるかが、がん治療の効果を向上させ、良好な療養生活を送る鍵となります。当院では、栄養面にも力を入れた緩和ケアを行っています。

巻頭企画Ⅰ ［がん関連／がん相談支援室（看護部）］

がん相談支援室の役割

がん相談支援室
池田　幸代
看護部　主任

がん診療拠点病院として

　当院は、質の高いがん医療が受けられる、愛知県知事指定のがん診療拠点病院です。

　各がん拠点病院には、患者さんやご家族のがんについての理解を助け、療養生活や医療費など、さまざまな相談に応じるための相談支援室が設置されており、当室はその役割を担っています。患者さんやご家族からのがんに関する疑問や不安、悩みに対応する相談窓口です（写真１）。

がんと診断されたときから相談窓口へ

　相談内容は、がんを告知されて気持ちが落ち着かない、話を聞いてもらいたい、医師に聞きたいこと言いたいことが言えずに悩んでいる、がん治療で悩んでいる、ご家族としてどのようにかかわっていけばいいのか分からない、などがあります。当室は、がんの診断から治療、その後の療養生活にわたって疑問や不安を感じたとき、１人で悩まずに専門相談員に相談できる場となっています。

　相談というと、対面式で少し堅苦しい、かしこまっているというような印象を抱きがちですが、当室は些細なことでも気軽に話ができる場を目指し、患者さんと向き合います。地下１階にあり相談の予約は不要ですので、迷ったら一度お越しください。また、電話での相談も可能です。当院に外来受診、入院中の患者さんやご家族のほか、地域の方はどなたでも無料で利用できます（写真２）。

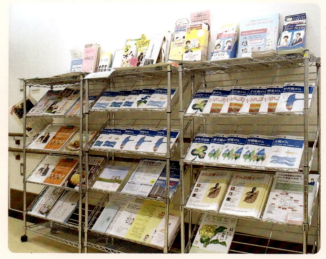

写真２　当室前に設置してある閲覧用の資料は自由にご覧になれます

がん患者さんやご家族に寄り添う

　がん相談支援は専門相談員（看護師）が対応します。医療費などの経済的な問題、仕事、療養生活（転院や施設入所）、福祉制度など、相談内容によっては、ほかの専門相談員の医療ソーシャルワーカーと連携を図り対応しています。住み慣れた場所で安心して、医療を継続したまま療養生活を過ごされたい場合は、継続看護相談室の看護師と連携を図ります。

　このように、各関連部署の担当者とともに患者さんやご家族の気持ちに寄り添い、一緒に考えながら、問題が解決できるようお手伝いします。

元気ホスピタル ── 高度専門医療で患者さんの健康回復に最大限努力

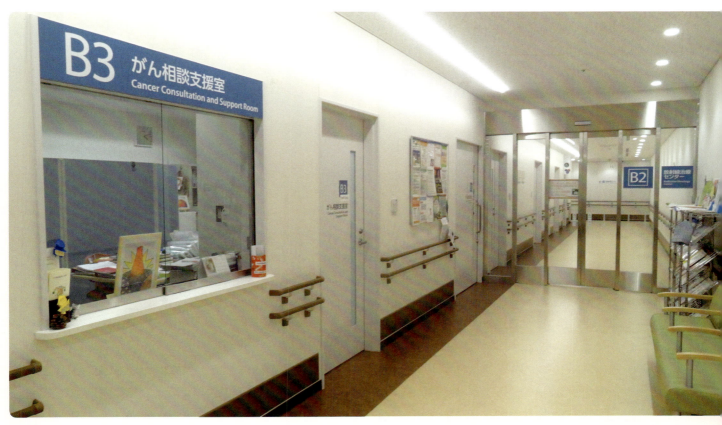

写真1　地下1階のB3がん相談支援室へはエレベーターを利用してお越しください

がん患者さんやご家族を支える活動

　当院ボランティアの協力もあり、当室では抗がん剤治療により脱毛が生じた方のための「タオル帽子」や、乳がん手術によって乳房切除をされた方のための「乳房パット」の作製会の開催や作製品のお渡し、慰安を目的としたアロマを使ったハンドマッサージの体験などを行っています。また、ピアサポーター（同じ経験や問題を持つ支援者）として乳がん患者さん自身が、ほかの患者さんの相談事を聞いたり、乳がん患者さんたちのおしゃべり会も毎月1回開催したりしています。ボランティアが中心となって行うイベントへの参加も無料となっています。

　がん患者さんとご家族に何が必要かを考え、今後もがん患者さんやご家族が交流できる場の提供や、当室を利用してよかったと思っていただけるような支援を目指し、活動していきます（写真3、4）。

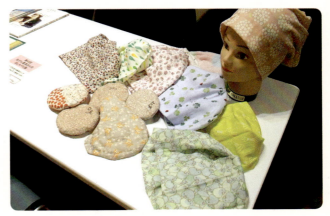

写真3　手作り乳房パットと帽子

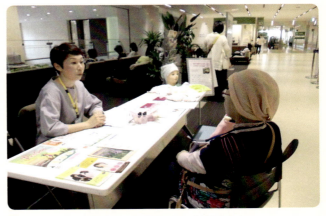

写真4　ピアサポーターは、同じ立場で話を聞きます

巻頭企画 II

［トピックス］
（特徴ある診療）

巻頭企画Ⅱ ［トピックス（特徴ある診療）／心臓外科］

経カテーテル的大動脈弁留置術（TAVI：タビ）をご存じですか？

心臓外科
松山　克彦
教授

大動脈弁狭窄症とTAVI

　大動脈弁狭窄症（写真1）とは、心臓の出口にある大動脈弁が石灰化して血液の流れが悪くなる病気です。心臓には常に負担がかかり、心不全、または突然死の原因になります。高齢者に多く、かつ進行が早い病気で、薬では治りません。発症してから1〜2年で亡くなる人が多いです。今までは胸を大きく切開して人工心肺という装置を使いながら心臓を止め、人工弁に置き換える手術が行われており、この手術ができない場合は、なすすべもなく命を落とさざるを得ませんでした。

　しかし、2013年から、国内において人工心肺も使用しない、胸も大きく切開しない経カテーテル的大動脈弁留置術（TAVI）が行われるようになりました。この治療は、小さく折りたたんだ人工弁をカテーテルを使って心臓の出口まで挿入し、もともとの弁に圧着させる方法（図）です。通常、足の付け根の動脈からカテーテルを挿入しますが、血管が細かったり、固かったりする場合は、左胸を一部切開して行われます。

　この手術はハイブリッド手術室（写真2）という特別な部屋で行われます。この部屋は、カテーテル治療と通常の心臓血管手術が同時にできるように設計された特殊な手術室で、直接X線で弁の位置、カテーテルの位置を大きな画面で確認しながら行います。

　TAVI治療には、循環器内科、心臓外科、麻酔科、血管外科、放射線科、放射線技師、その他コメディカル（医療従事者）などが一丸となった、「ハートチーム」としての治療が必要不可欠です。手術前には、造影CT検査、心臓カテーテル検査を受けていただき、弁の形、大きさなどを正確に測定する必要があります。ど

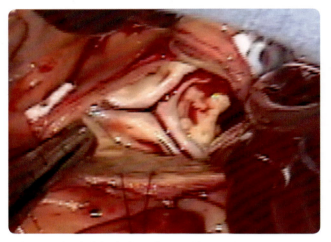

写真1　大動脈弁狭窄：弁が石灰化し、固くなっています

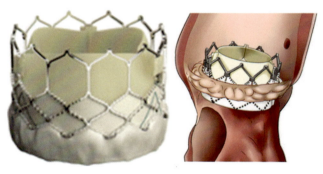

図　TAVI：カテーテルを用いて、石灰化した動脈弁に人工弁を圧着します

のような患者さんに適するか、どのように治療していくか、合併症が発生したときの対応など、当院でも専門のハートチーム体制を整えて、万全の体制で治療を行います。

TAVIの利点

　これまで治療の機会を得られなかった方でも治療ができるようになりました。胸を大きく切らない、心停止をしない、人工心肺も使用しない、手術時間が短い、術後の回復がきわめて早い、これらがTAVIの主な

元気ホスピタル ── 高度専門医療で患者さんの健康回復に最大限努力

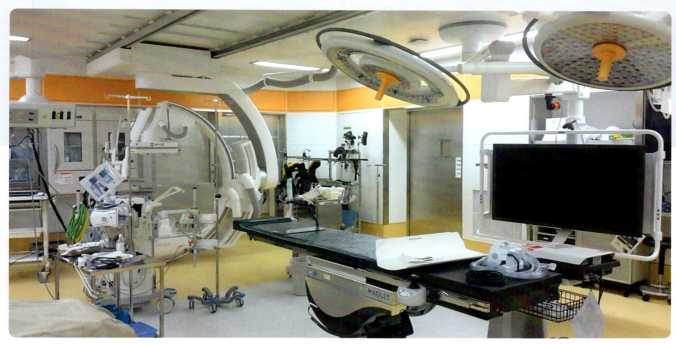

写真2　ハイブリッド手術室：カテーテル治療と手術が同時に施行可能

利点です。そのため、術後の合併症のリスクがきわめて低くなります。体への負担が少なく、手術翌日から通常通り歩くことも可能です。足の付け根から手術をした場合は、ほとんど痛みがありません。体力に自信がなくても可能な手術で、杖歩行、車いす生活の方にも可能な手術です。

TAVIの適応

現在のところ、埋め込まれた弁が長持ちしない可能性があります。弁の耐久性については5年以上のデータがなく、現在のところ不明ですが、今後改良が進むと耐久性が向上する可能性があります。基本的には、80歳以上の高齢の方で、胸を大きく切開して行う通常の手術が難しい患者さんに対して行われるため、全員が受けられる治療ではありませんが、以下のような方に適応となります。

1. 手術を勧められているが、高齢でもあり、胸を大きく切開して手術を受けるには抵抗があり、決心がつかない。
2. 以前に心臓手術の既往がある。
3. 呼吸機能、肝機能が悪く、手術の危険が高い。
4. 心機能が著しく低下し、手術自体の危険が高い。

気になる合併症と問題点

通常の大動脈弁置換術の場合の死亡率は、2％程度ですが、TAVI治療の場合は、通常の手術と比較しても、同等かそれ以下です。

主な合併症としては、脳梗塞（約1％）、ペースメーカー埋め込み（5〜10％）、出血、動脈損傷などがあります。稀ではありますが、大動脈破裂（弁の埋め込み部位が破裂する）を起こしたり、うまく弁が留置できなかった場合は、緊急開胸手術が必要となります。

合併症がなければ、入院日数は1〜2週間です。この治療は健康保険が適用になります。年齢や所得によって異なりますが、70歳以上の場合、4万4400円程度となります。術後の体力回復には、リハビリ病院を紹介します。

巻頭企画 II　[トピックス（特徴ある診療）／眼科]

最新の網膜硝子体手術

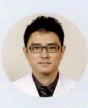

眼科
白木　幸彦
助教

網膜硝子体手術とは

　網膜硝子体手術とは、光を感じる神経である網膜、および、その周囲の病変を対象とする手術の総称です（図）。実際の手術は、「写真1、2」のように顕微鏡を用いて白目のところに数か所、ポートと呼ばれる穴をあけ、そこから眼内を照らすライトや眼内で操作を行う器具を出し入れしながら行います。

　網膜は損傷すると再生しないため、病気の進行により手遅れとなる前に手術を行う必要があります。また、手術自体の網膜へのダメージを避けるため、迅速かつ低侵襲な、眼にやさしい手術を行わないといけません。

小さな器具で行う網膜硝子体手術システム

　眼にやさしい手術を行うには、使用する器具を小さくする必要があります。当院では、現時点で使用できる一番小さな規格の網膜硝子体手術システムを、全国でいち早く導入しています。

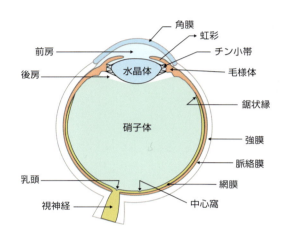

図　眼球の構造

　小さな器具を用いるメリットは、これまでのシステムよりも小さな傷口で手術が行えるので、糸で縫わなくてもよく、術後の回復が早いことが挙げられます。それによって、日帰り手術や短期入院での治療が可能です。また、わずかな間隙に器具を入れて作業ができることで、増殖膜などを今までよりも細かいところまで、安全に除去することができるようになりました（写真3、4）。

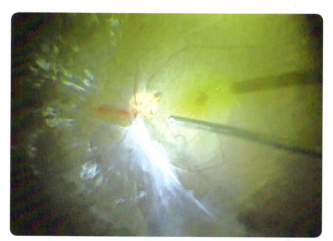

写真3　増殖硝子体手術。増殖膜を除去しているところ

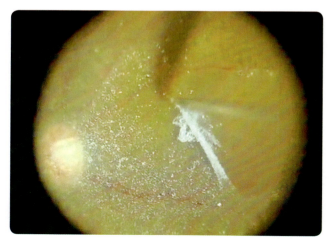

写真4　黄斑上膜手術。黄斑上膜を除去しているところ

元気ホスピタル —— 高度専門医療で患者さんの健康回復に最大限努力

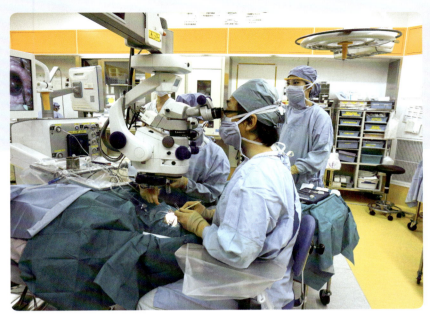

写真1　網膜硝子体手術

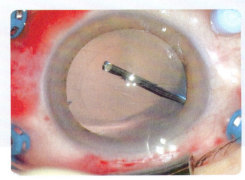

写真2　ポートに器具を挿入しています

手術後の患者さんの負担を軽減

　当院では治療が困難な疾患を数多く手がけていますが、重症であっても、患者さんが術後にスムーズな社会復帰ができるように心がけています。

　例えば黄斑円孔（おうはんえんこう）や網膜剥離（もうまくはくり）の手術後は、今まではうつ伏せなど、下向きの体位で過ごすことが必要とされていましたが、当院では、極力下向きをしなくてもよい手術と術後管理を行っています。1日中、しかも1週間近くうつむきを強いることは、患者さんにとってかなり大きな負担でしたので、「当院での手術後は、下向きをしなくていいですよ」と言うと、とても喜ばれます。

より安全に手術を行う、3D顕微鏡映像システム

　当院では、手術に用いる顕微鏡に関しても、手術画像を3D化してモニターに映し出し、それを見ながら手術する新システムを全国でいち早く導入しました（写真5）。

　この3D顕微鏡映像システムは、手術映像をリアルタイムでデジタル化することにより、見やすい映像に変換できるため、より安全に手術を行えます（写真6）。また、従来の顕微鏡では見えなかったものまで、見な

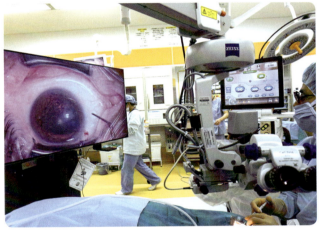

写真5　3D顕微鏡映像システムを用いた手術

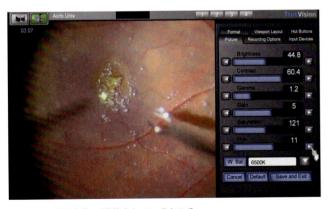

写真6　手術映像の調整をしているところ

がら手術を行える可能性を秘めているシステムです。

　当院では、今後この分野のパイオニアとして、国内外での講演や発表など、情報発信を行っていきます。

巻頭企画Ⅱ　[トピックス（特徴ある診療）／眼形成・眼窩・涙道外科]

甲状腺眼症の手術治療

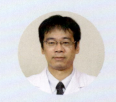

眼形成・眼窩・涙道外科

高橋　靖弘
たかはし　やすひろ
准教授

甲状腺眼症の症状と治療方針

　甲状腺眼症は、眼の周りの筋肉や脂肪に炎症が生じて起こる自己免疫性疾患です。バセドウ病や橋本病などの甲状腺の自己免疫性疾患と関連して発症します。

　甲状腺眼症では、眼が出てくる、まぶたが過度に開く、腫れぼったくなる、眼が閉じにくくなる、逆さまつ毛になる、などの特徴的な症状が出てきます。これらの症状の半数は自然に改善しますが、残りの半数では変化がないか次第に悪化します。重症例では、眼を動かす筋肉の炎症のために、眼の動きが悪くなったり、視神経が圧迫されて失明に至ったりすることもあります。

　甲状腺眼症は炎症が旺盛な活動期と、炎症が治まっている不活動期に分類され、炎症の有無が治療方針の決定に重要となります。

　活動期では、ステロイドの大量投与を行うことにより炎症を鎮静化させ、症状の進行を抑えます。その後、再び炎症が生じてきた場合には、放射線治療を併用す

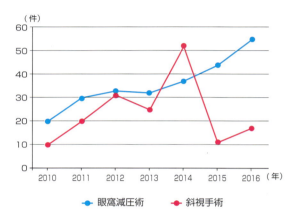

図　眼窩減圧術・斜視手術の症例数の推移

ることもあります。視神経が圧迫されて視力が低下してきた場合で、ステロイド治療が有効ではなかったときは、眼の周りの骨のくぼみを広げる手術を行うこともあります。

　炎症が治まっている不活動期には、固定してしまった症状に対する手術治療を行うことができます。逆に言うと、手術は炎症のない時期に行います。出てきた眼をへこませたり、斜視の手術をしたり、また、まぶ

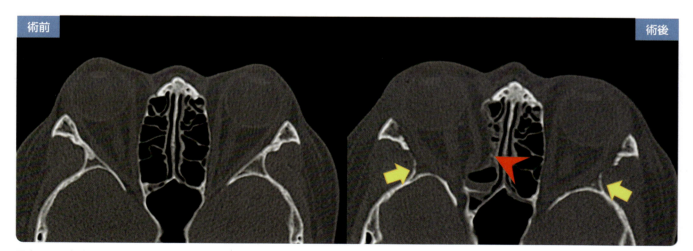

写真2　眼窩減圧術の術前・術後のコンピュータ断層撮影
術前：眼が前へ出ています
術後：黄色い矢印は外側壁の骨を削った部分です。向かって左側の眼の奥は、内側壁も減圧されています（赤い矢頭）

元気ホスピタル ── 高度専門医療で患者さんの健康回復に最大限努力

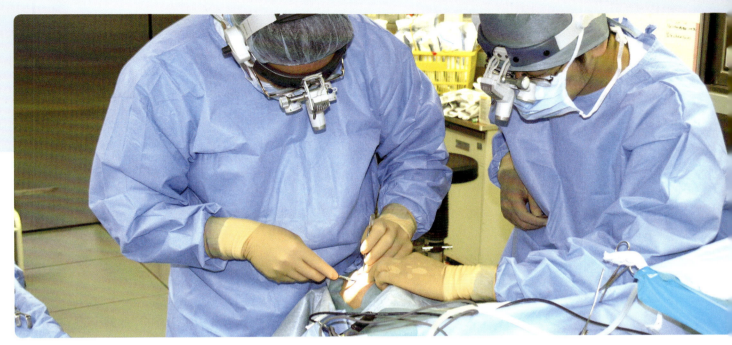

写真1　眼窩減圧術の手術風景

たの手術を行ったりします。

　甲状腺眼症に対する手術治療は専門性が高く、行うことのできる施設は限られています。特に、眼をへこませる手術（眼窩減圧術）においては、当院が国内で最も多くの手術を行っているため、北は北海道から南は沖縄県まで、全国各地から患者さんが受診します（図）。

眼窩減圧術──美容的外観にも配慮

　眼窩減圧術は、前へ出てしまった眼をへこませたり、視神経の機能を改善させたりするために行います。眼の周りの骨のくぼみを削ることによって、そのスペースを大きくします（写真1、2）。

　眼窩減圧術によって眼の周りの筋肉の走行が変わることがあり、このような場合、ものが二重に見えることがあります。当院では、この合併症が起こりにくい、外側壁の手術を第1選択としています。視神経の機能が低下している場合は、視力の改善を優先するため、視神経に近い内側壁の手術を第1選択として行います。

　手術では、美容的外観にも配慮しているため、外側壁の手術では目じりのしわに沿って切開したり、内側壁の手術では結膜を切開したりして、手術による傷を最小限に抑えるようにしています。

斜視手術──眼の動きを改善

　斜視の手術は、ものが二重に見える症状を改善するために行います。炎症によって硬くなってしまった筋肉の腱を白目から一度切り離し、後ろにずらして縫い付けます。ものが傾いて見える場合には、筋肉を横にずらして縫いつけます。

まぶたの手術──前に出た眼を元に戻すために

　上まぶたが引かれすぎて上の白目が出ている場合は、上まぶたを上げる作用のある筋肉を弱める手術を行います。ただし、この手術では、手術後に三重まぶたになってしまうことがあるので、まぶたの奥にある脂肪を引き出して、上まぶたの下の方（まつ毛側）に縫いつけることで、予防します。

　下まぶたが過度に引かれた状態や、逆さまつげに対しては、下まぶたを引っ張る筋肉を切り離した後、重力に対抗するために、延長材を入れます。延長材としては、自分の組織である耳の軟骨が最適です。

　甲状腺眼症では、まぶたの脂肪が増えて上まぶたが厚ぼったくなったり、眼の周りの脂肪が増えて下まぶたが盛り上がったりすることがあります。これらに対しては、増えた脂肪を切除する手術を行います。

巻頭企画 Ⅱ ［トピックス（特徴ある診療）／脳血管内治療センター］

急速に需要が増えている脳血管内治療

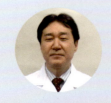

脳血管内治療センター
宮地　茂
教授、センター部長

寝たきりにさせない

　脳卒中は寝たきりになる原因の筆頭で、大きな社会問題となっています。特に、心臓から大きな血栓が脳血管に詰まる脳塞栓症は、重篤な後遺症が残り、寝たきりになる危険性が最も高い病気です。以前は、t-PAという薬を使って血栓を溶かしていましたが、これで血管を再開通できない場合には、カテーテルという細い管を血管の中に入れ、網のようなもので根こそぎ取り除く「血栓回収療法」という治療を行います（写真1）。これによって8割以上の患者さんの再開通に成功し、4割近くの人が元の生活に戻れるようになっています。

　また、死亡率が5割という最も恐ろしい脳卒中であるクモ膜下出血は、大部分が脳動脈瘤の破裂で起こります。一旦破裂した脳動脈瘤を放置すると、8割以上が再破裂します。動脈瘤を治療する方法は、頭を切り開いて瘤の部分にクリップをかける手術が主流でしたが、現在は、コイルという金属の糸を血管の中から

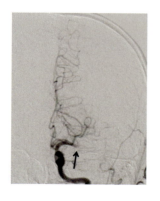
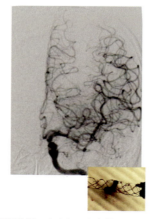

写真1　脳塞栓により詰まった中大脳動脈（左：矢印）から血栓を除去して、完全に再開通しています（右）。右下は回収された血栓

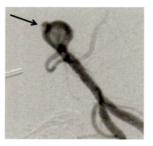
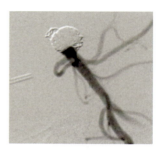

写真2　脳底動脈の破裂動脈瘤（左：矢印が破裂点）に対し、コイル塞栓術を行い閉塞しました（右）

瘤の中に充填して再破裂を防ぐ方法が、体に対してやさしいということで急増しています（写真2）。

脳卒中にさせない

　脳卒中は、「中（あた）る」という言葉通り突然やってきます。そうなったときに患者さんを救う方法は前述しましたが、そもそも脳卒中にならないのが一番です。脳動脈瘤も未然に処理しておくことで、破裂を防ぐことができます。最近、脳ドックで発見されることが多くなってきた未破裂脳動脈瘤ですが、大きな動脈瘤は破裂率が高いので、根治的治療（原因となる病変そのものを取り除き、完全に治すこと）が必要です。前述のようにコイルを入れて動脈瘤を塞ぐ以外に、最近は、メッシュの筒（ステント）を入れて血液の通り道を作り、動脈瘤への血液の流入を遮断することで、瘤を自然に固めて血栓化させる方法もあります（写真3）。

　また、近年は欧米型の食生活が発症原因の1つにもなっている動脈硬化により、脳に向かう血管が細くなってしまう人が増えています。特に内頸動脈という重要な血管が狭くなると、脳に血液が行かなくなって脳梗塞をきたす危険性が高くなります。以前は、症状が出てしまう前に血管を広げるための治療として、首の前を切開して血管を露出し、血管の掃除をする手術をし

元気ホスピタル ── 高度専門医療で患者さんの健康回復に最大限努力

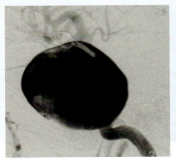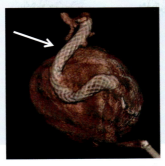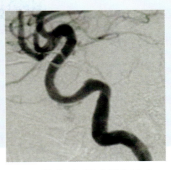

写真3 巨大内頸動脈瘤（左）にフローダイバーターという網目の細かい特殊なステント（中央：矢印）を置きました。半年後に動脈瘤内の血液は固まって、造影検査でうつらなくなりました（右）

ていましたが、最近はステントという金属の網でできた筒を入れて、血管の中から形を整えます（写真4）。この治療は、足の付け根からカテーテルを入れて1時間ほどで終了するため、首に傷が残ることもありません。

オールラウンドな治療実績

脳卒中に関連するさまざまな分野で用いられている脳血管内治療には、発症急性期の緊急手術と発症を防ぐための予防的治療があります。当院では救急体制の充実と、さまざまな疾患に対する豊富な治療経験から、あらゆる疾患に対応できる体制があります（図）。動脈瘤と脳梗塞の予防的治療が柱となってはいますが、血管奇形や脳腫瘍についても積極的に血管内からのアプローチを行っています。

エキスパートが最適な治療を提供

当院には、脳血管内治療指導医1人、専門医2人がおり、限られた施設でしか認められていない「写真3」のような最新の脳血管内治療を行うことが可能です。

2017年、この治療に特化した「脳血管内治療センター」を立ち上げ、治療時に使用する血管撮影装置も新しく導入し、若手も含めた全員で患者さんをサポートできる体制が整いました。特に無症候性（症状のない）病変に対する予防的治療においては、治療適応と患者さんの意思を尊重し、治療を強要することなく、一緒に病気に向き合っていくポリシーで臨んでいます。多くの経験の中から得られた治療リスクの的確な把握に基づき、最良で安全な治療法を提供できるように日々努力しています。

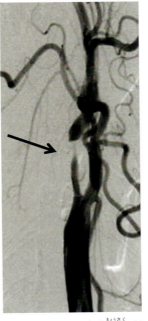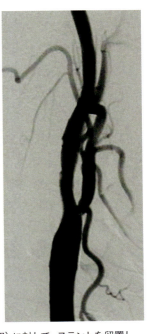

写真4 内頸動脈高度狭窄（左：矢印）に対して、ステントを留置し、良好な拡張が得られています（右）

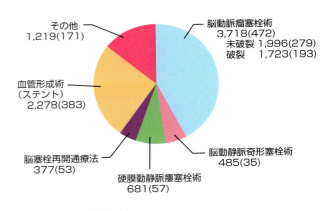

図 脳血管内治療経験症例数
（名古屋大学医学部附属病院、大阪医科大学附属病院での症例も含む）

巻頭企画 II ［トピックス（特徴ある診療）／脳神経外科］

小児脳神経外科疾患に対するチーム医療

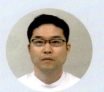

脳神経外科
上甲　眞宏
（じょうこう　まさひろ）
講師

各自・各部署が連携するチーム医療

　脳神経外科の主な治療対象の疾患には、脳血管障害、脳腫瘍、脊椎・脊髄、頭部外傷、先天奇形、機能的疾患、炎症性疾患などがあります。当科における小児脳神経外科の対象領域は、小児において発症したこれらの疾患すべてを対象としています。

　子どもの治療には、さまざまな部署の協力が必要となります。胎児・新生児においては産科医、新生児科医と連携し、乳幼児・学童期においては小児科と連携します。また、術後は麻酔科、病棟スタッフと連携し、外傷では救命救急科と連携しています。さらに、それぞれの病態に応じた他科との連携や、術後はリハビリテーション科、医療福祉相談室と連携し、子どもの成長を大切にしながら、退院後の地域での家族生活を見据えた医療を提供しています。また、小児は検査時に鎮静剤を使用することがあり、外来、中央放射線部と協力しながら行っています。

　このように各自が専門性を生かし、常に各部署との連携がとれていることが当院の特長といえます。

長期的な視野での医療提供

　小児脳神経外科領域の病気は小児期のみではなく、成人となった後でも引き続き治療が必要となります。当科全体でのカンファレンスを週に2回行っており、常に各専門領域の脳神経外科医と意見を交わし、お互いに協力しながら適切な医療を行う体制を整えています。この体制により、胎児・新生児・乳幼児・学童・成人と、長い年月を視野に入れた医療を提供することができます。

小児頭部外傷に対する長年の治療経験

　小児は成人の縮小版ではなく、脳を守る膜、骨、皮膚、すべてが成人とは異なります。しかも、小児期の中でも年齢によってその構造に違いがあります。さらに外傷の場合、その損傷の程度により治療法も異なります。

　当院は長年、地域における3次救急を担ってきており、小児頭部外傷に対しても長年の治療経験があります。頭蓋内圧（ずがいないあつ）モニター、脳波モニターなどを24時間設

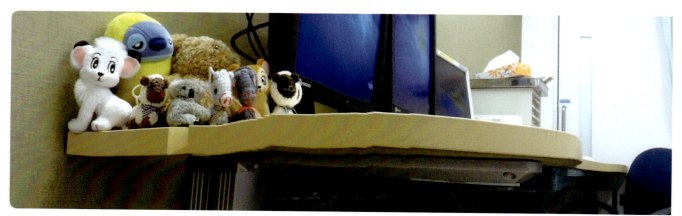

写真1　外来診察室

元気ホスピタル ── 高度専門医療で患者さんの健康回復に最大限努力

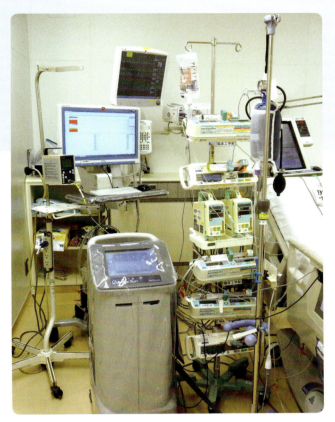

写真2　集中治療室で使用する各種モニター

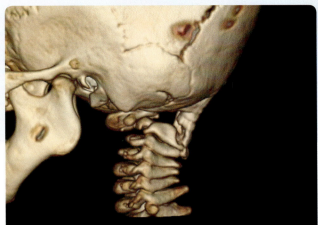
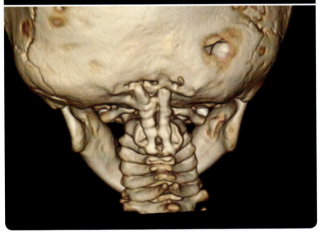

写真3　小児頭蓋頚椎移行部疾患

置することで頭蓋内病変の変化をリアルタイムで把握し、血圧管理・体温調整・呼吸器設定などにより、頭蓋内圧を常に最適な状態に保てるよう治療を行っています。

小児の慢性頭痛に対する病態解明

小児の慢性頭痛の原因には、さまざまなものがあります。まず、外科的治療が必要なものが潜んでいないかをMRIなどで評価します。小児の慢性頭痛の原因としての多くは片頭痛・緊張型頭痛などですが、それ以外の特殊な病態として、小児期の自律神経のバランスの不十分さから生じる、起立障害性頭痛（立っている状態によって増強する頭痛）があります。これらの疾患が考えられる場合には、小児科と相談の上で治療を行います。これらが除外され、症状・神経所見・画像所見などから脳脊髄液減少症が考えられる場合には、当科で治療を行います。

脳脊髄液減少症は、成人の頭痛の原因として世間で知られるようになってきていますが、最近では小児においても、スポーツや転倒などの軽微な頭部外傷を契機に発症することが知られてきています。しかし、その病態は明らかではなく、適切な診断方法、治療法は確立していません。そのため、小児の脳脊髄液減少症に対する病態解明、診断・治療法の開発を目的とした「脳脊髄液減少症の非典型例および小児例の診断・治療法開拓に関する研究」が行われており、将来的にはその治療指針に沿った治療が行われるようになるものと思われます。

小児脊椎脊髄疾患

当科は成人の脊椎脊髄疾患に対する豊富な治療経験を持っており、小児においても新生児からすべての脊椎脊髄疾患に対し、対応が可能となっています。特に頭蓋頚椎移行部疾患については、子どもの成長に合わせた段階的な手術により、良好な成績が得られています（写真3）。

巻頭企画 Ⅱ ［トピックス（特徴ある診療）／救命救急科、高度救命救急センター］

救命救急最前線
——24時間、365日体制で安心かつ高度な医療を提供

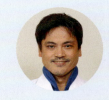

救命救急科、救命救急センター
津田　雅庸（つだ　まさのぶ）
教授、センター副部長

県内で唯一の高度救命救急センター

　当院では24時間、365日体制で患者さんを受け入れ、最先端の治療を提供しています。また、県内で唯一の高度救命救急センターとして、地域医療ネットワークの中心としての役割に加え、救急医療の最後の砦（とりで）としても機能しています。

　救命救急センターは、厚生労働大臣が定めるもので、重篤な患者さんに対する救急医療を行うことが目的とされており、このうち、高度救命救急センターは全国に38か所しか指定されておらず、さらに専門性の高い救急医療を提供する診療機能を有することが求められています。

　また、ドクターヘリコプター（以下ドクターヘリ、写真1）をいち早く運用し、地域医療ネットワークの中心として、24時間365日、絶えることなく患者さんを受け入れる体制を構築しています。

　高度救命救急センターで中核的な役割を担っている救命救急科は、他施設で対応できない重症患者さんを受け入れる最後の砦としての使命感のもと、「全患者救命」をモットーに全力投球で治療にあたっています。

　救急要請を受けた、心筋梗塞（こうそく）、多発外傷、脳卒中、重症感染症、急性呼吸不全、急性腹症、急性中毒などの重症症例では、専門各科の力も結集して救急初期治療室（写真2）で診断と治療にあたり、その後の急性期管理を行っています。生命の危機にある急性期の患者さんを、救急科専門医、集中治療専門医をはじめとした種々の専門医集団が、集中治療室（写真3）で厳重なモニタリング、臓器サポートを行い、現在、当院では予測死亡率をはるかに下回る死亡者数となっており、高いレベルの医療が維持できています。

　また比較的軽症の患者さん、かかりつけの患者さんも、救急診療部と病院各診療科が協力し、地域の皆さんに安心と安全を届けるため24時間体制で受け入れを行っています。

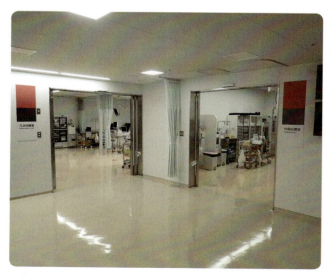

写真2　初期治療室、外傷処置室など6床で初期治療を行います

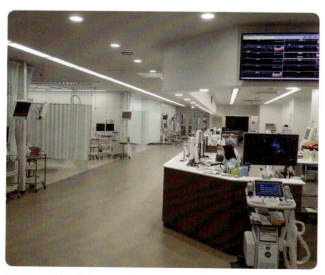

写真3　集中治療室では、最新の設備で重症患者さんの治療を行います

元気ホスピタル —— 高度専門医療で患者さんの健康回復に最大限努力

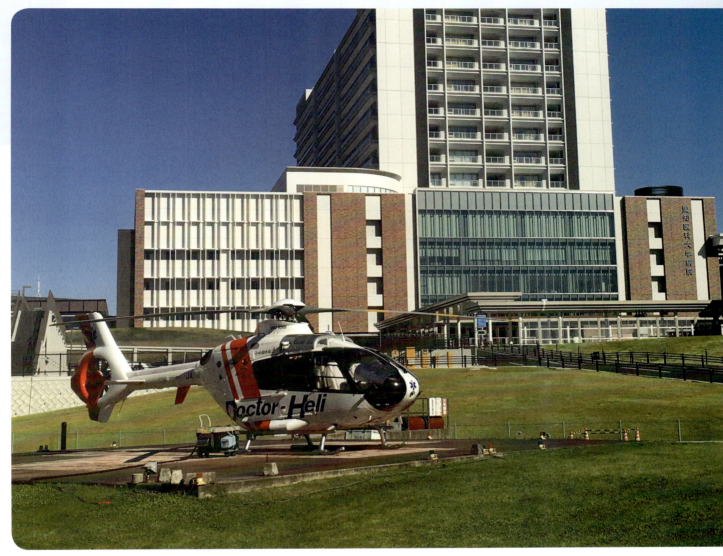

写真1　ドクターヘリは病院の敷地内にヘリポートを完備し、365日稼働しています

ドクターヘリで訓練された医療スタッフが急行、現場で治療開始

　ドクターヘリとは、救急処置を必要とする重篤な患者さんが発生した現場などに、救急医療に精通した医師・看護師を派遣することを主目的とし、初期治療に必要な医療機器と医薬品を搭載した救急専用のヘリコプターです。

　ドクターヘリは、単なる患者搬送システムではありません。現場に医療チームが出向き、初期治療開始までの時間を短縮することが最大の目的です。さらに、患者さんの状態を安定させ適切な高度医療機関に迅速に搬送することにより、救命率の向上や後遺障害の軽減などの効果が得られます。

　国内で初めて正式にドクターヘリが配備されたのは2001年4月で、現在では41道府県で51機のドクターヘリが運用されています。当院のドクターヘリは国内で4番目に導入され、現在に至るまで日本の航空医療を牽引しています。

　愛知県ドクターヘリは365日応需する体制を整えており、1年当たり概ね400回の出動を誇っており、救命率の大幅アップに貢献しています。出動する地域は県内全域で、山間部での急病や事故、沿岸部での水難事故などにも利用されています。また、ほかの病院から依頼を受けて、病院間搬送にも利用されています。救命救急科の医師、高度救命救急センターの看護師が責任を持って搬送中の治療を行い、安全かつ迅速な転院のお手伝いもしています。

巻頭企画 II ［トピックス（特徴ある診療）／感染症科］

医療関連感染ゼロを目指す感染制御

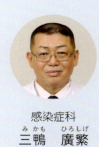

感染症科
三鴨　廣繁（みかも　ひろしげ）
教授

多職種が携わる感染制御とは

　感染症は、いずれの診療領域においても起こりうる疾患です。感染症学は、感染症の「診断」と「治療」を主目的とするのに対して、感染制御学は、医療施設内における感染症の発症を「予防」することが主目的になります。

　当院の感染制御部は、感染症学と感染制御学を車の両輪と捉えており、医師、看護師、薬剤師、臨床検査技師、事務など多くの職種の職員がそれぞれに得意とする分野を分担し、責任を持って病院内の感染予防と職員の健康管理を行い、患者さんに安心・安全な医療を提供しています。言い換えれば、感染制御は新しい形のチーム医療であるといえるでしょう。

　当部が目指している感染制御のキーワードは、「科学に基づいたアプローチ」「情報の公開」「地域医療連携と地域医療への貢献」です。当部は医師（感染症専門医、インフェクションコントロールドクターなど）、検査技師（感染制御認定臨床微生物検査技師など）、看護師（感染症看護専門看護師、感染管理認定看護師など）、薬剤師（感染制御専門薬剤師など）など、感染症に関する専門資格を有するスタッフおよび事務の多職種で構成されており、年間を通じて、院内のすべての感染管理に携わっています。私たちは、「医療関連感染をゼロにすることはできないが、できる限り少なくするべく努力を惜しまない」を合言葉にして、日々の診療支援活動を行っています。

「攻めの感染制御」と「守りの感染制御」

　感染制御には「攻めの感染制御」と「守りの感染制御」があると考えています。この2つを車の両輪として捉えるのが感染症科のストラテジー（戦略）です。

　一般的に感染制御というと、「守り」のイメージがあるかと思います。感染制御においては当然、さまざまな感染防止技術を駆使して病院を医療関連感染から守ることが求められますが、これはどちらかというと「守りの感染制御」です。この「守りの感染制御」と同じく重要なのが、感染症の治療です。薬剤耐性菌による感染症患者さんがいたとしても、治療をすれば病院内に感染は広がりません。治療の支援を積極的に行うのがもう1つの車輪、「攻めの感染制御」です（図）。

　2013年1月、新たに独立した診療科として「感染症科」が設立されました。当院には、従来より感染制御を行う部門として「感染制御部」がありましたが、これにより感染制御部は「守りの感染制御」を、感染症科は「攻めの感染制御」を中心的に担う形となり、双方の充実が図られる体制になりました。

　当科のスタッフは感染制御部と同じ医師が担当し、「攻めの感染制御」として病院内の感染症患者さんへの診療支援を行うことはもちろん（写真）、外来診療も平日の月〜金曜の毎日行っています。特徴的なのは、病院内の「守りの感染制御」を行う医師が外来診療で「攻めの感染制御」も担当することで、「守り」と「攻め」との密な相互連携が取れるだけでなく、知らないうちに感染症が持ち込まれることのないよう院内を「守る」、さらには地域を「守る」ことにもつながっています。

元気ホスピタル ── 高度専門医療で患者さんの健康回復に最大限努力

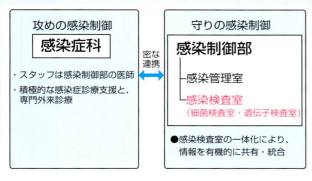

図　組織体制

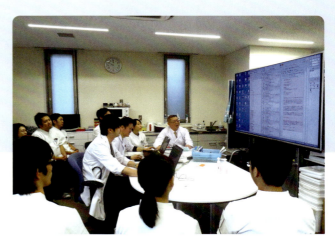

写真　感染制御部スタッフによる症例検討

情報の有機的統合
──微生物検査部門を感染制御部に一体化

　感染症科の設立と同時に、感染制御にかかわる組織を大きく改編しました。それは、感染制御部内に「感染検査室（細菌検査室・遺伝子検査室）」を、中央臨床検査部から独立させて設置したことです。国内ではまだほかに類を見ない特徴的な組織体制だと思います。

　感染制御は多職種による活動が大切ですが、耐性菌や特殊な微生物を最初に発見（検出）する臨床検査技師の役割は非常に大きなものです。微生物検査部門を感染制御部内に一体化する最大のメリットは、感染に関する情報が有機的に1つの場所に集まることです。1つの場所に集まることで、より柔軟な対応をとることが可能になり、「守り」と「攻め」の双方において有益です。

　感染制御部内の感染検査室は設立時より365日オープンとし、土・日曜、祝日も通常通り8時間稼働しています。365日オープンにすることにより、従来では把握できなかった休日の感染発生もタイムリーに察知でき、病院内のアウトブレイク（集団発生）を未然に防ぐことが可能となっています。

微生物検査室の院外開放
──検査依頼に迅速に対応

　当院の微生物検査室は、要請に応じる形で院外にも開放しており、依頼があれば無償で検査を引き受けています。

　例えば、微生物の病原因子や薬剤耐性遺伝子に加え、培養困難な微生物の遺伝子検査なども実施しています。これらは、基本的に午前中に検体（菌株など）を受領できればその日のうちに、午後なら翌日に結果を返すようにしています。各施設で同定困難であった菌株の菌名も決定しています。また、アウトブレイクが疑われた場合には、パルスフィールド電気泳動法も無償で実施し、菌株受領後5日程度で結果をフィードバックするようにしています。

チーム医療と地域との連携

　当院の感染制御チーム（インフェクション・コントロール・チーム：ICT）は、年間を通じて、院内のすべての感染管理に携わっています。特に、早期診断や入院期間の短縮、感染症予後改善に努めています。教育では、医学部・大学院の教育のみならず、ほかの医療機関からの医師・学生も受け入れています。

　研究面では、感染症の早期診断法の確立、薬剤耐性菌感染症に対する治療法の確立を目指しています。特に、嫌気性菌感染症に関する研究においては、世界的にも代表的な研究室の1つです。

　また、感染制御は院内だけで完結するものではなく、周辺地域の福祉施設なども含めて考えなければなりません。感染対策加算1、加算2の施設間の連携により、感染対策に関する情報共有や相互チェックを行っています。また、相互に患者さんが往来（加算2から加算1へ患者さんが紹介されるなど）することが増えました。院外から感染症患者さんが来院した際に適切な対応をとるためには、感染症の専門家による専門外来が必要です。

巻頭企画 II　［トピックス（特徴ある診療）／睡眠科、睡眠医療センター］

睡眠医療の最前線
——あなたの眠りを守る

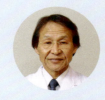

睡眠科、睡眠医療センター
塩見　利明
（しおみ　としあき）
教授、センター部長

睡眠障害全般の治療に尽力

　夜に眠れない、いびきがうるさい、夜中に大声を出して暴れる、朝に起きられない、昼に眠気が強い、そんな悩みの背後に睡眠障害は潜んでいます。

　あなたの眠りを守りたい、そして毎日を健康で豊かに暮らしていただきたい。そんな願いを込め、2008年1月に日本初の独立診療科（院内標榜）として睡眠科を開設しました。睡眠科・睡眠医療センターでは、不眠症のみならず、睡眠時無呼吸症候群、ナルコレプシー[*1]、むずむず脚症候群[*2]、レム睡眠行動障害[*3]、概日リズム睡眠覚醒障害など、あらゆる睡眠障害の診断と治療に日夜、取り組んでいます。

睡眠無呼吸外来と
ナルコレプシー外来の歩み

　1998年、持続的気道陽圧法（CPAP〈シーパップ〉）の保険適用が承認された日に、内科の特殊専門外来として睡眠無呼吸外来を設置しました。

　その後、2000年に大学病院としては国内初の睡眠医療センター（写真1）を病院の中央診療部に開設し、2002年には睡眠専門外来（現在の睡眠科）の中に睡眠無呼吸外来（別名 CPAPクリニック）とナルコレプシー外来が加わりました。

　ナルコレプシー外来では、その診断法である反復睡眠潜時検査（MSLT）を睡眠医療センターで週6件施行しています。

　現在は耳鼻咽喉科（いびき外来）、歯科口腔外科とも連携し、小児から高齢者まであらゆる睡眠呼吸障害を診療できる体制を病院内で整えています。

国内初の起床困難・
不登校外来で中高生を支援

　2017年2月には、睡眠科の中に起床困難・不登校外来が新たに加わりました。中高生に好発するナルコレプシーに混じって、昼夜逆転生活に陥っている不登校の学生が増えてきたからです。当科では、睡眠医療センターに2床設置されたサーカディアンルーム（写真2）、または住宅用携帯ブルーライト照明器具（写真3）という画期的な光療法の併用により、多数の起床困難の不登校の学生を復学・進級・進学させています。

　なお、起床困難・不登校外来を受診される方は、2週間以上記録した睡眠日誌（睡眠表）を必ず持参してください。

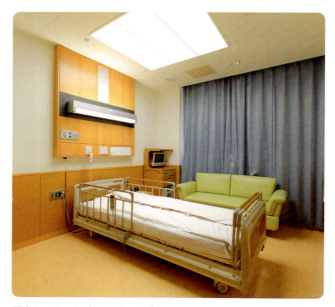

写真2　サーカディアンルーム（新病院の7B病棟個室に2床設置）
光による昼夜変化を意図的につくり、体のリズムを整えます

元気ホスピタル —— 高度専門医療で患者さんの健康回復に最大限努力

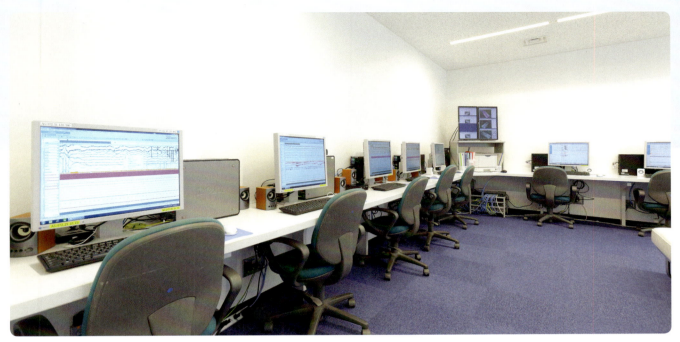

写真1　睡眠医療センター内のモニター室（アテンドにて7床監視）

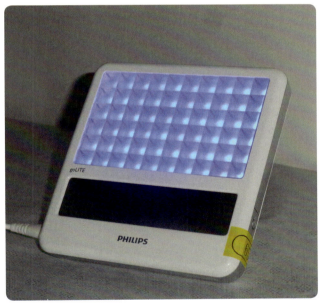

写真3　住宅用携帯ブルーライト照明器具（起床困難者の在宅用）
起床困難・不登校外来では、朝の爽やかな目覚めにブルーライトの光目覚まし時計を使用します

不眠症の非薬物療法として行う認知行動療法

不眠症で悩んでいるが睡眠薬はできるだけ飲みたくない、そんな方にお勧めなのが2010年10月に睡眠科に開設した不眠症向け認知行動療法（CBTI）の外来（担当：堀礼子医師）です。不眠症の悪循環を自分の力で改善できるようになることを目指します。

CBTIは通常、睡眠ポリグラフ検査を中心とした総合的睡眠検査を行い、ほかの睡眠障害が否定された後で行われます。CBTIは薬物療法と併用して行われることもありますが、不眠症の非薬物療法として、米国を中心に世界的には不眠症治療の主流になりつつあります。

＊1　ナルコレプシー（過眠症）：夜きちんと眠れているのに、昼間に強い眠気が襲う「居眠り病」です。国内での有病率は600人に1人。仕事中、授業中、試験中でも構わず居眠りを始めるので「怠け者」などと周囲の誤解を受けやすい病気です。

＊2　むずむず脚症候群（レストレスレッグス症候群）：座っているときや横になっているときに、脚を動かしたくて我慢できなくなる病気です。脚の不快感でなかなか眠れず、著しい不眠をもたらします。

＊3　レム睡眠行動障害：夢で見たとおりに叫び暴れる、大声でわめく、腕を振り回す、隣で寝ている人を蹴飛ばすといった異常行動をレム睡眠中に引き起こします。60歳以上の高齢の男性に多く、最近はレビー小体型認知症やパーキンソン病への進行が問題視されています。

巻頭企画 II ［トピックス（特徴ある診療）／周術期集中治療部］

手術を行う患者さんに安心・安全をお届けする周術期医療

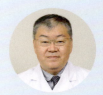

周術期集中治療部
畠山　登（はたけやま　のぼる）
教授

これまでの周術期管理

　手術治療は、成功・不成功がはっきりと出る、いわばダイナミックな治療であるため、手術患者さんは時として、大きな不安や心配を持つこともあるかと思います。

　周術期というのは、手術を受けるために外来を受診されたときから始まり、手術を終えて治療が完了するまでの期間を指します。非常に長い期間にわたりますが、これまでは、主治医や執刀医が中心となり管理が行われてきました（図1）。そのため主治医は多くのことに気を配らなくてはならず、負担が大きくなってしまうという欠点を持ち合わせていました。

周術期管理チームという取り組み

　手術に対して、主治医や執刀医が指示を出す従来の方式では、ほかの医師や病院スタッフは受動的にしか動けなくなります。一方で指示を出す側の負担は増加するため、疲労が蓄積し、手術に対しても100％の実力が発揮できない事態が危惧されます。これでは、手

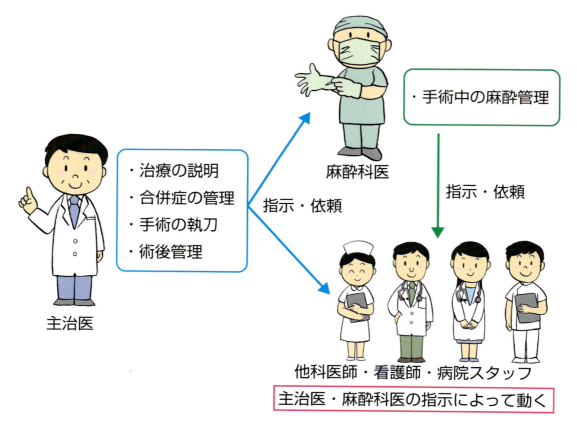

図1　これまでの周術期医療の概念

元気ホスピタル ── 高度専門医療で患者さんの健康回復に最大限努力

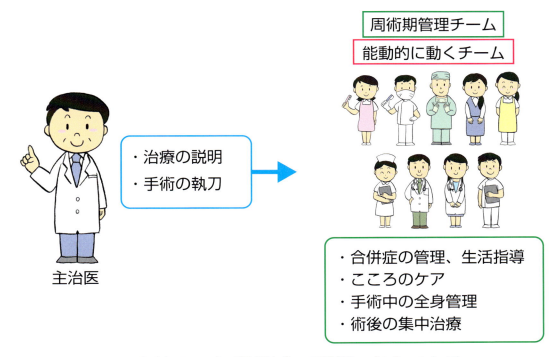

図2　周術期管理チームによる周術期医療の変化

術患者さんへの安心・安全な医療の提供が十分にできないことになりかねません。

そこで、主治医が手術執刀のみに専念できる環境を提供するために生まれたのが、周術期管理チームという取り組みです（図2）。

当院では、麻酔管理を必要とする手術患者さんには、麻酔科周術期管理センターで周術期管理チームが手術に関する治療の流れと麻酔についての説明、禁煙を含む生活指導、栄養指導、病院内診療科に対する合併症治療の依頼、口腔内管理指導、手術に対する心配・不安に対するケアなどを行います。

手術時は麻酔科医が全身管理を担当し、手術後は必要に応じて総合集中治療室（GICU：General Intensive Care Unit）にて、回復のための集中治療を行います。このように、主治医は、患者さんの術後管理を周術期管理チームに任せることで、手術に専念することができます。

回復期を担う総合集中治療室

手術直後の回復期は、呼吸や循環（血圧や脈拍）が不安定な状態であり、注意深く治療を進めていく必要があります。また、手術後に痛みが強い状態が続くと、術後の回復が遅れてしまう原因となります。

通常、一般病棟では看護師の配置が病床数7床に対して1人とされており、大きな手術後の患者さんを看護するには負担が大きくなる傾向があります。

これに対し総合集中治療室は、看護師の配置が病床数2床に対して1人となっていることと、医師が24時間勤務していることで、より手厚い看護や治療が可能になります。このように手術患者さんに安心・安全な医療サービスの提供が行われています。

巻頭企画 II ［トピックス（特徴ある診療）／痛みセンター］

国内初の診療科「痛みセンター」
——難治性の慢性痛に集学的治療で取り組む

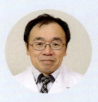

痛みセンター
牛田 享宏（うしだ たかひろ）
教授、センター部長

痛い場所以外に存在する痛みの要因

　体のあちこちの痛みが長引いている場合、①膝や腰などの組織の直接的な「傷害」「経年的な変性」や「筋萎縮」、あるいはそれに伴う「姿勢不良」などの局所的な要因②「痛み」を感じた神経が痛みを記憶してしまい、少しの刺激などでも痛みをとらえて周りの神経や脳へ伝達してしまう「痛み伝達神経の機能変化」③家庭や職場など、患者さん本人を取り巻く環境やストレスなどが関与して心理的な苦痛を発生させる「精神・心理的メカニズム」、これらが複雑に絡み合って起こっていると考えられます。このように治療に要する時間を超えても続く痛みは、「慢性痛」と定義されています。

痛みに対する集学的診療

　当センターでは、腰痛や肩こり、膝痛、神経痛、術後痛など、さまざまな痛みを持つ患者さんが受診します。初診では、事前に問診をとり、それをもとに看護師が30分ほどかけて、患者さんの痛みや家庭環境、社会的背景などをヒアリングします。その後、医師が診察し、必要に応じていろいろな検査を行い、場合によっては当日に理学療法士の運動療法なども取り入れます。

　通常の診療科とは違い、さまざまな専門医や医療スタッフがチームとなって診療する集学的診療を行っており、現在は、整形外科、麻酔科、精神科、内科、歯科などの医師と、理学療法士、臨床心理士、看護師などが所属しています。週に2回行われるカンファレンスには、当センターに所属するスタッフが参加し、初診終了後の患者さんから得られたデータをもとに、治らない痛みを多角的に分析・評価して、一人ひとりに対する治療方針を決定していきます（写真1）。

痛みの治療に向き合うために

　長引く痛みは医師の手だけでは完全に取り除くことはできません。痛みがあると、「痛いから動かしたくない」という理由で安静にしてしまう患者さんも見受けられますが、痛みがあっても生活できるようにしていくことが重要です。そのためには、「痛みがあるから○○できない」ではなく、「痛みがあっても○○できる」という気持ちに変えていくことが重要と考えます。

　当センターでは、患者さんに必要であると考えられる場合、運動療育センターと共催で開いている「慢性痛教室」を受講していただき、運動だけでなく痛みに対する講義を行うことで、痛みへの理解や生活の改善を促し、痛みに囚われない人生を歩んでいただけるように努めています（写真2、表）。

慢性の痛みに対する研究

　愛知医科大学医学部では「学際的痛みセンター」を創設し、主に慢性の痛みのメカニズムや治療法などに対する研究を行っています。当センターは、この学際的痛みセンターの診療部門として治療に取り組んでいます。

　また現在、当院は厚生労働行政推進調査事業（慢性の痛み政策研究事業）の班長として、全国における痛みセンターの設置や、治療法などの研究を推進しています。「慢性痛教室」も、この研究事業の一環として行っています。

元気ホスピタル ── 高度専門医療で患者さんの健康回復に最大限努力

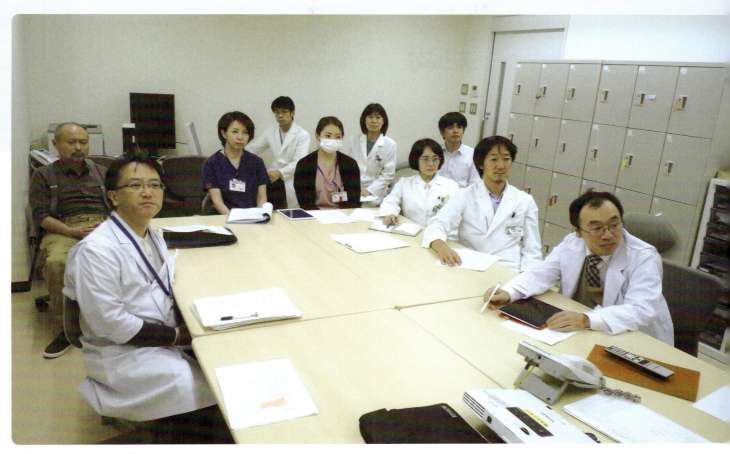

写真1　カンファレンス風景

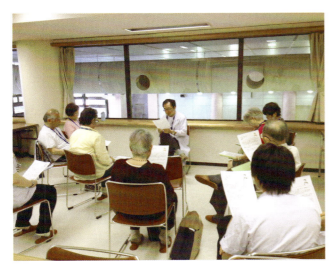

写真2　慢性痛教室の講義

回数	内容
1回	開講式　教室紹介 テスト メディカルチェック 講義（目標、ゴール設定）
2回	イントロダクション メディカルチェック結果説明 講義（治療、慢性痛の問題点） 講義（コーピング、ペーシング） ヨガセラピー
3回	イントロダクション 講義（解剖・検査） ストレッチング　有酸素運動 水中運動
4回	イントロダクション 姿勢・動作指導 ストレッチング　有酸素運動 水中運動
5回	イントロダクション 講義（自動思考と痛みの認知） 講義（グループミーティング） ヨガセラピー
6回	イントロダクション 講義（認知再構成法、睡眠健康法） ストレッチング　有酸素運動 水中運動
7回	イントロダクション 講義（コーピング、ペーシング） ストレッチング　有酸素運動 水中運動
8回	イントロダクション 痛みテスト、解説 メディカルチェック ヨガセラピー
9回	イントロダクション メディカルチェック結果説明 テスト ホームエクササイズ指導 閉講式

表　慢性痛教室のスケジュール

巻頭企画 II ［トピックス（特徴ある診療）／周産期母子医療センター（新生児集中治療部門）］

NICU（新生児集中治療室）における
ファミリーセンタードケア

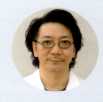

周産期母子医療センター（新生児集中治療部門）
山田　恭聖
やまだ　やすまさ
教授、センター（新生児集中治療部門）部長

ファミリーセンタードケアとは、どういう意味ですか？

　当院のNICUでは、「ファミリーセンタードケア」に力を入れています。適切な日本語がないので、国内でもこう呼んでいます。あえて訳すならば、「患者さんを家族の一員としてとらえて行うケア」とでもいいましょうか。

　病気もなく元気に生まれた赤ちゃんは、生まれてすぐに家に帰って、家族と一緒に過ごします。お母さんやお父さん、お兄ちゃんや、お姉ちゃん、大好きな家族に囲まれてすくすくと育っていきます。赤ちゃんの健やかな発育・発達にとって家族が必要であることは言うまでもありません。

　しかし、生まれて病気が見つかり、すぐに入院しないといけなくなった赤ちゃんは、ひとりぼっちでNICUで入院生活をしないといけません。なぜなら国内のNICUでは、家族の付き添いが構造的にできない施設がほとんどだからです。発育・発達には家族の力が必要ですし、赤ちゃんは家族と一緒だと、病気と闘うたくさんの力を発揮します。その意味でも、家族の力を貸してもらおうという取り組みを「ファミリーセンタードケア」と呼んでいます。

ファミリーセンタードケアは具体的にどんなことをするのですか？

・**子どもと家族が、一緒に過ごしやすいための工夫**
　赤ちゃんのベッド一つひとつの間に仕切りを作り、家族と赤ちゃんが、ゆっくり過ごせる空間を確保しています。

・**家族による子どものお世話が尊重される雰囲気**
　どんなに重症であっても、家族と相談の上、おっぱいやミルクなど、家族がお手伝いできるケアを提案し支援します。

・**治療などについて、家族と医療スタッフが一緒に相談する**
　毎日の回診に家族の参加をお勧めしています。日々変わる赤ちゃんの病状を共有するのはもちろんのこと、赤ちゃんの治療方針決定に参加することもできます（写真）。

・**痛いことやつらいことがなるべく少なくなるよう、家族と医療スタッフが力を合わせる**
　赤ちゃんの痛みの緩和ケアに力を入れています。痛い処置をされる赤ちゃんにとって、家族の存在はたいへん心強いものです。赤ちゃんにとってより良い痛み緩和法を家族と相談しながら一緒に行っています。

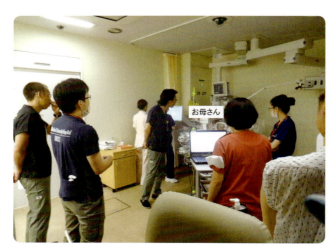

写真　家族も参加する回診の風景です。家族、医師、看護師以外にも、助産師、薬剤師、臨床心理士、医療ソーシャルワーカーも参加し、多職種で赤ちゃんの治療プランを相談しています

元気ホスピタル —— 高度専門医療で患者さんの健康回復に最大限努力

家族の力で本当に赤ちゃんの痛みは緩和されるの？

当院のNICUでは開設当初より、赤ちゃんの痛み緩和に力を入れてきました。以前は、赤ちゃんは痛みを感じにくいと考えられていた時代がありましたが、現在は多くの学術的な研究が蓄積され、赤ちゃんは痛みを表現するのが苦手なだけで、痛みはしっかり感じていることや、大人に比べて痛みに弱いことが分かってきました。

しかし、副作用の心配があり、赤ちゃんにはあまり強い痛み止めの薬は使えませんので、それ以外の方法で痛み緩和を行います。家族の手で赤ちゃんを包み込んであげたり（図1）、直接お母さんの母乳を飲んでもらったり（図2）、カンガルーケア（お父さんやお母さんの裸の胸に赤ちゃんを抱っこすること）を行ったりすることで（図3）、赤ちゃんの痛みがずいぶん緩和することが分かっています。これらの痛み緩和は、家族の協力がなくてはできません。また、砂糖水を1滴舌の上にたらすことで、赤ちゃんの痛みが和らぐことも分かっています。

当院NICUでは、国内で初めて企業と共同で「赤ちゃんの痛み緩和用の砂糖水」を製品化しました。

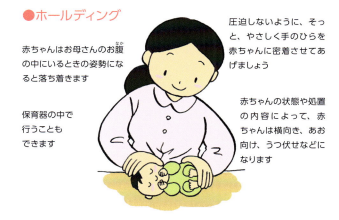

図1　赤ちゃんをやさしく包み込んであげます

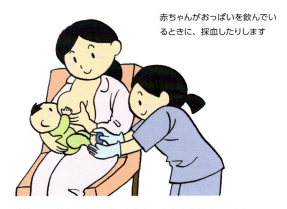

図2　直接お母さんのおっぱいを飲むことも大切なケアです

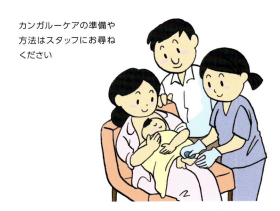

図3　お父さんやお母さんの裸の胸に赤ちゃんを抱っこすることで痛みを和らげます。Skin-to-skin contactともいいます

巻頭企画 II　［トピックス（特徴ある診療）／脊椎脊髄センター］

背骨の手術をより安全に
──3Dモデルを使った脊椎手術

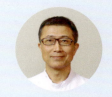

脊椎脊髄センター
神谷　光広
センター副部長、整形外科　准教授

「背骨の手術は怖い」

「背骨の手術は怖い」と言われる方が多いです。

当院では、整形外科、脳神経外科を合わせて年間300件以上の脊椎脊髄手術を行っています。背骨（脊椎）の中には、脊髄神経が走っていますので、慎重な手術と十分な準備が必要です。整形外科・脊椎脊髄センターでは、神経障害を予防するための脊髄モニタリング、手術用顕微鏡などを使い、安全な手術に努めています。また難易度の高い手術では、患者さんの背骨と同じ3Dモデルを作製して手術の準備をしています。

2015年7月から3Dプリンター「ProJet 160」を導入し、手術支援として脊柱変形、脊椎腫瘍など手技的に困難な手術例において3Dモデル作製を行っています。3DモデルはCT画像から3D画像を作成し、モデル造形用に編集を加えて3Dプリンターで立体モデルを造形しています。画面で見る3D画像よりも立体的な手術の検討が可能なため、難易度の高い手術の精度・安全性の向上などに役立っています。医療保険で認められており（K939画像等手術支援加算、実物大臓器立体モデルによるもの〈2000点〉）、患者さんの費用負担は2000～6000円です。

背骨の変形を手術で安全に矯正

手術例①

脊椎に先天性の変形があり、背骨が後弯（前に曲がる）していました。そのため脊髄神経が圧迫されて下肢にしびれや痛みがあり、歩くことに困っていました。

脊髄神経があるところ（脊柱管）が大変狭くなっており、手術に慎重さが必要でした。術前に3Dモデルを作り（写真1、2）、MRI画像と照らし合わせながら手術方法を決めます。安全に後弯の矯正と神経の圧迫をとることができました（写真3～5）。

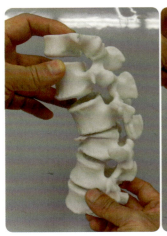
写真1
手術前の状態を把握します

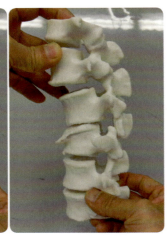
写真2
手術後の状態をイメージします

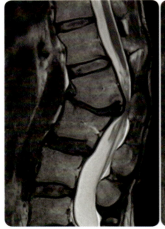
写真3
手術前の検査画像

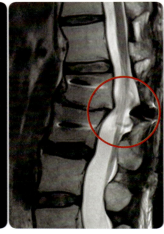
写真4
手術後の検査画像（○内：神経の圧迫が改善しています）

元気ホスピタル ── 高度専門医療で患者さんの健康回復に最大限努力

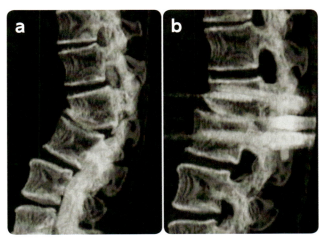

写真5　手術前（a）と手術後（b）の検査画像

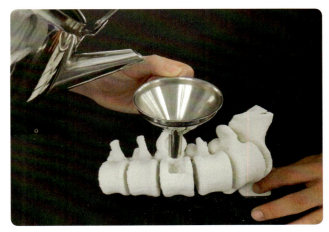

写真6　3Dモデルを使い、腫瘍に液体窒素をかけます

背骨の腫瘍を安全に手術

手術例②

　脊椎に腫瘍ができたために腫瘍切除を行いました。

　腫瘍は非常に再発しやすいタイプで、術後の再発を防ぐために腫瘍にマイナス196℃の液体窒素をかけて、腫瘍細胞を死滅させる治療（凍結療法）を行いました。腫瘍周囲の正常な組織を傷めないように、術前3Dモデルでデモンストレーションを行い（写真6）、安全に手術を実施しました（写真7）。

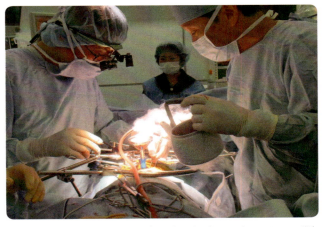

写真7　実際の手術に、3Dモデルで行ったデモンストレーションが生かされます

3Dプリンタの未来

　現在、3Dプリンターは脊椎手術以外に、股関節の手術でも術前のシミュレーションとして使っています。

　今後、金属性のモデルを作製できる3Dプリンターが医療分野に応用されるようになれば、実際に体内に長期間埋め込まれるインプラント（金属固定材）が、テーラーメードで作製できることも期待されます。

83

巻頭企画 II ［トピックス（特徴ある診療）／てんかんセンター（成人）］

成人のてんかん診療
——関係診療科と連携し専門的治療を行う

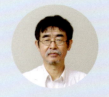

てんかんセンター
兼本　浩祐（かねもと　こうすけ）
センター部長、精神神経科　教授

てんかん治療の一大拠点

　当院てんかんセンターは、ここ15年ほど、愛知県内および岐阜・三重県の成人てんかん治療の一大拠点として機能しており、全国的にも認知されています。大学病院としての利点を生かし、脳血管障害・脳炎などが原因となる症候性のてんかんは神経内科に、一部のてんかんに対する外科的処置が必要な場合は脳神経外科に、いつでも紹介できる総合的な診療を行っています。数年前から小児科のてんかん専門医が診療を開始し、赤ちゃんから高齢者まで、あらゆるてんかんの相談を受けることができる体制が整いました。

　月に1度、小児科、精神神経科、神経内科、脳神経外科、4科による合同カンファレンス（症例検討会）を行い、情報共有を図っています。また、MRI、SPECT、PETなど高度な画像機器や、長時間脳波ビデオモニターを用いて検査・診断を行っています。

　現在、精神神経科に3人、小児科に2人のてんかん学会認定医が在籍し、専門的治療を行える体制を整えています。

成人のてんかん治療と当センターの意義

　成人のてんかんの6〜7割は正しい診断さえできれば、薬物療法でてんかん発作を抑制することが可能で、決して重篤な疾患ではありません。しかし、発作が抑制された方でも、運転の可否、結婚・出産、就労などに際して、しばしば専門的なアドバイスが大きな手助けになることがあり、こうした人生の節目などには専門医への受診が役に立つことがあります。運転は、最後の覚醒（かくせい）時に起こったてんかん発作から2年間が経過していることが必要であり、この条件を満たしている場合には、精神神経科で運転許可のための書類を提出するお手伝いが可能です。また結婚・出産には、妊娠に最も負荷が少なくかつ、最も効率良く発作を抑制できる薬剤を選ぶ必要があり、そのためには専門的な知識を用いたてんかんの正しい類型診断（てんかんの種類の診断）が必要となります。

　てんかん発作が薬物療法で予防困難な残り3割の方においては、福祉手帳を取得し就

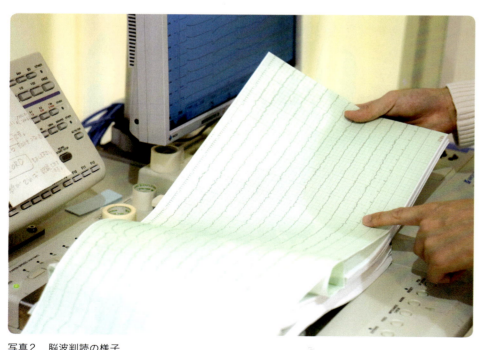

写真2　脳波判読の様子

元気ホスピタル ── 高度専門医療で患者さんの健康回復に最大限努力

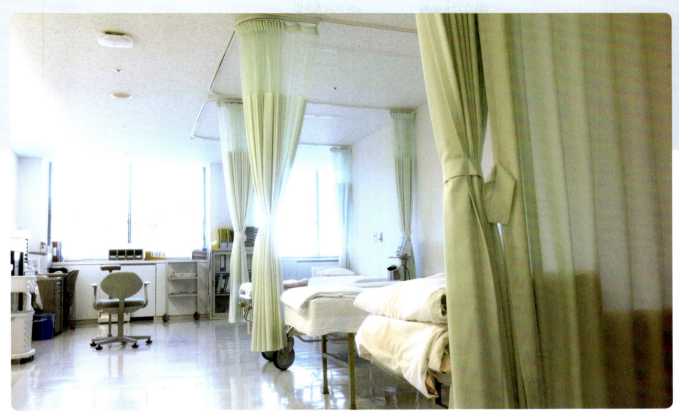

写真1　精神神経科外来処置室

労の訓練や斡旋をしている公的・私的機関への紹介、精神科的問題への対処、手術の可否について連携脳神経外科施設への紹介など、専門的な対応を行っています。てんかんで紹介・受診される方の約5人に1人が失神発作や心因性の発作などてんかん以外の病気であり、難しいケースは入院の上、発作脳波同時記録を行って鑑別診断を行っています。心因性発作に関しては、こころのケアセンターと連携しながら、その後の対処も含め、先進的な取り組みを行っています。

てんかんは1つの病気ではなく、さまざまな種類の病気の複合体であり、その形も千差万別です。「けいれんを起こして倒れる」というのが一般的なてんかんに対するイメージですが、「意識を失ってボーっとするだけ」の発作の方がむしろ割合は多いのです。

また、てんかんは子どもの病気という印象もありますが、50歳を過ぎると大幅に発生率が上昇します。特に高齢者に特徴的なのは、一点を凝視してから口なめずりをし、その後数分くらい生返事をする複雑部分発作と呼ばれるてんかん発作で、画像診断でも脳波でも異常が見つからず何年も放置されていることが少なくない発作です。放置していると次第に記憶力も低下し、認知症と間違われることもあります。これは認知症とは違って治る病気なので、できるだけ早い受診が望まれます。

成人のてんかんのことであれば、関係診療科と連携をとりながら、ほぼ全般にわたって診療を行うことができ、新しく汎用されるようになった新薬もいち早く試すことができる体制も整っています。セカンド・オピニオンも積極的に引き受けています。

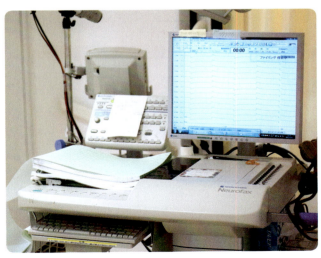

写真3　脳波計

巻頭企画 Ⅱ ［トピックス（特徴ある診療）／てんかんセンター（小児）］

子どものてんかん診療
―― 症状や検査などから、治療の可能性を探る

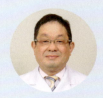

てんかんセンター
奥村　彰久
おくむら　あきひさ
センター副部長、小児科　教授

てんかんは子どもに多い

　てんかんは子どもに多い病気です。子どもの約200人に1人がてんかんを起こします。てんかんは突然に起こる病気ですので、周りの人もびっくりすることが多いです。そして、てんかんに関する誤った情報はとても多いので、それを目にしてとても不安になる方が少なくありません。

　当院てんかんセンター（小児）では、てんかんの子どもやその保護者の方に正しい情報をお伝えし、皆さんと話し合いながら診療を進めます。

子どものてんかんについて知る

①子どものてんかんは治りやすい病気です

　子どものてんかんの約3分の2は自然に治ります。このような治りやすいてんかんでは、薬などの治療を行わなくても、ある年齢になると発作が起こらなくなってしまいます。発作のために日常生活に支障がある場合でも、多くは薬で発作を抑えることができます。

②てんかんが遺伝することは稀です

　てんかんの子どもで、親や兄弟姉妹もてんかんを持っているのは例外的なことです。てんかんのかなりの部分は遺伝子の異常と考えられていますが、突然変異であることが多く、遺伝するものではありません。

③てんかん発作によって知能が低くなることは稀です

　てんかん発作そのものが原因となって知能が低くなるなどの障害が起こることは、特殊なてんかんを除けばありません。てんかんの子どもは発作のとき以外は、元気なお子さんです。

子どもたちがより良い生活を送るために

　当センター（小児）では、受診したお子さんが本当にてんかんであるかを慎重に見極めます。てんかんでない症状をてんかんと間違ってしまうことは少なくありません。てんかんの可能性が高いと判断した場合には、脳波・MRIなどの検査を行って診断を進めます。その診断によって、将来的にてんかん発作が治まるのかどうかなどの見通しが立つことも少なくなく、それに基づいて、治療の必要性などを皆さんと話し合います。

　なかには大変治療が難しいお子さんも受診します。そのようなお子さんには、最新の知識を最大限に活用し、少しでも良い日常生活を送ることができるように努めます。そのために、病棟などで長時間にわたってビデオ脳波同時記録（写真1）を行い、発作のときの脳波を調べたりします。SPECTやPETなどの脳の機能を調べる画像を撮ったり（写真2）、特殊な条件でMRIを撮ったりして、てんかんの原因となる脳の病変（写真3）を調べることもあります。また、遺伝子を調べててんかんの原因を探ることもあります。

　治療は、一般的な内服薬以外にも、ACTHというホルモンによる治療（写真4）やケトン食という食事による治療などにも対応します。また、脳神経外科と協力して外科的な治療や、迷走神経刺激という特殊治療を考慮することもあります。

　当センター（小児）では、治りやすいてんかんから難しいてんかんまで診療しています。お気軽に受診してください。

元気ホスピタル —— 高度専門医療で患者さんの健康回復に最大限努力

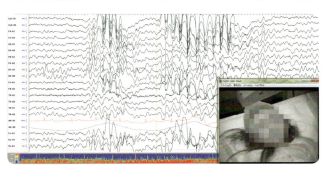

写真1　ビデオ脳波同時記録：脳波と同時に患者さんの様子を記録し、発作時の脳波を詳しく調べます

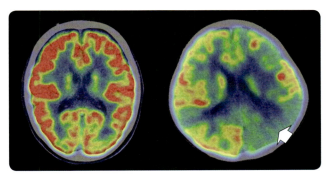

写真2　PET：脳におけるブドウ糖の代謝を調べることで、てんかんの原因となる病変を調べる検査です
左／正常
右／矢印部分のブドウ糖の代謝が低下しており、てんかんの原因となる病変があると推測されます

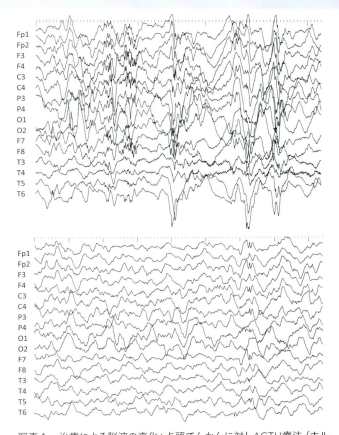

写真4　治療による脳波の変化：点頭てんかんに対しACTH療法（ホルモンによる治療）を行ったときの脳波です
上／治療前、ヒプスアリスミアと呼ばれる著しい異常がみられます
下／治療後、脳波異常が消失しました

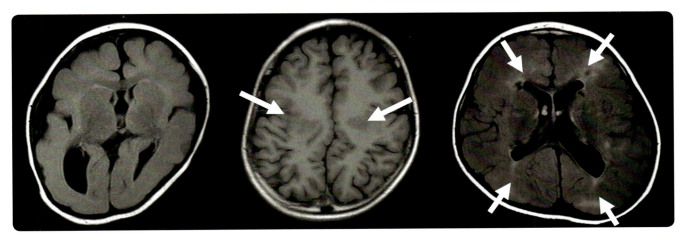

写真3　MRI検査で分かるてんかんの原因となる病変の例
左／滑脳症、脳回（脳のしわ）が十分に形成されていません
中／多小脳回、矢印の部分の構造が乱れています
右／結節性硬化症、矢印のように多くの病変（結節）があります

巻頭企画Ⅱ　［トピックス（特徴ある診療）／人工関節センター］

最適な固定法で行う人工股関節置換術（THA）

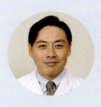

人工関節センター
森島　達観
整形外科　講師

長持ちする人工股関節手術を目指す

　当院では1974年から変形性股関節症などの手術に人工股関節を使用しており、より良い治療を行うために手術方法の改良を重ねて、長期耐用、具体的な数字でいえば30年以上、長持ちする人工股関節手術を目指しています。

　特に、正しいセメントテクニックを用いた人工股関節置換術（THA）や、骨の回復を可能にする人工股関節再置換術（院内骨バンク提供の他家同種骨移植術を併用）に定評があります（写真1）。さらに、ここ10年間は寛骨臼側において骨になじむ金属のソケットを用いたハイブリッドという方法も行っており（写真2）、症例に適した固定方法の選択が可能となっています。このハイブリッドの場合、金属の中には軟骨の代わりになる取り外しが可能なポリエチレンが装着されており、もし人工股関節に不具合が生じたとしても、ステム先端のボールやソケットに取り付けているポリエチレンライナー（人工軟骨）を入れ換えれば問題を解決できることがあります。入れ換え手術（再置換術）に柔軟に対応することができ、手術を行いやすいのが利点です。

人工股関節置換術のMIS（最小侵襲手術）

　比較的股関節の変形が軽度な場合は、DSA（Direct superior approach）という方法を用いたMIS（最小侵襲手術）を行っており、術後のリハビリテーションが速やかに進み入院期間が短縮されることや、術後の脱臼リスクが小さくなることが期待されています。

　DSAは、できるだけ筋肉を温存し、かつ必要十分な小さい皮膚切開で手術を行うことができます。手術中に、筋肉を切離後修復する方法で手術をした方が良いと判断した場合には、その時点で大きめに皮膚切開して行う従来法へ変更することが可能でもあり、常に安全で確実な手術を行うことを最優先しています。

院内骨バンクとは

　当院の倫理委員会による承認を受け、2015年5月から院内骨バンクを開設し運用しています。

　変形性股関節症に対する初回の人工股関節全置換術や、大腿骨頸部骨折に対する人工骨頭挿入術を受け

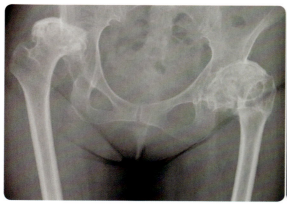
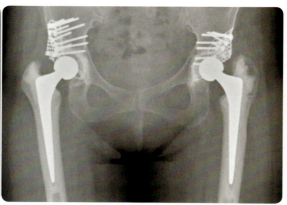

写真1　セメントTHA（IBG法併用）：寛骨臼と大腿骨側ともにセメントを使用し人工関節を固定。両側亜脱臼性股関節症で右側は高位脱臼を認める。両側とも寛骨臼側の骨が欠損しており、IBG（Impaction Bone Grafting）法により骨を移植し再建しています

元気ホスピタル ── 高度専門医療で患者さんの健康回復に最大限努力

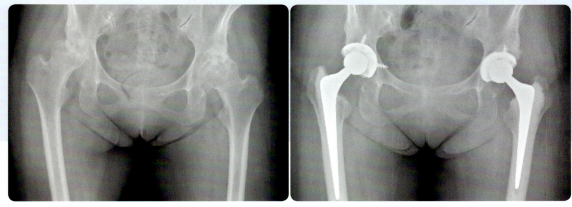

写真2　ハイブリッドTHA：両側亜脱臼性股関節症（末期）の患者（左）。寛骨臼側はセメントを使用しないで人工関節を固定し、大腿骨側はセメントで固定するハイブリッドという方法です（右）

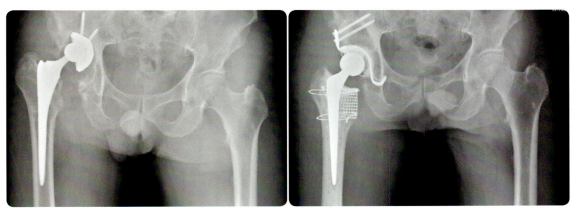

写真3　人工股関節再置換術：人工股関節のゆるみ（左）が生じた場合、大腿骨側の骨の欠損部にIBG法にて他家同種骨を移植し、寛骨臼側の骨の欠損はKTプレートを併用して再建しています（右）

られる方を対象にドナーを募って骨を提供していただいています。主に人工股関節再置換術を行う場合、骨の欠損した部分を再建する際に使用します（写真3）。

3Dプリンターモデルを用いた術前計画

術前に撮影されたCT画像から、3Dプリンターを用いて実際の骨のモデルを作製します。

骨の変形が強い場合や骨の欠損が大きい場合には、そのモデルを使用し術前シミュレーションを行うことが可能となり、安全で確実な手術を行うために非常に有効な方法となっています（写真4）。

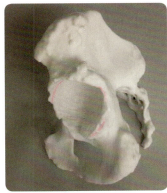
亜脱臼性股関節症により、股関節上方に巨大な骨欠損を認める

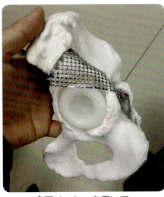
金属メッシュを用いて、術後のシミュレーションを行う

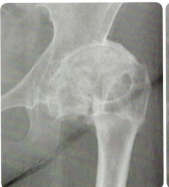
術前X線

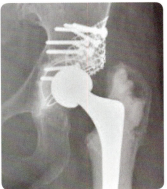
術後X線

写真4　3Dプリンターモデルによる術前計画：術前にシミュレーションを行い、骨の欠損範囲を実際に確認することが可能です

巻頭企画 II ［トピックス（特徴ある診療）／人工関節センター］

変形性膝関節症患者さんの術後満足度の向上のために

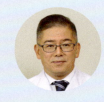
人工関節センター
出家　正隆
（で　いえ　まさたか）
センター部長、整形外科　教授

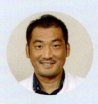
人工関節センター
北本　和督
（きたもと　かずまさ）
整形外科　助教

変形性膝関節症の患者さんの数

厚生労働省の報告によると、国内での変形性膝関節症（ひざかんせつしょう）の患者さんは、歩くときの痛みや膝（ひざ）が曲がりにくいなどの自覚症状のある患者さんが約1000万人にのぼり、痛みは感じていなくても、X線写真で膝の変形がみられる潜在的な患者さんは約3000万人と推定されています。

変形性膝関節症を発症する確率は高齢になるほど上がります。超高齢社会の現在、患者さんの数は年々、増加しています。

延ばそう健康寿命！

健康寿命とは、健康上の問題がない状態で日常生活を送れる期間のことです。2013年の厚生労働省の報告によると平均寿命と健康寿命には、男性で約9年、女性で約12年の差があります。健康寿命を延ばすためには、スポーツ・身体活動が重要であるとの報告があり、さらにはスポーツ・身体活動が医療費抑制に効果があるとの報告もあります。

また、介護が必要になった主な原因についてみると、「脳血管疾患」が17.2％と最も多く、次いで、「認知症」16.4％、「高齢による衰弱」13.9％、「関節疾患」11.0％となっており（2013年厚生労働省データ）、「関節疾患」の主な症状である痛みを取り除くことが、健康寿命の延伸につながると考えられます。

術前の患者さんの状態が異なれば、手術の方法、術後のゴールも変わる！

末期の変形性膝関節症に対する最終的な手術療法として、人工膝関節置換術があります。人工膝関節置換術は、現在、国内で年間約8万件が行われている標準的な手術療法ですが、人工関節にはさまざまな種類があります。人工関節に置き換える部位で分けると、膝関節の一部だけを人工関節とする単顆型人工膝関節置換術（写真-a）と、膝関節全体を人工関節とする全人工膝関節置換術（写真-c）があります。どのような人工関節が適応となるかは、術前の状態や、術後にどのような運動をしたいかという希望によっても変わります。また、術後に登山など負荷の大きな運動を希望される場合には、人工関節ではなく、内視鏡を用いた手術や骨切り術（写真-b）の選択も可能です。このように術後の患者さんのニーズに対応できる手術療法を選択できることが、当センターの意義であり、患者さんの術後満足度の向上につながると考えています。

かかりつけ医・他部署との連携

当センターでは、かかりつけ医や他部署と連携し治療を行っています。具体的には、手術の際の麻酔は、麻酔科専門医による全身管理のもとで行います。人工膝関節置換術は比較的術後の痛みが強い手術ですので、術後は総合集中治療室（GICU）へ入室し、整形外科医と麻酔科専門医を中心として痛みのコントロールと全身管理を行います。

一般病室へ戻った後は疾患別にチームが編成されているリハビリテーション部と連携し、術後リハビリテーションを行います。安心して自宅へ退院ができる

元気ホスピタル ── 高度専門医療で患者さんの健康回復に最大限努力

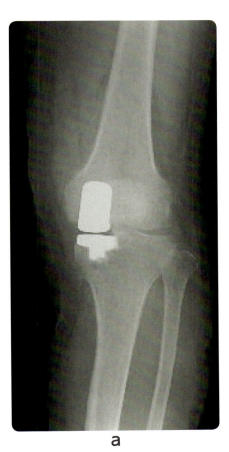
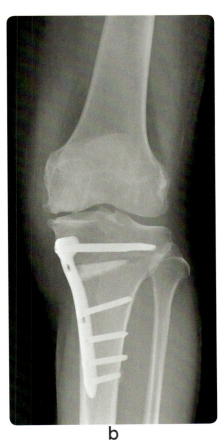
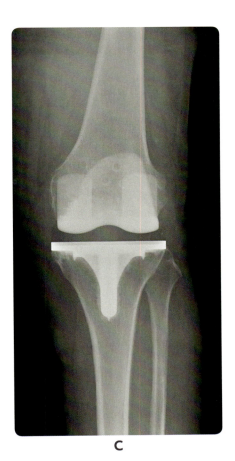

写真　変形性膝関節症の手術／(a) 単顆型人工膝関節置換術、(b) 高位脛骨骨切り術、(c) 全人工膝関節置換術

ように、理学療法士が術後のリハビリテーションを支援します。

　自宅への退院後は、基本的にはかかりつけ医のもとでリハビリテーションを行いますが、より負荷の強いリハビリテーションを希望される場合は、運動療育センターとの連携も可能です。運動療育センターでは、プールを利用したり、最新のマシーンを用いたりする運動が可能です。さらに、術後の痛みが長引く場合は、痛みセンターとの連携を行い、痛みのエキスパートによる治療も可能です。

　人工膝関節の耐用年数は飛躍的に延びていますが、一般的には約15～20年といわれています。人工膝関節に不具合が生じても気づかないこともあるため、かかりつけ医と連携を行いながら、当センターにおいても術後定期検診を行います。

　最後に、人工膝関節の一番良いところは、痛みが大きく軽減することです。日常生活を快適にすることで健康寿命の延伸が期待できます。

巻頭企画 Ⅱ　［トピックス（特徴ある診療）／スポーツ医科学センター］

野球肩・野球肘に精通
──適切なコンディション指導や投球動作指導・治療を行う

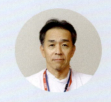

スポーツ医科学センター
岩堀　裕介
整形外科　教授

野球肩・野球肘に対するトータルケア

　当センターでは、野球肩・野球肘に精通した整形外科医による正しい診断と治療方針のもとに、熟練した理学療法士によるコンディション指導・投球動作指導などの保存療法が行われ、難治例には適切な手術療法も実施しています。野球肩・野球肘に対する手術療法は、保存療法で痛みが取り切れない野球肩の約5％、野球肘の約8％の選手に手術が行われています。肩関節では、内視鏡による関節唇修復術、肘関節では内側側副靭帯再建術（トミージョン法）や、上腕骨小頭離断性骨軟骨炎に対する骨軟骨移植術などが行われ、大部分の選手が競技復帰を果たしています。

野球肩・野球肘は投げ過ぎだけが原因ではない

　投球により肩や肘を壊す原因は、投げ過ぎを含むオーバーユース、不良なコンディション、不良な投球フォームの3つが挙げられます。オーバーユースは、同じく野球の盛んな米国に比べると、いまだ日本では一番大きな問題であり、現在、日本野球機構との連携による是正が行われています。

　また、不良なコンディションや投球フォームのまま野球活動をしている選手が多くいます。投球は、下肢→体幹→上肢へエネルギーを伝達して最終的にボールにスピードを与える全身運動です。全身のどこかのパーツのコンディションが悪かったり、無理な投球フォームで投げていると、結果的にその負担によって肩や肘が壊れることになります。よって、野球肩・野球肘を治したり予防するには、先に挙げた3つの原因すべてにアプローチする必要があります。

野球肩・野球肘につながる不良なコンディションとは

　ハムストリング・股関節周囲筋・体幹の柔軟性や機能の低下があると上肢に頼った投球となります。投球側の肩後方や肘内側の筋肉は、投球の繰り返しにより疲労して張りを生じます。肩後方の筋肉の張りは肘下がりをまねいたり、肩関節のスムーズな動きを妨げた

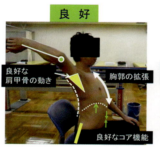
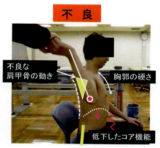

腹筋・背筋などのコア機能の低下、胸郭の硬さ、肩後方の筋肉の張りがあると肩甲骨の動きが不良となり、結果的に腕のしなりが減ります

写真1　コンディションによる投球時の姿勢の違い

りします。肘内側の筋肉の張りは、肘の内側の靭帯損傷の危険性を増します。腹筋・背筋などのコア機能の低下、胸郭の硬さ、肩後方の筋肉の張りがあると肩甲骨の動きが不良となり、結果的に腕のしなりが減るとともに手投げ（体全体を使わずに手先だけで投げること）を誘発します（写真1）。

投球フォームを改造すれば肩・肘への負担が減りパフォーマンスが向上する

　野球肩・野球肘を減らすには、腕を振って投げる要素を極力減らして、腕が振られる要素を増やす必要があります。そのためには股関節の使い方に注意すること（写真2）と肩甲骨の動きを最大限利用すること（写

元気ホスピタル —— 高度専門医療で患者さんの健康回復に最大限努力

良 好

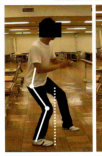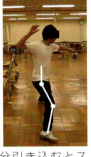

軸脚股関節を十分引き込むとステップ脚の着地の姿勢が良くなります

不 良

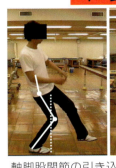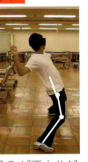

軸脚股関節の引き込みが不十分だとステップ脚の着地時に体がのけぞる悪い姿勢になります

写真2　投球動作には軸脚股関節の使い方が重要

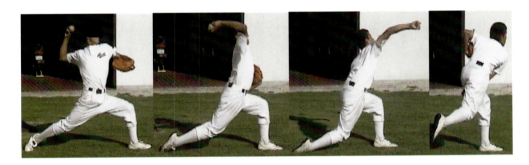

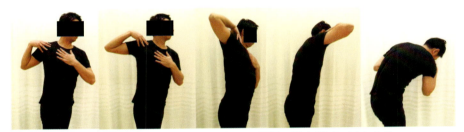

上段の良好な投球動作は下段の肩甲骨の動きがベースとなる

写真3　肩甲骨の動きが良好な投球動作の秘訣

真3）が重要です。その結果、肩・肘への負担が減って、球速・コントロール・ボールの切れといったパフォーマンスも向上します。

小学校高学年に発生する外側野球肘にはエコー検査が有用

小学校高学年の時期に限定して発生する上腕骨小頭離断性骨軟骨炎という外側野球肘があります。この障害は、発生時にはほとんど症状がなく、進行してから痛みが発生するため、早期診断にはエコー（超音波）検査が有用です（写真4）。2016年から肘エコー検査を含む、少年野球選手を対象とした野球検診も行っています。

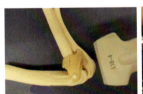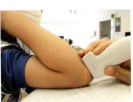

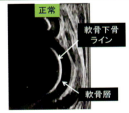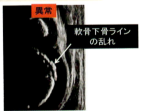

無症状の外側野球肘（上腕骨小頭離断性骨軟骨炎）を、エコー上の軟骨下骨の乱れにより早期発見できる

写真4　肘エコー検査による外側野球肘の早期発見

巻頭企画 II ［トピックス（特徴ある診療）／総合腎臓病センター］

総合腎臓病センター
——年代を超えた集約的腎臓病治療

総合腎臓病センター
伊藤　恭彦（いとう　やすひこ）
センター部長、腎臓・リウマチ膠原病内科　教授

総合腎臓病センター
小林　孝彰（こばやし　たかあき）
センター副部長、腎移植外科　教授

総合腎臓病センター
永井　琢人（ながい　たくひと）
センター副部長、腎臓・リウマチ膠原病内科　講師

総合腎臓病センターとは

　2002年に慢性腎臓病という概念が提唱され、腎臓病の重要性は、より一層認識されるようになりました。これまで当院では、腎臓・リウマチ膠原病内科（こうげんびょう）が主体となり、腎臓病の診断、保存期腎不全（透析療法を開始するまでの腎不全の状態）の治療、末期腎不全の血液浄化療法（血液透析、腹膜透析）を提供してきましたが、早期発見、早期治療、小児から成人、さらに高齢者まですべての年代の腎疾患に対応する必要性や腎移植療法を含む腎代替療法の充実などを図る必要性が高まり、2016年7月、総合的に腎臓病を診ることを主眼として「総合腎臓病センター」が設立されました。

　これにより、単なる血液浄化療法センターではなく、1つの総合腎臓病センターの中で、より密に連携した質の高い医療が提供できることが可能になりました（写真2）。

　腎臓専門医（内科、小児科）、透析専門医、腎移植専門医、看護師、臨床工学技士、管理栄養士、移植コーディネーター、研究員の各分野のスペシャリストが集まり構成され、腎臓病の早期発見・診断・治療から、腎不全進展の抑制、合併症の予防・治療、患者さん一人ひとりのニーズに則した適切かつ、質の高い腎代替

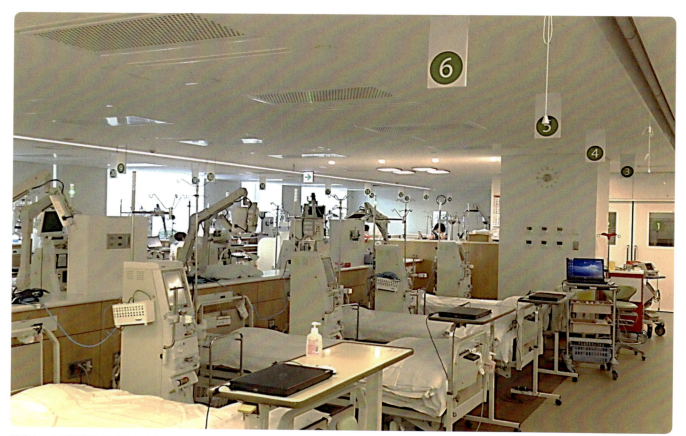

写真1　血液透析は23床あります

元気ホスピタル ── 高度専門医療で患者さんの健康回復に最大限努力

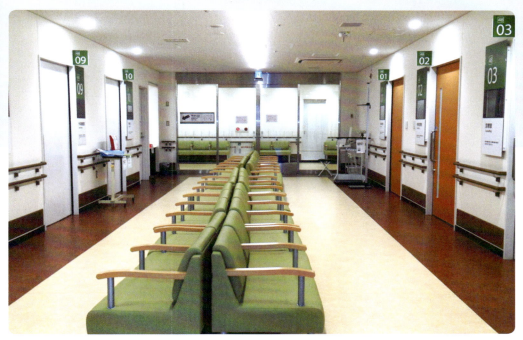

写真2　腎臓外来、腹膜透析外来、移植外来、小児腎臓外来は同じスペースで診療しています。写真は待合室

療法の選択を提供しています。

全国の大学病院でも、このようにすべてを行っている施設は、数えるほどしかありません。

小児腎臓専門外来
──内科との連携で継続的な治療・管理

慢性腎臓病は、大人だけの病気とは限りません。子どもの頃に発症する病気もたくさんあり、生涯にわたり継続的な治療や管理が必要となります。代表的な病気としては先天性の腎・尿路の病気が多くを占めていますが、大人でも生じる慢性糸球体腎炎、ネフローゼ症候群や慢性腎不全なども存在します。赤ちゃんから大人までの長期間にわたって内科、小児科の枠を超えた管理が必要となります。

当センターは、センター内部に小児腎臓専門外来を併設しています。このことにより、患者さんの年齢、病気を問わず対応が可能となります。さらに、小児から大人への診療に移行する橋渡しも円滑に行える、国内でも希少なシステムを有しています。

小児の献腎移植・生体腎移植についても腎移植外科と協力して行っており、保存期の腎不全管理から腎代替療法（腹膜透析、血液透析や腎移植）に至るまで、総合的で集約的な治療の体制を整備しています。

腎移植外科
──腎移植治療に特化

当センターでは、慢性腎臓病に対する治療として、透析治療だけではなく、腎移植治療に関しても1つのブロックで行っています。腎移植治療とは、腎移植手術だけではなく、移植後の生涯にわたる免疫抑制療法も含みます。

腎移植外科では腎移植治療に特化した診療を行っており、年間30〜40例の生体腎移植を行っています。移植後もきめ細やかな診療を心掛けており、当院で移植を受けた方のほとんど（95％以上）が透析を再開することなく元気に通院しています。また、適切な生体腎提供者がいない場合は、移植までの期間は長くなりますが献腎移植も可能で、その場合は移植待機患者さんの全身管理を行っています。当院における生体腎移植の特徴は、透析未導入での生体腎移植が多いということです。このような先行的腎移植は、腎臓・リウマチ膠原病内科、小児腎臓専門外来とのセンター内連携により可能な治療選択となっています。

現在、腎移植は血液型に関係なく、高齢の方でも夫婦間でも、誰でも受けられる治療法です。

「自分たちには無理でしょう」と思われている方、まずはご相談ください。

巻頭企画 II ［トピックス（特徴ある診療）／造血細胞移植センター］

造血細胞移植センター
──「オール・フォー・ワン」で患者さんを診る

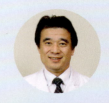

造血細胞移植センター
高見　昭良　（たかみ　あきよし）
センター部長、血液内科　教授

造血細胞移植とは

　造血（幹）細胞移植は、抗がん剤や放射線治療ののち、血液の種となる造血幹細胞を輸血する治療法です。白血病や骨髄異形成症候群、骨髄腫、アミロイドーシス、悪性リンパ腫、再生不良性貧血などの患者さんが対象になります。用いる造血幹細胞により、骨髄移植や末梢血幹細胞移植、さい帯血移植と呼ばれます（36ページもご参照ください）。他人（ドナー）の血液を用いると同種造血細胞移植、患者さん自身の血液を用いると自家造血細胞移植になります。造血細胞移植の利点として、抗がん剤や放射線治療の効果を高められます。特に同種造血細胞移植は、造血幹細胞自体の入れ替えに加え、「同種免疫効果」による強い抗がん作用が期待できます。

臓器横断的・集学的に移植を行う国内初の組織

　一方、造血細胞移植は強い副作用が生じやすい治療法です。副作用を未然に防ぐ、あるいは適切に対処するには、全身くまなくみる診療姿勢（臓器横断的診療）と、全診療科・部門の連携（集学的診療）が必要です。集学的診療には、心の支援やリハビリ、専門知識を有する看護師のケア、栄養指導、移植後の健康管理なども含まれます。当院は以前から、特定機能病院としての高度医療と円滑に統合された臓器横断的・集学的診療体制を活かし、患者さん一人ひとりに丁寧に造血細胞移植を行ってきました。また、造血幹細胞の採取に関しても、ドナーと患者さんの安全性を第一に考え実践しています。2014年新病院開院後は、最先端の無菌室（写真）も整備され、当院で造血細胞移植を受け

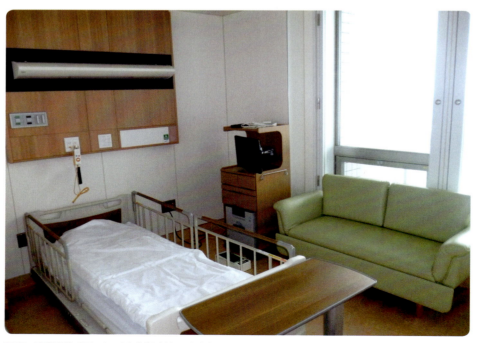

写真　高機能無菌室は、がん化学療法や造血幹細胞移植後の感染症予防に有用です

元気ホスピタル —— 高度専門医療で患者さんの健康回復に最大限努力

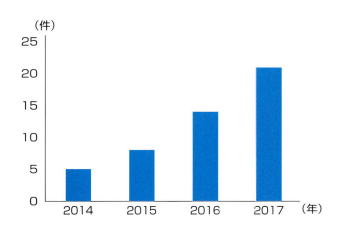

図　当院の造血細胞移植実施数は増加しています

る患者さんも増えてきました（図）。患者さんの期待に応え、臓器横断的・集学的移植体制の連携強化を目的に、2018年1月、造血細胞移植センターが設置されました。造血細胞移植は14B病棟で行われますが、「造血細胞移植センター」は場所ではなく、連携自体を指しています。血液疾患に関わる診療科（内科・小児科・輸血部）にとどまらず、臓器横断的・集学的診療を主眼とした造血細胞移植センターの設置は日本では珍しく、注目されています。

当院造血細胞移植センターの特色

　私たちの活動は、病院内にとどまりません。当院には、国内で唯一造血細胞移植における国際協調や国内外の情報収集・発信などを目的に、造血細胞移植振興寄附講座（http://www.aichi-med-u.ac.jp/su06/su0607/su060704/01.html）が設置されています。同講座は、アジア太平洋血液骨髄移植学会の事務局と世界血液骨髄移植学会のアジア支局も兼ね、国内外の造血細胞移植に関する情報が集約されています。さまざまな疾患に対し、造血細胞移植が治療として適切かどうか、どの時期に、どのように移植を行うべきかなどの知見は、日々更新されています。私たちは、同講座と緊密に連携し、国内外の最新の情報に基づく最善の治療を提案・実践することができます。さらに、小児・成人の患者さんを問わず、再生医療や間葉系幹細胞治療、キメラ抗原受容体発現T細胞療法などの免疫療法も視野に、細胞治療センターとも連携しています。

　私たちは、アミロイドーシス患者さんへの自家造血幹細胞移植にも積極的に取り組んでいます。アミロイドーシスは単独、または骨髄腫に合併して生じます。特に骨髄腫に合併する場合、骨髄腫と同様、自家造血幹細胞移植も重要な治療選択肢になります。一方アミロイドーシスは、ほぼ全臓器に起こりうるため、臓器横断的・集学的診療体制が望まれますが、そのような施設は限られます。当院は、もともと今井裕一博士（現名誉教授）が起点となり、腎臓・リウマチ膠原病内科や血液内科、循環器内科、病理診療科などが緊密に連携し、全国有数のアミロイドーシス診療拠点施設となっています。造血細胞移植センターとして、アミロイドーシス患者さんの全診療経過にかかわることで、タイムリーに造血幹細胞移植を実施できます。

当院造血細胞移植センターのミッション

　私たちのミッションは、当院の特色と強みを最大限に活かし、血液疾患を治す・健康な社会生活を取り戻すことにより、患者さんと社会に貢献することです。また、私立大学病院としての利点を活かし、自由な発想と研究的姿勢を堅持しながら、機動的かつ弾力的に、造血細胞移植診療をさらに発展させることが大切と考えています。

Ｑ＆Ａでわかる最新治療

[安心で最良の
医療を提供]

Q&Aでわかる最新治療 —— 安心で最良の医療を提供

Q1 処方された薬を飲んでいるのに胸やけが治りません

消化管内科
田村　泰弘
助教

消化管内科
舟木　康
准教授

Q PPI抵抗性GERDとは何？

胃では食べた物を分解するために胃酸が分泌され、この胃酸の逆流によって引き起こされると考えられているのが胃食道逆流症（GERD：gastroesophageal reflux disease）です。胃の内容物が食道に逆流することによって、食道の粘膜が傷ついたり、胸やけや苦しい物が上がってきたりするなどのわずらわしい症状があります。

GERDの治療には、胃酸の分泌を強力に抑制する薬（プロトンポンプ阻害薬〈PPI：proton pump inhibitor〉）が主に使われます。しかし、薬をしっかりと飲んでいるのにもかかわらず、粘膜の傷や症状が治癒しない場合にPPI抵抗性GERDと診断されます。

Q どうして薬が効かないの？

胃酸の分泌を抑制する薬が効かない原因としては、次のようなことが考えられます。

①薬を飲んでいても胃酸が十分に抑えられていない
胃酸の分泌を抑える薬に限定したことではないですが、薬の効果は吸収や代謝に個人差があるため、すべての人が同じ量の薬を内服しても、同じように効果が得られるとは限りません。

②胃酸以外のものが逆流して症状を感じている
胃の奥には十二指腸があります。十二指腸には、胃で消化された食べ物を消化・吸収するために胆汁や膵液を含む腸液があるため、それらの物が胃や食道まで逆流することで、症状が引き起こされている可能性があります。

③食道の運動に問題がある
食道は食べ物の通り道で、ここでは消化や吸収は行われません。食べ物は口から入ると、食道の蠕動と呼ばれる動きによって胃へと運ばれます。この蠕動に異常があると、食べ物がスムーズに胃内へ通過しなかったり、逆流した胃酸などが食道内に停滞したりしてしまいます。このような運動異常が症状の原因となっている可能性があります。

④その他
①～③のいずれでもない場合は、心理的な要因の可能性も考えられます。

Q 胃カメラの検査を受けただけで原因が分かるの？

胃カメラの検査を受けることで、すべてが分かるわけではありません。そのほかの原因を調べるために、当科で行っている精密な検査には、次のようなものがあります。

消化管内科

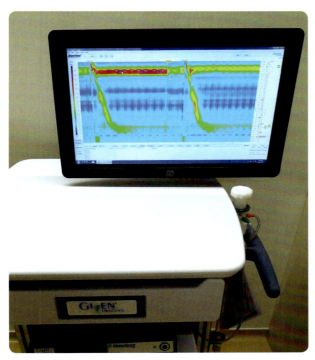

写真1 食道の運動機能をモニター上の波形で評価します

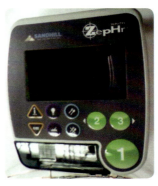

写真2 症状が出たときにはボタンを押していただき、症状出現と逆流の関連を評価します

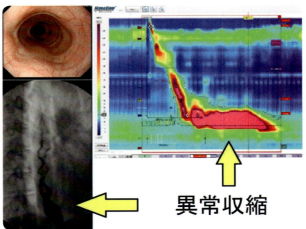

写真3 内視鏡、食道造影、HRMで観察された異常所見

異常収縮

①食道造影検査

X線で観察しながらバリウムを飲むことで、バリウムが食道内をスムーズに通過するのか、狭窄（狭くなる）や拡張（広がりすぎる）、異常な動きがないかなどを調べます。

②高解像度食道内圧測定検査（HRM：high resolution manometry、写真1）

センサーのついた細いカテーテルを、鼻から食道・胃内に留置した状態で少量の水分を数回とります。その際に測定される波形により食道の運動を調べます。

③24時間胃食道内インピーダンスpHモニタリング検査（写真2）

HRMと同様に、鼻からカテーテルを食道・胃内に留置し、24時間生活します。内服している薬が胃酸を十分に抑えられているのか、また逆流物がどのようなものか（酸性なのかアルカリ性なのか、液体なのか気体なのか）を調べるとともに、逆流と症状の出現に関連があるかどうかを調べます。

実際にPPI抵抗性GERDの診断で当院に紹介となり、前記の詳しい検査を受けたことで、食道の運動異常が見つかった患者さんもいます（写真3）。

Q いろいろな検査を受けて調べると、症状は良くなるの？

A

検査を受けて、症状が続いている原因が分かると、より有効であると予測される薬を選択することができます。また、それぞれの状況に応じた適切な治療法の選択によって、患者さんのQOL（生活の質）の改善が可能となります。

医療コラム

食道機能検査による個別化治療

胃食道逆流症（GERD）の治療は、強力な胃酸分泌抑制薬であるPPIが第1選択とされていますが、その治療が無効な症例も少なくありません。

当科では、PPIを内服しても食道の粘膜傷害や、逆流症状が十分に改善しないPPI抵抗性GERDの患者さんに対し、東海地方では初めて整備された高解像度内圧検査装置、インピーダンス測定装置を用いて詳細な食道機能検査を行っています。より詳細な病態の解析を行うことで、患者さんのQOL改善に向けた個別化治療を行うことを目指しています。

Q&Aでわかる最新治療 —— 安心で最良の医療を提供

Q2 肝炎の種類や診断法、治療法について教えてください

肝胆膵内科
伊藤　清顕
教授

肝胆膵内科
角田　圭雄
准教授

肝胆膵内科
米田　政志
教授

Q 肝炎の種類にはどんなものがあるの？

A 肝炎には大きく分けて急性肝炎と慢性肝炎があります。血液を介して感染するB型肝炎ウイルスやC型肝炎ウイルス、アルコールや自己免疫による慢性肝炎が持続すると、肝硬変や肝臓がんの原因となります。

最近では、アルコールをあまり飲まない人でも、肥満などの原因による脂肪肝により肝硬変や肝臓がんになるケースが増えてきています。このような病気を、非アルコール性脂肪性肝炎（NASH：ナッシュ）といいます。

Q C型肝炎の内服薬治療とは？

A 肝臓がんの原因として、以前は、C型肝炎が大部分を占めていました。また、その治療に関しては、1年間インターフェロンの注射を受けなければいけないという、負担の大きいものでした。しかし最近では、1日1〜2回の飲み薬の治療を2〜3か月続けるだけで、95％以上という大部分の患者さんでC型肝炎ウイルスを排除できるようになりました。

こういった最新のC型肝炎に対する治療薬は非常に高価なものですが、ほとんどの患者さんが国からの補助を受けることができます。月に1〜2万円の費用の負担で、このような成功率の高い治療を受けることができます。

B型肝炎やC型肝炎は、感染していたとしても症状が出ることは非常に少なく、気づかないうちに進行していることがほとんどです。

会社などの健康診断の血液検査では、肝炎検査が含まれていないことが多いので、注意が必要です。最寄りの保健所やクリニックで肝炎検査を無料で受けることもできます。検査を受けたことがない方は、ぜひ一度、肝炎検査を受けることをお勧めします。詳しくは、下記のHPを参考にしてください。

■あいち肝炎ネットワーク
http://www.pref.aichi.jp/kenkotaisaku/kanen/link/3_test_ordinary/test_ordinary.html

Q 非アルコール性脂肪性肝炎の診断はどうするの？

A NASHは飲酒をほとんどしないにもかかわらず、肝硬変、肝臓がんへ進行する可能性のある脂肪肝で、国内に約200万人もの患者さんが存在すると推定されています。単なる脂肪肝との鑑別診断には肝生検が必要で、当院では積極的に肝生検を行い診断しています（図）。

NASHの原因は、肥満や糖尿病などの生活習慣病だけでなく、ある種の薬剤や手術など、さまざ

肝胆膵内科

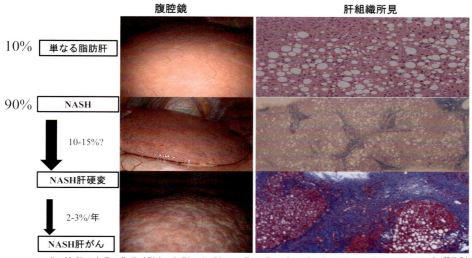

図　非アルコール性脂肪性肝疾患には単なる脂肪肝と進行性のNASHが含まれます

まな原因によって起こります。最近では、血小板数が低い（18万未満）、血清フェリチン（肝内の鉄量を反映する）、インスリン（血糖値を下げる膵臓から分泌されるホルモン）、肝臓の線維化（硬さ）を反映する４型コラーゲン7Sの高い人がNASHの可能性が高いことが判明しています。また、両親から引き継いだ体質（中性脂肪の代謝に関わるとされるPNPLA3遺伝子型がGGタイプ〈日本人の20％〉の人は脂肪肝にかかりやすく、CCタイプ〈日本人の30％〉の人はかかりにくいこと）によってNASHのみでなく、肝臓がん発生のリスクが高いことも分かってきました。

日本消化器病学会では患者さん向けのパンフレットを作成していますので、ぜひ参考にしてください。

■患者さんとご家族のための NAFLD/NASH ガイド
http://www.jsge.or.jp/files/uploads/04_nafldr.pdf#zoom=65

Q 非アルコール性脂肪性肝炎の治療はどうするの？

A　NASHと診断されたら、肝臓がんの早期発見のために定期的な画像検査（超音波検査、CT検査、MRI検査など）や腫瘍マーカー（AFP、PIVKAⅡなど）の測定を行います。

治療は、薬物や手術が原因で起きたNASHの場合は、ホルモンを補充するなど原因に対する治療を行います。肥満など生活習慣に問題がある場合は、食事や運動などの生活習慣の改善が基本で、体重の５〜７％の減量を目標とします。生活習慣改善が困難な方や、肝臓が硬くなってしまった方では、積極的に薬物療法や減量手術を行います。薬物療法では、糖尿病を合併していなければビタミンEを使用します。糖尿病を合併していれば糖尿病薬（インスリン抵抗性改善薬、SGLT2阻害薬、週１回のGLP-1作動薬の注射剤）を用いることもあります。肝硬変への進展を抑制するには、ALT値、体重、血糖値のコントロールが重要です。

当院では、希望者に対してNASHに対する新たな治療薬による臨床治験も行う予定です。また、脂肪肝の専門外来を設置して、地域のかかりつけ医との連携を行っていますので、脂肪肝を指摘された方は、紹介状を持参の上、お気軽に相談してください。

医療コラム

血液検査（M2BPGi）で肝臓がんのリスクを測定

B型肝炎やC型肝炎、NASHなどの慢性肝炎の状態では、肝臓がどれくらい硬くなっているかを診断することは、肝臓がんのリスクの予測や治療の開始時期を判断するのに重要です。これまでは、肝臓に直接針を刺して肝臓の硬さを診断していましたが、最近では私たちの開発した血液検査でM2BPGiという肝臓で作られるタンパク質上の糖鎖（細胞やタンパク質の表面に存在して、細胞の保護や情報の伝達に関わる）の違いを測定することで、簡単に肝臓の硬さを診断することができるようになりました。

この検査は保険診療で行うことができ、ほとんどの病院で受けることができます。この検査をすることにより、入院することなく正確に肝臓がんのリスクを測定でき、必要なときに治療を開始することができるようになりました。

Q&Aでわかる最新治療 ── 安心で最良の医療を提供

Q3 超音波内視鏡を用いた診断と治療について教えてください

肝胆膵内科
石井　紀光
助教

肝胆膵内科
小林　佑次
助教

肝胆膵内科
井上　匡央
医師

Q 超音波内視鏡はどのような機器ですか？

A 超音波内視鏡検査は、内視鏡カメラの先端に超音波振動子を取り付けたもので、消化管（胃・十二指腸）の中から観察を行います。体表から観察する超音波検査と比べ、より高い周波数での観察が可能です。消化管から観察するため、体表から観察する際に、妨げとなる消化管内の空気や脂肪の影響を受けずに、膵臓や胆道、胆嚢の病変などの観察を行えます。同時に超音波内視鏡下に組織を採取し、診断することも可能です。

最近では、検査のみならず、超音波内視鏡を用いたさまざまな診断や治療が行われています。

Q 超音波内視鏡を使って膵臓がんの診断ができるのですか？

A 超音波内視鏡で病変を観察しながら、胃や十二指腸を介して細い針を刺し、細胞の診断を行う超音波内視鏡下穿刺吸引術があります。鎮静下（眠る注射薬を使用）で行うため、患者さんの負担が比較的少ない検査方法です（写真1、2）。また、細胞を採取して病理学的に診断することは、確定診断に非常に有用であり、膵臓がんの診断には欠かせない検査法の1つとなっています。

当院では、採取した細胞を直ちに細胞検査士と一緒に評価を行い、適正な採取が確認できた時点で終了することで、検査に伴う患者さんの負担を最小限にするよう努めています。

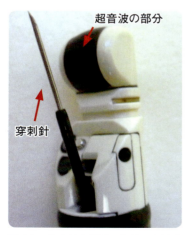

写真1　超音波内視鏡の先端と穿刺針

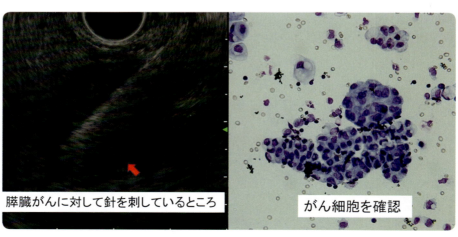

写真2　膵臓がんに対する超音波内視鏡下穿刺吸引術（左）と病理組織画像（右）

肝胆膵内科

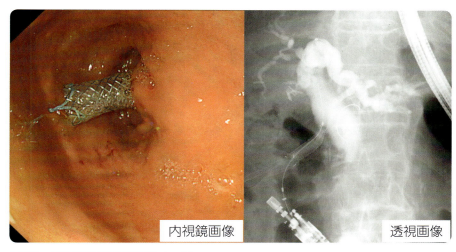

写真3　超音波内視鏡下胆道ドレナージ

Q 超音波内視鏡を使った最先端治療があるのですか？

A 超音波内視鏡はさまざまな治療に用いられます。その1つとして、超音波内視鏡下ドレナージ法という治療があります。

膵臓がんや胆道がんなどでは、しばしば胆管が狭くなり、胆汁の流れが悪くなることがあり、胆汁が流れる道をつくるために、胆管へのチューブや編み込み式のステント留置が必要となることがあります。通常は胆管の出口である十二指腸乳頭からステントを留置しますが、さまざまな理由により、困難な場合があります。このような場合の選択肢として、超音波内視鏡下に十二指腸や胃内から胆管に針を刺し、そこから胆管にステントを留置し、胆汁が流れるようにする方法があります（超音波内視鏡下胆道ドレナージ、写真3）。

また、急性膵炎を起こすと、合併症として、膵臓の周囲に液体が溜まって袋状になることがあり、感染を併発すると重症になることがあります。このような場合も、同様に超音波内視鏡下ドレナージが有効となります（超音波内視鏡下膵仮性嚢胞ドレナージ、写真4）。超音波内視鏡下ドレナージはたいへん難しい技術で、全国的にも行える施設が限られていますが、当院ではいずれの処置も対応可能です。

当院では、最新の内視鏡機器や技術を積極的に導入することで、より安全で確実な治療を提供できるように心掛けています。

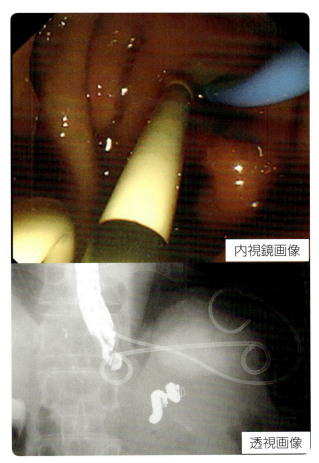

写真4　超音波内視鏡下膵仮性嚢胞ドレナージ

医療コラム

当院における超音波内視鏡検査について

近年、胆膵領域における超音波内視鏡検査の進歩は著しく、安全で有用な検査や治療が行われています。当科では、膵臓がん、胆管がん、胆嚢がんなどの悪性腫瘍に対して超音波内視鏡を用いた確定診断を行っています。

また、膵臓がんなどの悪性腫瘍により十二指腸が狭くなったケースや、十二指腸乳頭へのアプローチが困難な症例に対して超音波内視鏡を用いて胆汁が流れるようにする処置を行っています。また、急性膵炎後に膵臓周辺に液体が溜まって袋状になり感染が合併したケースでは、超音波内視鏡下膵仮性嚢胞ドレナージ術を行っています。

Q&Aでわかる最新治療 ―― 安心で最良の医療を提供

Q4 狭心症の新しい診断方法（FFR_CT）について教えてください

循環器内科
安藤　博彦
准教授

Q 狭心症とは、どのような病気ですか？

A 人は誰でも、歳をとるにつれて動脈硬化が進み、全身の血管が細くなっていきますが、心臓に血液を送る血管である冠動脈が細くなる病気のことを狭心症といいます（図）。

狭心症が悪化すると、心臓に流れる血液の量が減ってしまうため、胸が痛くなったり、心臓の機能が低下したりすることがあります。また冠動脈が突然詰まると、急性心筋梗塞と呼ばれる生命を脅かす病気に進展してしまうこともあります。そのため、早い段階で狭心症を発見し、治療に取り組んでいくことが大切になってきます。

Q 狭心症の検査には、どのようなものがありますか？

A 狭心症の検査にはとても多くの種類があり、心電図、心臓エコー検査、冠動脈CT、心筋シンチグラフィー、冠動脈カテーテル検査などが挙げられます。短時間で終わる簡単な検査から、入院を必要とするものまでありますが、国内では診断精度の高さと簡便性の両方を併せ持った冠動脈CTが広く普及しています。冠動脈CTは30分ほどでできる簡単な検査ですが、冠動脈が細くなっている部位を、非常に鮮明な画像として表すことができます（写真1）。

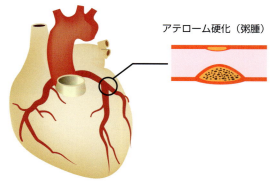

図　冠動脈が動脈硬化を起こすことによって血管が細くなります

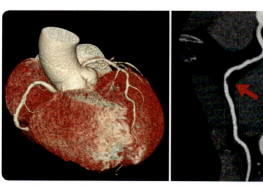

写真1　当院で行った冠動脈CT：冠動脈が細くなっている部位（矢印）を明瞭に示すことができます

循環器内科

Q 狭心症の場合、カテーテル治療の必要性をどのように判断するのですか？

A 狭心症のカテーテル治療とは、バルーン（風船）や金属ステント（網目状の小さな金属でできた筒）などを使って、細くなった冠動脈を広げる治療法です。カテーテル治療は、冠動脈を流れる血流の量が少なくなってしまった場合に必要となる治療法です。一方、冠動脈が細くても血液の量が保たれている場合、通常はカテーテル治療をする必要はありません。そのため冠動脈の血液の量を測定して、その結果によってカテーテル治療の必要性を判断します。

冠動脈の血液量を知るには、これまではFFR測定といって、冠動脈の中に細いワイヤーを入れて血流量を調べる必要があり、入院した上でカテーテル検査を行わなければなりませんでした。ところが、最近新しく開発されたFFR_CTという検査法を用いることによって、外来で簡単に検査を行うことができるようになってきました（写真2）。

Q FFR_CTとは、どのような検査ですか？

A FFR_CTは最近開発された新しい検査法で、冠動脈CTで得られた情報を、高精度のスーパーコンピューターを使って解析することにより、冠動脈の血流量を測定することができます（写真2）。解析に必要なのは、冠動脈CTの情報だけですので、すでに冠動脈CTを撮っている方であれば追加の検査を行う必要はありません。FFR_CTの結果によって、カテーテル治療の必要性を判断することができ、これまでのように入院してカテーテル検査やFFR検査をする必要がなくなります。そのため、患者さんにとって負担が軽くなり、また検査精度も高いことから、とても有益な検査と考えられます。今後、国内でも広く普及していくことが予想されます。

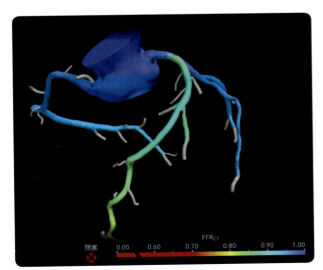

写真2　当院で行ったFFR_CT：血流量が低下している血管は赤く示されますが、この患者さんでは赤く示される血管は認められず、カテーテル治療の必要はないと判断されました

医療コラム

心臓リハビリテーションの重要性

狭心症の治療というと薬物療法やカテーテル治療などが思い浮かぶと思いますが、心臓リハビリテーションも忘れてはいけません。心臓リハビリテーションとは、運動することだけではなく、食事療法や禁煙などの生活習慣も含めて、患者さんごとの状況に応じて、狭心症の全体像を改善するために取り組むことを指します。この取り組みにより、生活の質が改善し、狭心症の再発や悪化を予防できることが分かっており、結果として健康寿命を延ばすことができます。

Q&Aでわかる最新治療 —— 安心で最良の医療を提供

Q5 心房細動に対する最新のカテーテル治療について教えてください

循環器内科
鈴木　靖司
准教授

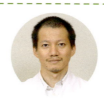
循環器内科
伊藤　良隆
講師

Q 3Dナビゲーションを使用したアブレーション治療とは？

A 心臓の中の異常な電気の発生とその伝導が心房細動の原因です。アブレーション（心筋焼灼術）とは、それらを防ぐために、心臓の筋肉をカテーテルの先端から放出される電流の熱で焼灼する不整脈の治療法の1つです。太ももの付け根から血管にカテーテルを挿入して行います。術前に撮影した心臓CTの3D画像を用いて、カテーテルの位置を確認しながら正確なアブレーション（心筋焼灼）を施行できるのが特徴です。イリゲーションカテーテルという、先端が還流水で冷却される特殊なカテーテルが使用できるようになり、術中の脳梗塞のリスクが低下するとともに、術後の心房細動の再発率も低下しました。

また、コンタクトフォースセンサーという技術を用いて、カテーテルの先端にどれだけの力が加わっているのかが分かるようになったため、安全性が飛躍的に向上しました（写真1、2）。

当院では不整脈の1つである心房細動に対しても、これらの最新技術を用いたアブレーションを施行しています。

Q 手術の合併症が怖いのですが？

A 心房細動を放置することには、大きなリスク（脳梗塞、抗凝固薬内服に伴う出血、心拡大、心不全など）が伴います。脳梗塞をきたした人の多くは、心房細動を患っていたことが知られています。また、著しい徐脈や頻脈から意識消失の原因ともなり、ペースメーカーの移植が必要となることもあります。

心房細動に対するアブレーション治療の合併症のリスク（脳梗塞、心血管損傷、神経障害など）は、不整脈に対するほかの治療法に比べると高いのですが、最新の治療機器を使用することで、現在では、かなり安全に治療を行うことが可能となっています。

当院のアブレーション治療では、患者さんの安全を第一に考えた治療方法を選択していますので、ご安心ください。

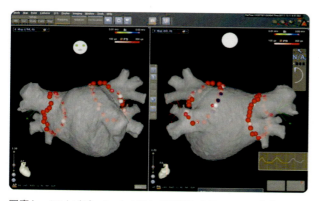

写真1　3Dナビゲーション：赤丸が実際にカテーテルで焼灼した部位です。最低限の焼灼での正確な治療が可能です

循環器内科

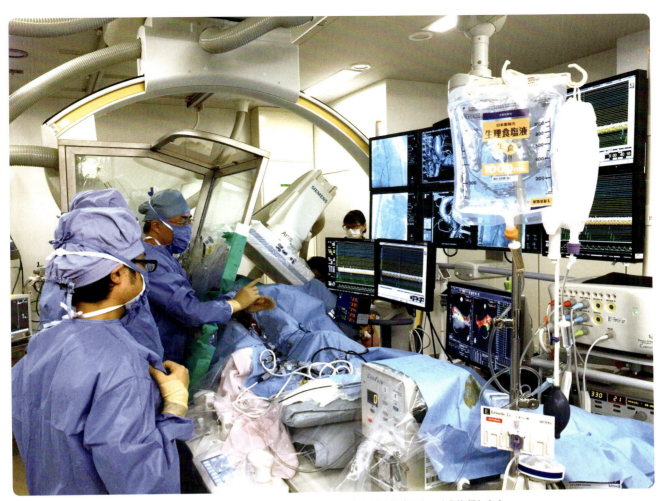

写真2　アブレーション治療の様子：血管撮影室にて、静脈麻酔を用いて、できるだけ苦痛のないよう施行します

Q 従来のカテーテルアブレーションと、バルーンを用いたアブレーションのどちらが良いのでしょうか？

A 心房細動に対する新しい治療法として、風船状のカテーテル（クライオバルーン・ホットバルーン）を使用したアブレーションが広まりつつあります。従来のカテーテルを使用したアブレーションと比べ、それぞれメリット、デメリットがあるため、どちらが良いとは一概には言えません。

バルーンアブレーションのメリットは、術者の技量にかかわらず一定の手術成績が得られることです。しかし、バルーンが接している部位しか焼灼されないデメリットがあり、患者さんの心臓の形態や不整脈の原因部位によって十分な焼灼が得られないことがあります。熟練した術者が施行する従来のカテーテルアブレーションには、患者さんに応じたオーダーメイドの治療方法が選べるメリットがあり、バルーンアブレーションを施行している施設においても再発例では従来のカテーテルアブレーションが施行されているのが現状です。

医療コラム

不整脈を指摘された患者さんへ

不整脈は、疲れ、ストレス、睡眠不足、大量のカフェイン、下痢や脱水などが原因で悪化します。狭心症や甲状腺疾患、貧血など、ほかの疾患が原因となっていることもあります。無症状のものもありますが、放置すると危険なこともあるので油断は禁物です。カテーテルアブレーションの適応となる不整脈は、心房細動以外にもさまざまなものがあります。そのほとんどが根治可能ですので、不整脈で何かお困りのことがあれば、お気軽に循環器内科医に相談してください。

Q&Aでわかる最新治療 —— 安心で最良の医療を提供

Q6 稀な病気、肺胞蛋白症の治療について教えてください

呼吸器・アレルギー内科
山口　悦郎
教授

Q 肺胞蛋白症とはどんな病気なの？

A　肺の最も奥に肺胞という、とても小さな袋状の構造があります。大きさは10分の1～2mmです。肺胞は吸い込んだ空気から酸素を取り入れ、炭酸ガスを出しています。空気を取り入れるため、肺胞はいつも膨らんでいなくてはなりません。そのために必要な物質がサーファクタントです。通常サーファクタントは肺胞の内側にうっすらと適量存在しています（図1）。

肺胞蛋白症は、そのサーファクタントがさまざまな原因で余分に溜まり、肺胞全体を占めてしまうようになる病気です（写真）。そうなると空気が肺胞

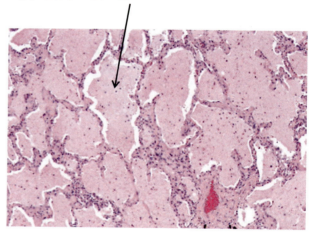

すべての肺胞がサーファクタントで満たされている

写真　重症肺胞蛋白症の患者さんの肺の顕微鏡写真

に十分に入らなくなり、患者さんは酸素欠乏に陥ったり、溜まったサーファクタントのせいで咳や痰に苦しみます。

肺胞蛋白症は古くから知られている病気ですが、患者数はとても少なく、国内で1年間に新たに発症する方は、100万人に1人未満と考えられています。

Q 全肺洗浄とは、どのような治療なの？

A　成人の肺胞蛋白症のうち約90％は、サーファクタントを適量に保つために必要な物質の働きが低下して発症します。自分の体が産生す

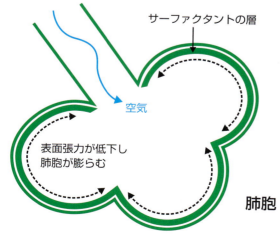

図1　肺胞とサーファクタント

（サーファクタントの層／空気／表面張力が低下し肺胞が膨らむ／肺胞）

呼吸器・アレルギー内科

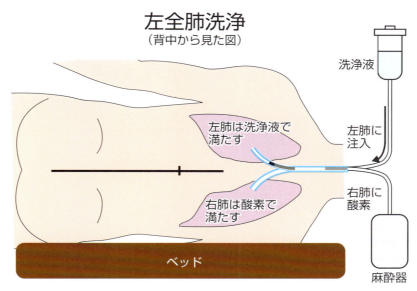

図2　左全肺洗浄の方法

る「抗体」が原因です。しかし、不思議なことに20〜30％の方は自然に良くなります。したがって、まずはしばらく経過をみます。しかし、その結果悪化したり、最初から症状が強い方では「全肺洗浄」を行います（図2）。

これは全身麻酔をかけ眠った状態で、手術室において片肺に生理食塩水を満たし、次にそれを排出するということを20〜30回繰り返します。これによって溜まっているサーファクタントが除かれ、肺胞に空気が入るようになって症状が改善します。この方法により、しばらく治療をしなくて済むようになる方もいますが、再燃（病気が再度悪化すること）する方では、全肺洗浄を繰り返すことがあります。

当科は、麻酔科の協力を得て豊富な全肺洗浄経験があり、さまざまな重症度の方に対して、いろいろ工夫を凝らして全肺洗浄に取り組んでいます。

 そのほかの治療法はないの？

A　全肺洗浄は効果が確実ですが、左右の肺の洗浄と洗浄後の体力の回復を含めて、約1か月の入院が必要です。また、合併症が発生する可能性もあります。より簡単な方法として、前述の抗体が産生されるタイプの肺胞蛋白症では吸入療法が試みられています。この治療法は現在、公的医療保険の適用ではありませんので自費診療になります。

当科では、東海地区で唯一新しい医薬品の効果を確かめ、公的医療保険の適用を目指す臨床治験を実施しています。この臨床治験に参加される場合は、費用をかけずに吸入療法を受けることができます。しかし、対象となる患者さんには条件があり、治験に参加できる期限もありますので、詳しくは当科にお問い合わせください。

医療コラム

指定難病になっている自己免疫性肺胞蛋白症

抗体が産生されるタイプの肺胞蛋白症（自己免疫性肺胞蛋白症）は、血液中の抗体濃度を測定しなければ診断がつきません。現在、国内で抗体濃度を測定できるのは、当科を含め3施設です。また、自己免疫性肺胞蛋白症は厚生労働省の指定難病になっています。動脈血の酸素の量がある数値以下であったり、ほかの条件が満たされれば医療費助成の対象となります。当科はこれまで10年間にわたり、厚生労働省の難治性疾患克服事業の調査研究班員として活動しています。「肺胞蛋白症一般利用者向け情報サイト」（http://www.pap-support.jp/）に、肺胞蛋白症に関するより詳しい情報が掲載されています。

Q&Aでわかる最新治療 ── 安心で最良の医療を提供

Q7 ホルモンの治療に、年齢や性別が関係ありますか？ 大人でも成長ホルモンが必要なのですか？

内分泌・代謝内科
高木　潤子（たかぎ　じゅんこ）
教授

Q どうしてホルモンの病気になるのですか？

A 脳の中心の少し下の部分は、間脳（かんのう）と呼ばれます。この間脳のすぐ下には、下垂体（かすいたい）という小さな突起があります。間脳は、生命活動の三本柱である、食欲・睡眠・性行動、そのほかにも自律神経、体温、口渇感などのコントロールセンターであり、人間の行動や体の働きを24時間調節しています。

一方、下垂体は、間脳から命令を受けて、成長ホルモンなどのさまざまなホルモンを作る分泌腺です。下垂体から分泌されたホルモンは、血液の流れに乗って、体の隅々まで運ばれ、卵巣を刺激すれば女性ホルモンを、精巣なら男性ホルモンを、甲状腺では甲状腺ホルモンを分泌させます（図1）。そのほかにも、いろいろなホルモン分泌臓器があり、体内では100種類以上のホルモンが作られています（図2）。

間脳や下垂体の腫瘍（しゅよう）、炎症、また強いストレスは、これらホルモン分泌のコントロール異常を起こします。また、間脳・下垂体から命令を受ける各種の分泌臓器そのものが、腫瘍や炎症を起こすことによっても、ホルモン分泌の異常が起き、さまざまな病気を引き起こします。

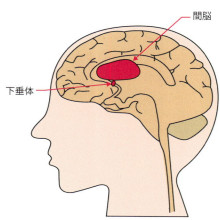

図1　間脳下垂体は、人間の生命活動を制御しています。間脳には、いくつもの重要なセンサーがあり、下垂体のホルモン分泌をコントロールすることにより、全身を管理しています

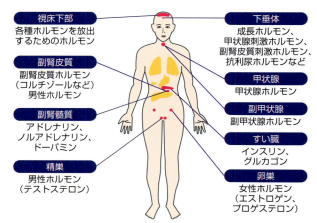

図2　全身には、さまざまなホルモン分泌臓器があります。このほかにも、筋肉、脂肪、骨など多くの場所でホルモンや、ホルモンのような物質が作られます

Q どのような症状が出ますか？

A ホルモンは、種類によって働きが異なります。また、同じ種類のホルモンでも、年

内分泌・代謝内科

主な症状	原因となり得る病名
倦怠感、低血圧、勃起障害、無月経、多尿、女性化乳房など	下垂体前葉機能低下症、尿崩症、中枢性肥満症、巨人症、先端巨大症、クッシング病、低ゴナドトロピン性男性性腺機能低下症、女性化乳房、神経性食欲不振症など
動悸、疲労感、不眠、傾眠、脱毛など	バセドウ病、橋本病、亜急性甲状腺炎、甲状腺ホルモン受容体異常症、甲状腺腫瘍など
低身長、体型異常、骨密度低下など	骨粗鬆症、骨形成異常症、副甲状腺機能亢進症または低下症、偽性副甲状腺機能低下症、骨軟化症など
倦怠感、低・高血圧、低血糖・糖尿病など	原発性アルドステロン症、クッシング症候群、褐色細胞腫、副腎腫瘍、アジソン病など
思春期欠如、性器発達異常、肥満など	クラインフェルター症候群、カルマン症候群、特発性など
ホルモン異常を伴う遺伝に関する悩み	染色体異常症（ターナー症候群、ダウン症候群）、遺伝子変異（多発性内分泌腫瘍症、家族性高コレステロール血症、乳がんなど）、プラダーウィリー症候群など

表　内分泌・代謝内科で診察する疾患

齢や性別によって、分泌量や効果が変化します。成長ホルモンは、成長期にたくさん分泌され、子どもの骨を縦に伸ばし、成長と発達を促します。成人した後も分泌されますが、その量は子どもの頃に比べれば少なくなります。大人の骨はすでに完成しているため、長さは伸びません。代わりに、成熟した大人の、太く丈夫な骨を維持します。骨以外にも、筋肉の増強、脂肪や糖質の代謝など、さまざまな働きがあります。

　成長ホルモンの分泌が不足すると、筋肉量の減少、体脂肪の増加、骨・脂質・血糖の異常のほか、疲労感、集中力低下、抑うつなどの精神症状が現れます。子どもの成長ホルモンの不足は、低身長を起こすため、周囲が気づくことが多いのですが、成人の場合は老化現象と間違えられて、見過ごされがちです。また逆に、成長ホルモンの分泌が多すぎると、成人では、顔かたちの変化、睡眠時無呼吸、関節の痛み、糖尿病などを起こします。男性ホルモンも、成長ホルモンと似た作用を持っています。不足すれば、筋力や性力の低下などが起こります。

　ホルモンは、決して休むことなく分泌され続けていますが、その量はほんのわずかです。例えば、一生の間に分泌される女性ホルモンの総量は、ティースプーン1杯程度とされます。このうちの、ごく小さな乱れが、無月経や骨粗しょう症による骨折などの、深刻な病気を起こします。

Q どのような検査や治療がありますか？

　まず、血液検査が必要です。ホルモンを刺激する物質を注射、または内服して採血を行い、血中のホルモンの分泌量が、どのように変化するかにより診断します。血中のホルモンの濃度は非常に低く、時間帯・食事・体位などにより、分泌の状態が変化します。このため、安静・空腹など、各種ホルモンの分泌が影響されない状態で検査を行います。また、ホルモンを分泌する臓器の画像検査も行います。必要に応じて、超音波、CT、MRI、シンチグラムなどを選びます。

　下垂体からのホルモン分泌が障害された状態を、間脳下垂体機能障害と呼びます。重症であれば、厚生労働省の指定難病に該当します。治療の基本は、分泌の乱れを正常に戻すことです。ホルモンが不足していれば補充を、過剰であれば抑制をします。治療に使われる薬の多くは、ホルモン製剤です。内服や注射により、ホルモンのバランスを、各患者さんにとって最適な状態に回復させ、維持します。

医療コラム

専門医の多様な視点から病気を診る

　例えば甲状腺なら、バセドウ病は100人に1人、橋本病や甲状腺腫瘍は5〜10人に1人と、とても多い病気なのです。特殊な病気ではないのですが、時にはほかの病気の原因となり、また合併症として発病します。患者さんの体は1つですが、病気は1箇所だけ診ればいいものではありません。遺伝や体質、精神にも関係します。

　私たち内分泌・代謝内科専門医は、全国で2000人余りと内科のなかでとびきり少ないので、馴染みがないかもしれませんが、臨床遺伝・糖尿病などの専門医でもあり、さまざまな視点から診察し、遺伝のことで悩む方の遺伝カウンセリングも行います。現在診察中の下垂体機能低下症の患者さんは、東海・北陸・近畿・中国・四国エリアで最多数、全国4番目です。このようなすべての患者さんに応えることが、私たちの願いです（表）。

Q&Aでわかる最新治療 ── 安心で最良の医療を提供

Q8 神経内科で行っている認知症の治療法を教えてください

神経内科、脳卒中センター
泉　雅之（いずみ　まさゆき）
准教授

Q 認知症になると、どのような症状が出ますか？

A 認知症とは、成長の過程で正常に発達した脳の働きが徐々に低下してしまい、仕事や日常生活に支障をきたすようになった状態のことをいいます。

年齢を重ねると誰でも物忘れを自覚することがありますが、それだけでは認知症になったとはいえず、プラスアルファの問題、すなわち仕事や日常生活に支障が出てくることが、認知症を疑うきっかけとなります。生活に支障が出てきても患者さん本人は気づかず、むしろ周りの人、例えば家族によって「おかしい、変だ」と気づかれることが多く、また医療機関へ患者さん1人ではなく、家族に連れられて受診する方が多いことが特徴です。

認知症の症状は、大きく分けて認知症の核となる中核症状とそれに伴う周辺症状の2つがあります。中核症状には物忘れ、すなわち新しく覚えたことを記憶にとどめることができないだけでなく、日付や場所の見当がつかなくなったり、物事の段取りができなくなったり（遂行障害）などの症状が含まれます。周辺症状は、主に気分や行動の障害であり、怒りっぽくなったり、落ち込んでしまったり、無目的に歩き回ったり（徘徊）などがこれに当たります（図）。

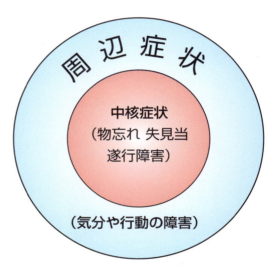

図　認知症の中核症状と周辺症状との関係

Q 認知症をきたす病気には、どのようなものがありますか？

A 認知症をきたす病気としては、アルツハイマー型認知症やレビー小体型認知症が有名ですが、脳卒中や脳腫瘍（のうしゅよう）、ビタミンB_{12}欠乏症、甲状腺機能低下症などでも認知症を引き起こす原因になることがあります。

当科では、患者さんの詳しい診察に加え、血液検査や画像検査などの精密検査を行うことによって認知症の原因を明らかにし、適切な治療を行っています（表1）。

神経内科、脳卒中センター

原因治療を行うべき認知症
脳腫瘍、ビタミンB$_{12}$欠乏症、 甲状腺機能低下症など
それ以外の認知症
アルツハイマー型認知症、レビー小体型認知症、 脳血管性認知症 前頭側頭型認知症（ピック病等）など

表1　原因治療が可能な認知症とそれ以外の認知症

アルツハイマー型認知症に適応：
ドネペジル（アリセプト®）、ガランタミン（レミニール®） リバスチグミン（イクセロンパッチ®、リバスタッチ®）* メマンチン（メマリー®）
レビー小体型認知症に適応
ドネペジル（アリセプト®）

*パッチ製剤（無印は錠剤）

表2　現在販売されている抗認知症薬

Q　認知症の治療法はありますか？

A 　前述した病気の中で、脳腫瘍やビタミンB$_{12}$欠乏症、甲状腺機能低下症はその原因治療を行うことによって認知症の根本治療が可能となります。しかし、アルツハイマー型認知症やレビー小体型認知症には、今のところ根本的な治療はなく、薬で遅らせることしかできません。現在販売されている抗認知症薬は、ドネペジル、ガランタミン、リバスチグミン、メマンチン（いずれも一般薬品名）の4種類で、このうちドネペジルは、レビー小体型認知症でも進行を遅らせる効果が認められています（表2）。

　次に、脳卒中からくる認知症は脳血管性認知症といいますが、これも薬や生活習慣の改善で脳卒中の再発予防をしつつ、認知症の進行を抑えていくことしか方法はありません。

　また、ピック病をはじめとした前頭側頭型認知症では、治療よりも適切なケアが主体であり、精神症状が強い場合には精神神経科での対応が必要となってきます。

　治療が可能な認知症はきちんと原因治療を行い、それ以外の認知症には、病状の進行を遅らせる薬とともに、適切なケアや心理療法を組み合わせて行っていくことが理想です。心理療法には、音楽療法や回想法などがあり、心身の安定化、意欲の面での効果が期待できます。これらの心理的アプローチは、認知症の中核症状と周辺症状の治療に良い影響を与えますが、周辺症状については、これまでに述べてきたことだけでは対応できないこともあり、その場合には精神神経科と協力して対応していくことになります（詳細は精神神経科の130ページ参照）。

　なお、当院は2013年9月1日付で愛知県より認知症疾患医療センターの指定を受け、神経内科と精神神経科が相互に連携して認知症の診療を行っています。認知症に関することは、病院1階の医療福祉相談室までお気軽に相談してください。

医療コラム

認知症疾患医療センターについて

　認知症患者とその家族が住み慣れた地域で安心して生活ができるための支援の一つとして、都道府県及び政令指定都市が指定する病院に設置するもので、保健・医療・介護機関等と連携を図りながら、認知症疾患に関する鑑別診断、地域における医療機関等の紹介、問題行動への対応等についての相談受付などを行う専門医療機関です。

　事業内容は、（1）外来診療、（2）専門医療相談、（3）鑑別診断とそれに基づく初期対応、（4）周辺症状・身体合併症への急性期対応、（5）かかりつけ医等への研修会の開催、（6）認知症疾患医療連携協議会の開催、（7）認知症に関する情報の収集及び発信です。（愛知県ホームページより引用）

Q&Aでわかる最新治療 ── 安心で最良の医療を提供

Q9 パーキンソン病について教えてください

神経内科、脳卒中センター
田口 宗太郎（たぐち そうたろう）
助教

Q パーキンソン病はどんな病気ですか？

A パーキンソン病は、ドパミンという化学物質を産生して情報伝達に用いている神経の数が減ることにより、ドパミンが脳内で不足し、これに由来するさまざまな症状が現れる病気です。明確な原因はまだ解明されておらず、国から難病の指定を受けています。50歳以降の方に発症することが多く、国内では1000人に1人くらいの割合で患者さんがいます。

Q パーキンソン病には、どんな症状がありますか？

A パーキンソン病は、手足の震え、動きの鈍さ・少なさ、筋肉のこわばり、転びやすいなどの症状をきたします。手足の震えは静止時振戦（せん）といい、リラックスしているときに目立ちます。また、動きの鈍さ・少なさ、筋肉のこわばりは、表情の乏しさや書字の小ささ（写真1）、歩きにくさなどとなって現れます（動作緩慢・寡動・筋強剛）。

これらの症状は多くの場合、体の左右どちらか片方から始まり、徐々に反対側に広がります。また、このような動きにかかわる症状をきたす前に、便秘、頻尿など自律神経にかかわる症状、あるいは抑うつ

写真1　パーキンソン病の患者さんに字を書いてもらいました。だんだんと字が小さくなっていくことが分かります

など精神にかかわる症状が先行することも知られています。

このような症状に気づいたら、かかりつけ医の先生に相談の上、当科の受診をお勧めします。

Q パーキンソン病と似た症状を起こす病気があるのですか？

A パーキンソン病と似たような運動にかかわる症状は、さまざまな病気で起こります。進行性核上性麻痺（かくじょうせいまひ）や多系統萎縮症（たけいとういしゅくしょう）などの神経難病、脳の血流障害（脳血管性パーキンソン症候群）、薬の副作用（薬剤性パーキンソン症候群）などです（これらはパーキンソン症候群とも総称されます）。パーキンソン病とパーキンソン症候群は全く異なる病気です。

また、例えば本態性振戦という高齢者でよくみられる震えは、パーキンソン病の振戦と違ってコップを持つ、字を書くなどの動作により震えが強くなります。したがって、症状の原因となる病気を的確に

神経内科、脳卒中センター

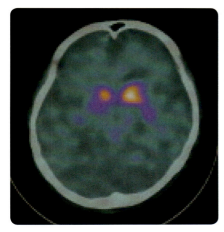

写真2 大脳においてドパミン神経が減少していることを間接的に証明することができる、最新の画像検査の写真です。これは、パーキンソン病患者さんの結果で、健常の人では明るい色の部分が左右対象の整った勾玉の形になります

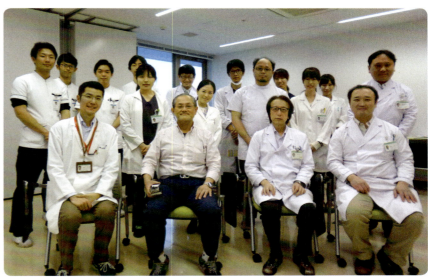

写真3 神経内科のスタッフ

見極めるためには、神経内科医が患者さんから話を詳しく聴いた上で専門的な診察をし、そして適切に精密検査を行うことが必要です。場合によっては何度も通院して、やっと診断に至るということも珍しくありません。

当科では、高性能な最新検査を駆使し（写真2）、より正確な診断を可能にすべく全医局員が一丸となって、日夜、診療に従事しています（写真3）。

Q パーキンソン病の治療には、どのようなものがありますか？

A ドパミンを補充するため、体の中でドパミンに代わるドーパという薬や、ドパミンと同じ作用を持つ薬、ドパミンの効果を長続きさせるような薬の投与が行われます。これらの薬には、飲み薬のほかに貼り薬や注射薬があります。発症当初は安定して薬の効果を実感できることが多いのですが、病気の進行や薬の長期使用・増量により、さまざまなトラブルが起こります。これには、ウェアリングオフ現象（薬の持続時間が短くなり、効果が切れてくる）や、オンオフ現象（薬を飲んだ時間に関係なく、症状が良くなったり、悪くなったりする）、薬が効き過ぎて体が勝手に動いてしまうジスキネジア、そして幻覚、認知症などがあり、神経内科医による細やかな診察と治療調整が必要となってきます。

また、飲み薬だけでの治療が難しい場合、限られた患者さんですが、脳内に電極を設置する外科治療や、胃腸にドパミンを持続的に投与するチューブを造設する手術を検討することもあります。その一方で、ストレッチやリハビリテーションなどの運動療法も有効です。適度な運動習慣を身につけることは、症状の安定化・改善をもたらし、気分を健やかにする効果があります。

当科では、日々の診療の中で、患者さんと十分なコミュニケーションをとりつつ、適宜、最良のパーキンソン病治療を提供しています。

医療コラム

神経内科とは？

体の隅々に張り巡らされた神経系をおかす病気はさまざまで、脳卒中、パーキンソン病、筋萎縮性側索硬化症（ALS）、認知症、脳炎、てんかん、多発性硬化症などがあります。これらは麻痺、喋りにくさ、物忘れ、頭痛、けいれん、しびれ感など、さまざまな症状をきたし、患者さんが神経内科を受診するきっかけとなります。

神経疾患の診断には、話を詳しく聴くこと（問診）に加えて専門的診察が必要であり、診察に1時間以上かかることもあります。正しい診断がより適切な治療を導き、それが患者さんの幸せ、さらには健全な社会への貢献につながる、これこそが、神経内科医が大切にしていることなのです。

Q&Aでわかる最新治療 ── 安心で最良の医療を提供

Q10 関節リウマチの診断、治療法を教えてください

腎臓・リウマチ膠原病内科
坂野　章吾　教授
（ばんの　しょうご）

Q 関節リウマチは、どのような症状が起こるの？

A 主な症状は、朝の手のこわばり感です。また、手指・足趾（足の指）の小関節および足・膝・肘・肩の関節に左右対称に起こります。

最初は「写真1」のように足趾の付け根、特に小趾（小指）が腫れて痛くなり、気づかないうちに変形していくことがあります。手指の第1関節（指先に一番近い関節）のみが硬く腫れるのは変形性指関節症が多いのですが、第2関節、手足指の付け根の関節が腫れて痛いのは関節リウマチが考えられます。複数の手指が曲げにくい感じがあれば、リウマチによる腱鞘炎が関節炎とともに発症していることが考えられます。

Q 関節リウマチは、どのように診断されるの？

A 関節リウマチをはじめとした膠原病疾患は、特徴的な症状、検査などを組み合わせて、ほかの疾患と分類することにより診断されます。悪性腫瘍、細菌感染症のように細胞・組織・細菌培養の結果で診断されるものではなく、時間経過とともに診断が変わることもあります。

関節炎はリウマチ以外の膠原病、例えばシェーグレン症候群（口腔、眼の乾燥症状）、全身性エリテマトーデス（全身にさまざまな症状が現れる病気）でも起こり、また、パルボウイルスB19感染（リンゴ病）などのウイルス感染でも起こります。実際に関節リウマチによる関節炎があるかどうかは、手、足などの関節エコー（写真2）で滑膜炎の有無を確認することで診断ができ、この検査は診察室で行えます。

画像診断では、単純X線検査で明らかな骨びらん（骨・関節病変）がない場合でも、関節エコー（写真3）、さらに関節MRI検査（写真4）での確認が有用です。

血液検査では、リウマトイド因子は関節リウマチ以外でも陽性になりますし、CCP抗体が陽性であ

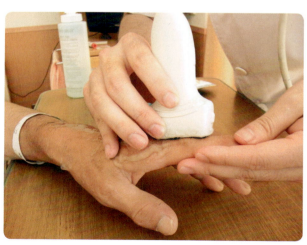

写真2　関節エコー
診察室で手、手指、足趾などにゼリーを塗り関節部位を観察します

腎臓・リウマチ膠原病内科

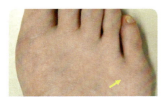
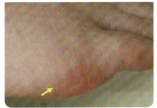

写真1　手指・足趾の関節腫脹・疼痛（腫れて痛い）
足趾の付け根が腫れて痛くなります

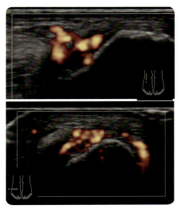

写真3　関節エコー撮影画像（「写真1」と同じ足の小趾）
パワードプラで関節内に血流シグナルが赤く見えます

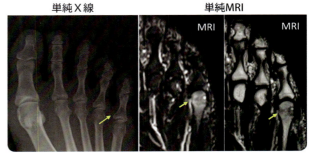

写真4　単純X線・MRI検査（「写真1、3」と同じ足の小趾）
骨びらんが見えます

れば、関節リウマチの可能性が高いです。また、関節リウマチは関節以外に肺病変、血管炎など全身多臓器に病変をきたします。

 関節リウマチの治療法は、どのようなものがあるの？

A メトトレキサート（MTX）という葉酸代謝を抑える薬剤が基本となる第一選択薬です。しかし、MTX投与の可否により、治療が変わりますので、投与前に間質性肺炎、結核既往の有無、腎機能異常、B型肝炎リスクの確認が必要であり、治療中も常に投与の可否判断を行います。

MTX投与に関しては、①妊娠を希望される場合はMTXを投与できません、②MTXをできるだけ増量しますが、肝機能異常、気持ち悪さがあり、増量しにくいことがあります、③リンパ増殖性疾患（リンパ腫）を併発することがあります、などの注意点があります。

副腎皮質ステロイド薬（プレドニゾロン）は活動性が高い場合（関節の痛みや腫れ）に少量を投与しますが、半年以内の中止を目指します。この薬の副作用としては、骨粗しょう症、感染症を併発しやすくなります。そのほかに、生物学的製剤といって炎症を起こす物質をターゲットとした薬剤、さらに細胞内のシグナル伝達を抑えて免疫を抑制するJAK阻害薬という薬剤もあります。生物学的製剤は点滴、皮下注射（自己注射）があります。

投与する薬の選択は、個人の利便性、合併症リスクを考慮し、患者さん一人ひとりに都合がよいものを考えて提示します。しかし、これらのリウマチ炎症に直接に有効な薬剤は高価であり、感染症など有害事象の併発リスクが高く注意を必要とします。当科では約50％の方に生物学的製剤を投与しています。

医療コラム

ともに最善の治療を考える

関節リウマチ診療は最善のケアを目指すものであり、患者さんと医師の協同的意思決定に基づき行われます。関節炎は速やかに活動性を低く抑えて、長期に寛解を目指します。早期にリウマチ治療を行うことが重要ですが、すでに一部の関節で骨破壊が進行して変形をきたしていても、ほかの部分の関節炎が進行していかないように、利益、不利益を考えて治療します。関節リウマチ治療は副作用が多くあり、合併症リスク評価が重要です。妊娠を希望される方も治療法をともに考えます。あきらめずに治療を継続することが重要です。

Q&Aでわかる最新治療 —— 安心で最良の医療を提供

Q11 CKD 教育入院について教えてください

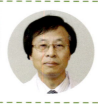
腎臓・リウマチ膠原病内科
伊藤 恭彦 教授

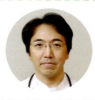
腎臓・リウマチ膠原病内科
吉野 雅文 助教

Q 腎臓はどんな働きをしているの？

A 腎臓は背中側の腰から5cmほど上の左右に2つあって、そら豆のような形をした握りこぶしくらいの大きさです（図1）。体のバランスをとるために非常に大事な仕事をしており、尿をつくって体の中の水分調整・電解質の管理・老廃物の排泄を行っています。また、血圧の調節・血液をつくる・骨を強くするなどの仕事もしています（表）。

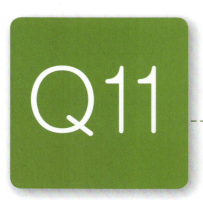

図1　腎臓は背中側に位置しています

1.	尿を作って老廃物の排泄・水分の調節
2.	電解質・酸アルカリの調節
3.	血圧の調節
4.	血液をつくる調節
5.	ビタミンDを活性化して骨を強くする

表　腎臓の働き

Q CKDとはどんな病気なの？

A CKDとは慢性腎臓病（Chronic Kidney Disease）の略称で、腎臓の働き（GFR）が健康な人の60％以下に低下するか、あるいはタンパク尿が出るといった腎臓の異常が続く状態をいいます。

国内のCKD患者さんは1300万人以上で、成人の8人に1人がCKDということになります。

CKDが進行して末期腎不全に至ってしまうと、腎代替療法（血液透析・腹膜透析・腎移植）が必要となってしまうので進行を防ぐことが大切です。

治療にあたってまず行うことは生活習慣の改善（禁煙・減塩・肥満の改善など）であり、さらに血圧管理・食事管理が重要です。また、CKDが心筋梗塞や狭心症などを発症するリスクを高めることも立証されており、早期治療介入が必要な病気です。

当院では、CKD教育入院により、早期治療介入を積極的に行っています。

Q CKD 教育入院ではどんなことをするの？

A 腎臓内科専門病棟で5泊6日の教育入院をしていただき、担当スタッフが1週間指導にあたります（図2）。

・腎臓の知識の整理

「腎臓って何？」「どんな仕事をしているの？」「クレアチニンの意味は？」など、腎臓の仕組みについてスタッフと一緒に勉強し知識を深めます。

・栄養指導・生活指導

毎日3食、腎臓病食を食べて、タンパク制限・塩分制限を体験します。栄養士からの栄養相談も入院

腎臓・リウマチ膠原病内科

	月曜日	火曜日	水曜日	木曜日	金曜日	土曜日
午前	入院 検査	腎臓の話 腎臓って何？ 一緒に勉強しましょう 検査	パンフレット指導 血圧測定の話もしていきます	パンフレット指導	検査	退院 次回外来受診予約 内服薬の確認 次回検査の確認
午後	集団栄養指導 ※食事を作る方と一緒に受けてください 13B病棟内カンファレンスルーム	血液透析の説明・見学 腎センター 透析室を実際に見てみましょう	薬剤指導 薬の飲み方・副作用などの勉強をしましょう	腹膜透析の説明 13B病棟内カンファレンスルーム 病棟担当医によるインフォームドコンセント	腎移植の説明 移植について学びます 医療福祉相談 ソーシャルワーカーが説明します （保険制度など） 個人栄養相談 外来看護師の挨拶 外来棟4階腎センター内	
食事	腎臓病食 →					
排泄	蓄尿してください					
生活	院内自由です・体重測定を毎日・血圧測定（朝・昼・夕）行ってください					
清潔	シャワー・入浴：可					

図2　CKD教育入院の週間予定表

当日と最終日の2回行い、退院後に自宅で継続できるよう指導します。毎日の血圧測定など、生活指導も進めていきます。

・薬剤指導

　CKDに対する治療の基本は、食事療法・生活習慣の改善が第1になりますが、薬の内服が必要となる方が多いのが現状です。内服する薬の効果・作用・副作用をしっかり理解し、効果を発揮するには内服するタイミングなども重要となるので、薬剤師が個別に指導にあたります。

・腎代替療法の見学

　血液透析、腹膜透析、腎移植の知識を整理します。また、透析の原理・方法を分かりやすくスタッフが説明し、血液透析・腹膜透析については、実際に現場見学をしていただき理解を深めます。

 Q 腎臓が悪くなったら、どんな症状が出るの？

A 　腎機能が健康な人の10％以下となり、腎機能が破綻(はたん)してしまうと、いろいろな症状が出てきます。これを「尿毒症状」といいます（図3）。しかし、腎機能が10％以下になるまでは、ほとんど自覚症状がないため、検診などで定期的に尿・血液検査をする必要があります。尿毒症は、次に挙げるようなさまざまな症状を伴います。
①老廃物の蓄積による吐き気・倦怠感(けんたいかん)・掻痒感(そうようかん)・意

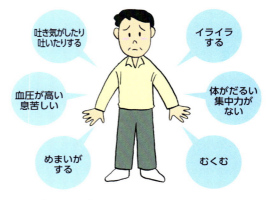

図3　さまざまな尿毒症状

識障害
②水分の体内貯留による呼吸苦・浮腫(ふしゅ)（むくみ）・高血圧
③電解質・酸の異常による不整脈・しびれ
④造血ホルモン低下による貧血
⑤ビタミンD活性化低下による骨の脆弱化(ぜいじゃくか)（もろくなること）

医療コラム

CKD（慢性腎臓病）と CVD（心血管疾患）について

　CKDで腎機能が低下すると合併症でCVDを発症し、亡くなる方が増加しています。そして、タンパク尿が多く出ることはCVDの発症を倍増させることが分かっています。

　CVDには動脈硬化・高血圧・尿毒素・酸化ストレスなど、さまざまな要因があるといわれています。また、脂質異常・肥満・糖尿病などは動脈硬化を引き起こす原因となるので、生活習慣の改善を心がけることが大切です。

Q&Aでわかる最新治療 ── 安心で最良の医療を提供

Q12 健診で「貧血」と言われました。何か原因があるのでしょうか？

血液内科
高見　昭良
教授

血液内科
花村　一朗
教授

血液内科
渡会　雅也
講師

Q 「貧血 = 鉄不足」なのですか？

A 「貧血」と言われ、最初に思い浮かべるのは「鉄不足」だと思います。しかし、成長期の子どもや生理がある女性を除くと、鉄不足による貧血はそれほど多くありません。逆に、成人男性や高齢者で鉄不足による貧血がみつかると、胃がんや胃潰瘍、大腸がんなど胃腸の病気が隠れていないか注意が必要です。胃にピロリ菌が感染し、鉄が吸収されにくくなることもあります。鉄不足による貧血と診断されても、通常は食事や健康食品だけで鉄分を補えないこともご理解ください。鉄不足以外に、ビタミン、ミネラルの不足や、リウマチのような慢性炎症、腎臓の病気、がんが原因の貧血もあります。

貧血には必ず原因があり、それを明らかにすることが大切です。健診などで貧血と言われたら、血液内科を受診していただき、適切な診断と治療を受けることをお勧めします。なお、貧血とは赤血球の不足のことです。ふわふわした感覚や立ちくらみは「脳貧血」と呼ばれ、貧血とは異なります。

Q 血液検査で貧血の原因が分かりますか？

A 中高年男性の貧血や、閉経期を迎えた女性の貧血は別の病気が原因となっていることが多く、特に注意が必要です。当院には、最新鋭の高性能血球分析装置XN-5000（写真）が配備されており、血液数ccだけで精密な解析が可能です。しかも1時間以内に結果が得られます。鉄不足であれば、消化管（口から肛門まで）に病気がみつかることがあります。

鉄以外に、ビタミンB_{12}や葉酸、銅、亜鉛といったビタミンやミネラルの不足でも貧血が起こります。また、血液が壊れやすくなる貧血（溶血性貧血）もあります。胆石や黄疸をきっかけに、溶血性貧血がみつかることもあります。肝臓や腎臓など内臓の病気やホルモンの病気、がんが原因のこともあります。

前回の健診よりヘモグロビンの値が2以上低下している場合は、特に注意してください。赤血球に加え、白血球や血小板も減っている場合、骨髄で血液がしっかりつくられているか調べるため、骨髄検査が必要になることがあります。当院は、血液内科と血液検査技師が緊密に連携し、平日午前中の受診であれば、当日に骨髄検査を受けることも可能です。骨髄検査は大変な検査ではなく、「骨髄からの採血」といった感覚が正しいと思います。

血液内科

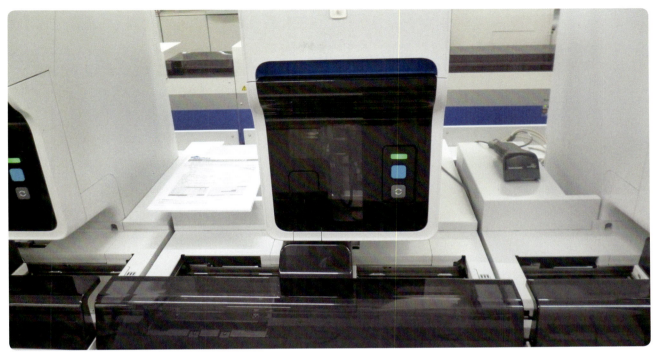

写真　高性能血球分析装置XN-5000により、少量の血液で迅速に血液検査が可能になりました

Q ビタミンB$_{12}$が不足すると、どんな症状が起こるのですか？

A ビタミンB$_{12}$はとても重要なビタミンです。不足すると、赤血球・白血球・血小板の減少やしびれ、めまい、舌の痛み、白髪、認知機能の低下などが起こります。ビタミンB$_{12}$は肉や魚に多く含まれますので、菜食主義を除くと、通常の食生活でビタミンB$_{12}$が不足することはありません。ただし、ビタミンB$_{12}$の吸収には胃が必要なので、胃の手術を受けたあと5～6年くらい経つと、ビタミンB$_{12}$が不足してきます（通常は鉄不足も併発）。その場合はビタミンB$_{12}$を注射で補うことが可能です。特に胃の全摘術を受けた患者さんは注意してください。

お酒を大量に飲む方は、ビタミンB$_{12}$や葉酸が不足し、似た症状が起こることがあります。

医療コラム

骨髄腫・リンパ腫の診断、治療の最前線

骨髄腫は血液がんの一種で、貧血や骨折、腎障害などが起こります。最近は、骨髄腫の細胞を狙いうちする「分子標的薬」が次々と登場しています。「自家造血幹細胞移植」という患者さん自身の血液細胞を用いた治療法も有効です。ただ、どの薬剤が効くのか、これまで治療前には分かりませんでした。しかし、当科では患者さんごとに、がん細胞の性質や体質を詳しく調べることで、治療効果を推測する試みを開始しています。これにより、それぞれの患者さんに適した、より安全で効果的な「精密医療」を提供することができると考えています。

リンパ腫は、悪性リンパ腫とも呼ばれ、リンパ球ががん化したものです。多くはリンパ節に起こりますが、脳や脊髄を含め全身どの臓器からも生じます。診断には、リンパ節などの採取が必要となります。治療前には画像（CT、PET）検査や骨髄検査、消化管検査などを行い、病気の広がりを把握します。抗がん化学療法や放射線療法に加え、リンパ腫にも分子標的治療が数多く使えるようになり、治療成績も向上しています。自家移植に加え、同種（他人の血液）移植を行こともあります。

骨髄腫・リンパ腫いずれも、外来での治療が増えてきました。できるだけ円滑に治療が進められるよう、外来・入院スタッフが緊密に連携しています。また、新しい診断・治療法の有用性を調べる臨床試験も積極的に行われています。興味がある方は、担当医にお尋ねください。

Q&Aでわかる最新治療 ── 安心で最良の医療を提供

Q13 糖尿病と言われたとき、治療効果の判定にどんな検査値を参考にすればいいの？

糖尿病内科
近藤 正樹 (こんどう まさき)
助教

Q 内科の先生は、どうしてHbA1c（ヘモグロビン エーワンシー）を気にするの？

A　糖尿病とは、血液中のブドウ糖濃度（血糖値）が増えてしまうことで、さまざまな合併症を引き起こす病気です。糖尿病の治療により、きちんと血糖値をコントロールすることができ、糖尿病の合併症を予防することにつながります。そのため、内科の医師は日々の血糖値の推移を確認し、コントロールするための指導や薬の処方をします。

　HbA1c検査とは、赤血球内のHb（ヘモグロビン）にくっついたブドウ糖の割合を調べる検査です。正常血糖であれば、HbA1c4.6～5.6％の値を示し、血糖値が高くなるにしたがってHbにつくブドウ糖が多くなり、その期間が長くなれば、HbA1c値が上昇します。過去1～2か月間の血糖値の平均を反映するHbA1cが、院内ですばやく測定できるようになったため、医師はこの検査結果やそのほかの情報を参考にして、血糖値の変化の度合いを予測し治療効果の判定をしています。

Q 自分でも血糖測定をしたいのですが、どんな機械を使ったらいいの？

A　個人で測定できる簡易血糖測定器は、薬局などで市販されています。測定器にセンサーをセットして、あらかじめ指先などから極細の針を刺して少量の血液を出し、吸引することで測定できます。インスリン注射やGLP-1受容体作動薬（ジーエルピー ワンじゅようたい さ どうやく）注射を行う患者さんでは、医療機関が血糖測定器を貸し出しており、保険診療でセンサーを処方することができ、血糖自己測定を行うことができます。

　現在、国内では20種類以上の血糖自己測定器・センサーが市販されています。測定器・センサーは、①測定原理（測定のしかた、比色法と電極法の2種）や使用している酵素、②測定値の換算方法、測定にかかる時間、③測定器の形状やセンサーの形、④特殊機能（音声対応など）の有無などにより分けられます。いずれも、一定範囲の誤差はあるものの精度よく血糖値を測定できるようになっており、各々で使いやすいものを選ぶのが一番です。当院ではグルテストNeo アルファ®（写真1）、フリースタイルプレシジョンネオ®を使用しています。自宅で血糖測定を行い、食前の空腹時や食後の血糖値を知っておくことは、良好な血糖コントロールに役立ちます。また、低血糖や高血糖になっていることも自覚症状が出る前に気付くことができます。さらに詳しい

糖尿病内科

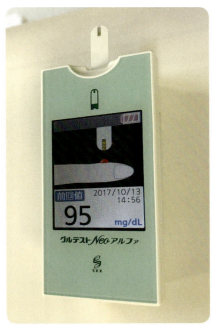

写真1　自己血糖測定器　グルテストNeoアルファ®

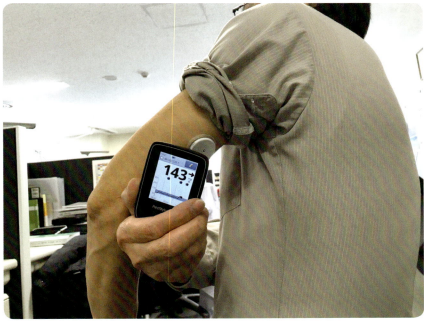

写真2　持続血糖測定器 freeStyleリブレ®

血糖値の動きを知るための持続血糖測定（CGM、FGMなど）を行える新しい機器も登場しました。

Q 最新の持続血糖モニター機器について教えてほしい

　2週間連続して15分ごとに血糖値を測定できる最新の血糖測定器（FGM：Flash glucose monitoring）が、2017年9月から保険診療で使用できるようになりました。当院では、この持続血糖モニタリングシステムに早くから着目し、必要とする患者さんにお届けできるよう取り組んでいます。

この血糖測定器は、従来の少量の自己採血をして血糖自己測定するものとは違い、指の穿刺・採血を必要とせず、中心部に極めて細く短い針のついたセンサー（500円玉サイズ）を腕などに貼り付けておくことで自動的に血糖を測定します（写真2）。センサー内には8時間の血糖値が記憶されているため、携帯できる小型のリーダーに近づけることで、直近の血糖値とこれまでの推移を見ることができます。現在、当院に入院している糖尿病患者さんや、外来でインスリン使用中の患者さんへの導入を増やしており、その結果、低血糖や食後高血糖への素早い対処がいっそうしやすくなりました。

医療コラム

当院 糖尿病センター／糖尿病内科について

当科は、中村二郎教授が2011年5月に愛知医科大学病院 糖尿病センターに着任し、同年10月に内科学講座の糖尿病内科として発足しました。

現時点で約24人の医師（専門医6名）と豊富な糖尿病知識を持ち指導を行うことのできる糖尿病療養指導士をはじめとして、看護師、薬剤師、管理栄養士、臨床検査技師、臨床心理士、理学療法士、歯科衛生士など、多くのスタッフとともに、より最先端の診断、治療、教育、研究を行うことのできる診療科となっています。

Q&Aでわかる最新治療 ── 安心で最良の医療を提供

Q14 足の違和感がありますが、糖尿病神経障害ではないかと心配です

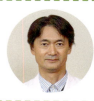

糖尿病内科
近藤　正樹
助教

Q 糖尿病神経障害とはどんな病気ですか？

A 糖尿病神経障害は、網膜症および腎症よりも頻度が高く、最も早期から生じる合併症です。糖尿病診断時にすでに患者さんの約5％が神経障害を合併しており、糖尿病発症後10年を経過すると合併する確率は、一般的に30〜40％になるといわれています。しびれや痛みが現れ、悪化すると足壊疽の原因となるため、早期の診断が重要です。また、下肢血流障害（PAD：末梢動脈疾患）を合併することで糖尿病足病変悪化の危険度が増加します。

一般的には、左右対称の両手足に神経障害（しびれや異常な感覚など）が現れるものを糖尿病神経障害と診断します。しかし、高血糖が原因での単一神経の障害（例：動眼神経麻痺、顔面神経麻痺）や自律神経障害（例：立ちくらみや便秘・下痢など）を起こすことがあります。

Q 糖尿病を検査する方法にはどんなものがありますか？

A 当科の特徴として、糖尿病合併症の早期診断、早期治療に力を入れており、糖尿病合併症として発症する神経障害（手足の違和感、しびれ、痛み）を見つけ出すための検査（モノフィラメントを用いた圧触覚テスト、爪楊枝や竹串を用いた痛覚テスト、振動覚テスト、アキレス腱反射検査など）や、自律神経機能検査として有用な心拍変動検査（CVR-R：Coefficient of Variance of R-R intervals）を行っています。さらに、詳しい末梢神経障害の進行評価には、神経に沿って電気信号の異常を調べる必要があります。以前はこれらの検査法は、専門の検査技師しか調べられず、患者さんにも痛みを伴うものでしたが、簡易神経伝導測定器

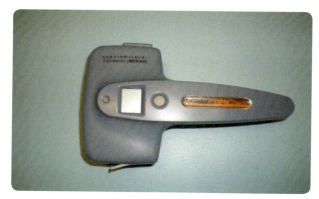

写真I　簡易神経伝導測定器（NC-stat DPNチェック™）

糖尿病内科

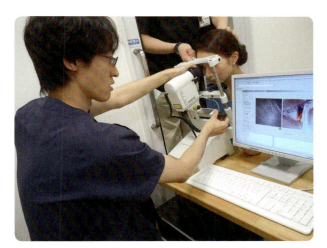

写真2　角膜共焦点顕微鏡を用いた角膜神経線維密度検査

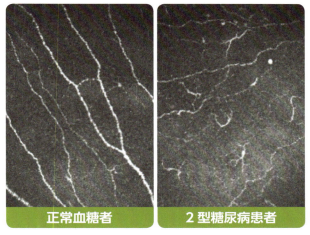

写真3　正常血糖者と2型糖尿病患者での角膜神経線維

DPNチェック（写真1）を導入することで、簡単に軽い刺激のみで経過を追うことができるようになり、病気の進行度を診ることが可能になりました。

最新検査機器である角膜共焦点顕微鏡（CCM：Confocal corneal microscopy、写真2）を用いた角膜神経線維密度検査を行っています。まだ研究の段階ですが、角膜神経線維密度は、臨床症状がなく糖尿病を発症する前から細く、短く、蛇行したりして低下することが報告されています（写真3）。糖尿病神経障害やそのほかの末梢神経障害の進行度を、CCMを用いることで痛みなく簡便に判定することが可能となってきています。また、これらの判定をもとに、早期から最も効果のある糖尿病合併症治療を行うことができます。

Q 糖尿病があり足に痛みと傷があるのですが、どんなケアをしたらいいですか？

A
まず、糖尿病内科を受診しましょう。当科では、血糖値を診るだけでなく、患者さんを頭から足先まで全部診ることを大切にして外来診療、入院治療を行っています。

外来診療では、医師の診察だけでなく病院スタッフとチーム（透析予防チーム・フットケアチーム・世界糖尿病デー啓蒙チーム）をつくり、総合的に診療・療養ケア指導・啓発活動を行っています。

当院のフットケアチームは、専門医と看護師スタッフが足の神経障害、血流障害、変形、皮膚病変を詳細に評価し、ハイリスクの患者さんには足を傷つけにくい靴の指導、定期的なスキンケアを行い、発症予防に努めています。足病変進行例では、内科的治療から外科的処置を優先的に行うことができるよう、当院の皮膚科、血管外科、整形外科などと常時連携しています。

医療コラム

フットケアは重要！

足病変は、悪化すると足壊疽のきっかけとなるため、早期の診断が重要です。また、足の血流障害が加わることにより切断しなければならないほど重症となることがあります。フットケアの習慣化は足病変の早期発見のみならず、足病変を予防することにつながります。

糖尿病患者さんでは、腎不全（人工透析など）や冠動脈病変（心筋梗塞、狭心症）、脳梗塞（手足の麻痺）などの合併も多く、生命予後も不良となるため、医療者が行うフットケアに加え、毎日行う糖尿病全般についてのセルフケア指導を受け、正しい知識を得ることも大切となります。

Q&Aでわかる最新治療 ── 安心で最良の医療を提供

Q15 精神神経科で行う治療について教えてください

精神神経科
兼本 浩祐 教授
（かねもと　こうすけ）

Q 精神神経科では、どんな病気を診るのですか？

A それまで元気に通勤・通学をしていた家族が急にふさぎ込んだり、様子がおかしくなったりする、急性精神病という病気があります。

原因としては、人間関係の悩みなどからくる心の病だけではなく、脳の病気が隠れていることもあります。カウンセリングなどを通して心の悩みの相談をすべき病態や、脳が一時的にモード変化を起こしてしまっているので、それを投薬によって逆転させることを試みるべき病態、さらに、脳炎や内分泌疾患などのような、ほかに治療すべき疾患によって脳が影響を受け、そのために行動の変化が生じている病態などがあります。これらをきちんと区別し、それぞれに適切な対応をすることが当科の大きな役割です。当科では、予約なしで受診された方でも、迅速に対応します。

また、当科ではうつ病の重症例や、ほとんど固まって喋れなくなってしまう緊張病状態といった重い病状の患者さんに対しては、特効的で有効性の高い電気けいれん療法を行っています。この療法は、動けなかった人が動けるようになり、食べられなかった人が食べられるようになるといった効果があります。

Q 妊娠していたり、別の病気があったりしても診てもらえるのですか？

A 妊産婦のうつ病・急性精神病にも対応しています。また、摂食障害や、そのほか、SLEの糖尿病など、さまざまな身体合併症のある患者さんも積極的に受け入れており、妊婦の患者さんは産婦人科と、摂食障害は内科と、脳炎などは神経内科とともに治療しています。

摂食障害については対応できるベッド数に限り

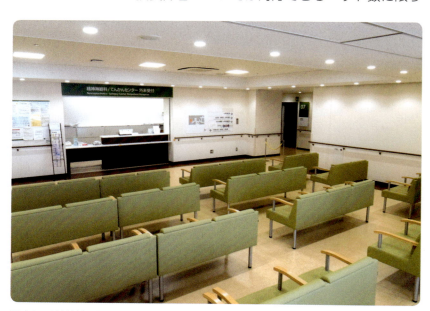

写真1　精神神経科 外来受付・待合室

精神神経科

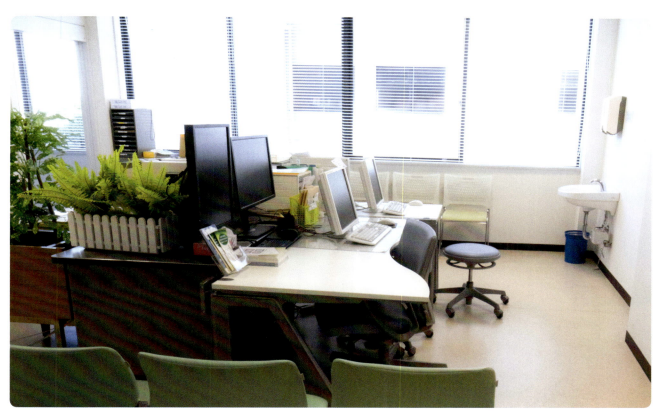

写真2　精神神経科 外来診察室

があるため、入院は順番待ちとなる場合があります。しかし、緊急事態にある患者さんもいます。体重が一定以上減少すると致死率が飛躍的に高まり、さらに脳の一過性の萎縮によって正常な判断力が失われます。そうした場合には救命のために医療保護入院の上、体重が一定の割合になるまでは厳しい行動制限と行動療法的な接近方法で命を救うようにしています。さらに、家族教室を実施し再発予防にも努めています。

これまで当科で入院をして加療を行った、身体疾患によって引き起こされた重篤な精神疾患の主な原因は、SLE、神経梅毒、クロイツフェルト・ヤーコブ病、NMDA脳炎、VGKC抗体脳炎、甲状腺機能低下症・亢進症、クッシング症候群、ステロイド精神病など数多くあります。ほかの診療科と密接に連携し、治療にあたっています。

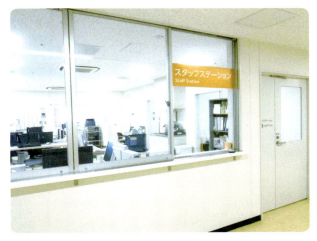

写真3　精神神経科 病棟スタッフステーション

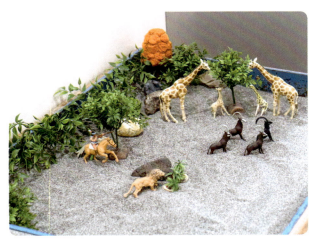

写真4　箱庭療法

Q&Aでわかる最新治療 ── 安心で最良の医療を提供

Q16 認知症の症状、治療について教えてください

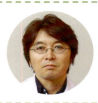

精神神経科
深津　孝英
講師

Q 認知症周辺症状とは何ですか？

A 認知症の症状は、記憶障害を中心とする中核症状と周辺症状とされる行動・心理症状（BPSD）に大別されます。

当科は、認知症早期の患者さんだけでなく、すでに認知症と診断されているが、BPSDの対応がうまくいかない患者さんが受診される場合もあります。

BPSDには、興奮・幻覚・妄想といった動きの激しいものから、抑うつ・不安・アパシー（無気力）といった外観上目立たないものまで含まれます（図1）。BPSDに対する基本的な治療方針は、まず治療対象とする症状をしぼり、情報を集め、達成可能な目標を立て、目標達成後は介護者の労をねぎらい（患者さんにとっても有益です）、継続的に修正していくことです。本人・家族・環境の3方向から治療計画を立てていきます。

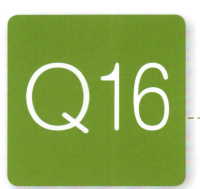

図1　認知症の症状

Q 薬を使わずに BPSD に対処する方法はありますか？

A BPSD対処法の第1選択は非薬物治療（薬を使わない治療）ですが、環境調整と介

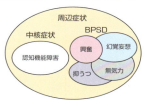

図2　認知症治療の流れ

護者の対応力の向上、2つの柱があります。

例えば、アルツハイマー型認知症（AD）でみられる物盗られ妄想では、失くしやすい物の置き場所を決める、代用品で事足りることで安心感を与える、時には一緒に探す、興味を別の話題に向けるなどの工夫が必要です。また、デイサービスを積極的に利用することをお勧めします。日中の活動性が増大し、睡眠障害やアパシーが改善する可能性があり、見捨てられ妄想のある患者さんの孤独感、疎外感を軽減するといった効果が期待できます。

幻視や転倒の多いレビー小体型認知症（DLB）の介護では、室内の見通しを良くする、照明を最適化する、段差や室内に置いてある物を少なくするといった環境整備が望まれます（図2）。

Q BPSD に有効な薬物治療はありますか？

A 非薬物治療で症状が軽減しない場合は、精神神経科を受診してください。まずは鑑別診断を行い、次に薬物療法に耐えうる身体機能を有しているかを素早く評価します。外来治療を基本

精神神経科

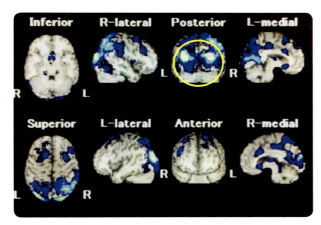

写真1　脳血流シンチ（SPECT）

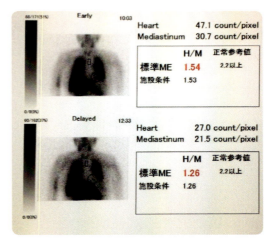

写真2　MIBG心筋シンチ

としますが、認知症の重症度、持病、生活環境、介護負担度に応じて慎重に入院治療も検討します。

　コリンエステラーゼ阻害薬は、AD症例の中核症状の進行抑制だけでなく、BPSDのうち、抑うつ・不安・アパシーに有効です。投与初期・増量時に易怒性（怒りやすいこと）が出現することがあり、注意が必要です。興奮・妄想・幻覚が目立つ場合は、NMDA受容体拮抗薬であるメマンチンが有効な場合が多いですが、眠気・眩暈・便秘などの副作用が現れることがあります。

　ADとよく似た記憶障害があるものの、抑うつ、幻視、妄想などの精神症状が目立つ場合は、DLBを疑う必要があります。診断基準にも示されていますが、DLBではADと異なり、頭部CT/MRI検査で側頭葉内側の萎縮所見は少なく、脳血流シンチ（SPECT）では後頭葉の血流低下（写真1）、MIBG心筋シンチでは心筋での集積低下（写真2）がみられます。DLBの幻視には保険適用のある、塩酸ドネペジルが有効です。基本的には保険適用のある認知症治療薬をまず選択しますが、これらの治療薬ではBPSDの症状を十分に抑えきれない場合もあり、その際は少量の抗精神病薬や漢方の投与を行います。認知症患者さんに抗精神病薬を投与するときには、FDA（米食品医薬品局2005）の警告や日本老年精神医学会（2014）の注意喚起などがあることを事前に説明します。そして、誤嚥性肺炎や心血管系疾患の発症リスクがあり、常にリスクと治療効果を考慮して治療にあたることをお伝えしています。転びやすい、むせやすい、日中の眠気が強いなどの症状があれば、薬剤の減量・変更が必要となります（図2）。

　2015年厚生労働省が示している『かかりつけ医のためのBPSDに対応する向精神薬使用ガイドライン（第2版）』に示されている非定型抗精神病薬の中でも、鎮静効果の強い薬剤、糖尿病患者さんに禁忌な薬剤などが含まれているため、注意が必要です。

　また前述のDLBの患者さんでは抗精神病薬の副作用が強く出やすいという特徴があるため、精神症状の治療に難渋することが少なくありません。このような場合では、修正型電気けいれん療法が有効で、精神症状、うつ症状、パーキンソン症状が改善する可能性があります。

医療コラム

レビー小体型認知症（DLB）の特徴

- 初期症状
  記憶障害が目立たない場合がある
  嗅覚障害、高度な便秘、転倒や失神、うつ症状、妄想が目立つ場合がある
- 典型的症状
  1日の間でも変化・変動する認知機能障害
  リアルで具体的な幻視
  パーキンソン症状（手の震え、小刻み歩行など）
  レム睡眠行動異常（悪夢を伴う大声や体動）
- 診断に必用な検査
  頭部MRI
  脳血流シンチ
  MIBG心筋シンチ
  ダットスキャンなど

（日本認知症学会『認知症テキストブック』P.264-289を参照）

Q&Aでわかる最新治療 ── 安心で最良の医療を提供

Q17 食物アレルギーってどうしたら治るの？

小児科
縣　裕篤（あがた　ひろあつ）
教授

Q 食物アレルギーの正しい診断法とは？

A　子どもの食物アレルギーの診断は、血液中にある食物に対するIgE抗体というものを調べることから始まります。しかし、IgE抗体が高い値でも、必ずしもその食物にアレルギーがあるとは限りません。ここが食物アレルギーの難しいところです。そのため当院では、高値を示した食物に対して「食物抗原負荷試験」を行っています。例えば、卵白IgE抗体がクラス3（アレルギーが起こる可能性あり）であった場合、ゆで卵を1gから15分間隔で食べていき、食べる（負荷する）ことで本当にアレルギー症状が出るのかをみる試験（検査）を病院内で行うのです。

食物抗原（アレルゲン）を食べて出る症状は、子どもによりさまざまで、皮膚が赤くなる・じん麻疹（ましん）などの皮膚症状、咳（せき）・ゼーゼーするなどの呼吸器症状、嘔吐（おうと）・腹痛・下痢などの消化器症状が多くみられます。時には、顔色が悪くなって意識がボーっとするというショックを起こす危険がありますので、負荷試験は病院で行います。

Q 食物抗原負荷試験は、安全に行われるのですか？

A　食物抗原負荷試験は日帰り入院で行います。実際に食べる食物抗原を持参していただき（写真1）、小児病棟に入院して医師が見守りながら食物抗原を少量から食べます（写真2）。卵負荷試験の場合は固ゆで卵、牛乳負荷試験では牛乳かヨーグルト、小麦負荷試験ではうどんを食物抗原として食べます。もちろん、そのほかの食物も負荷することが可能です。最初に食べる量は子どもによって異なりますが、卵白0.1gや牛乳0.1mlなど、自宅

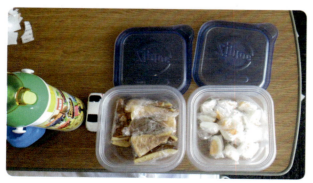

写真1　持参した負荷用のゆで卵（右）、パンケーキ（左）

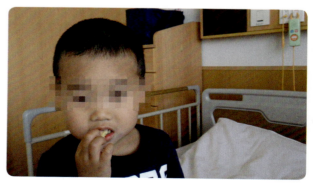

写真2　食物抗原負荷試験は小児病棟で行います

小児科

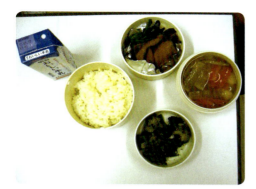
写真3　持参した負荷試験用の食事

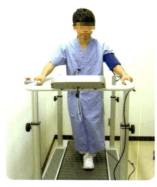
写真4　トレッドミルでの運動負荷（開始段階）

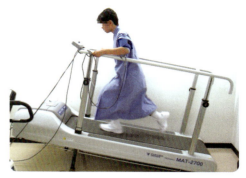
写真5　トレッドミルでの運動負荷（最終段階）

ではなかなか測れないような少ない量から始めることができます。その後は、様子をみながら15分間隔で倍増していき、症状が出た時点で試験は中止します。症状に合わせて薬を投与し、アレルギー症状が消えるまで病院で治療します。そして、症状が出た量を限界量（閾値(いきち)といいます）として、安全な量から毎日食物抗原を食べることによって食物アレルギーを克服する「経口(けいこう)免疫療法」につなげていきます。

小中学生には、食物を食べただけでは症状が出なくても食後に運動すると症状が出る、「食物依存性運動誘発アナフィラキシー」という特殊な食物アレルギーがあります。この場合は、食事（写真3）をとった30分後に、トレッドミルという機械の上で運動します（写真4）。最初は、足元のベルトコンベヤーがゆっくり動くのに合わせて歩きますが、だんだんベルトコンベヤーのスピードが速くなるとともに、台に角度がつくようになります。最終段階では（写真5）、ジョギングよりも早いスピードで走るように負荷がかかります。この食物抗原＋運動負荷という検査も行っています。

Q 経口免疫療法とは？

A　以前の治療法は、食物抗原を除去して成長するのを待つという方法でした。しかし、最近の研究で、症状が出ない程度の少量を食べ続けたほうが食物アレルギーはよく治るということが分かりました。ここに、先ほどの食物抗原負荷試験を行う利点があるのです。

つまり、負荷試験で食べられる量を知り、安全な量を定期的に食べ、数週間ごとに摂取量を増量することで、体を食物抗原に慣らしていくことができるのです。アレルギー外来への通院治療のなかで、食べる量は担当医が指導します。子どもによって増量のペースは異なりますが、半年～1年でアレルギー症状が出なくなることを治療目標としています。

なお、自宅で食べていく途中でアレルギー症状が出ることもあります。そのときには、あらかじめお渡しする抗ヒスタミン作用のある内服薬を飲んで様子をみていただきます。しかし、呼吸器症状やショックが起こったときは、当院の救急外来で対応しますので、すぐに来院してください。

医療コラム

花粉症の人も食物アレルギーに気をつけよう

花粉症が急増していますが、花粉症の人がある日突然、食物アレルギーになることがあります。古くは、スギ花粉症でトマトを食べると「口の中がピリピリする」ようになる「口腔(こうくう)アレルギー」でしたが、最近は「花粉食物アレルギー症候群」と呼んでいます。

これは、花粉と共通の抗原性を持つある種の果物や野菜、ナッツ類に花粉症の人が反応してしまうからです。特にハンノキ・シラカバ花粉症で大豆アレルギーになる人が増えています。

Q&Aでわかる最新治療 ── 安心で最良の医療を提供

Q18 傷が目立たない小切開心臓手術（MICS）について教えてください

心臓外科
松山　克彦
教授

Q 小切開心臓手術（MICS：ミックス）とは、どのような手術ですか？

A 通常の心臓手術は、胸の真ん中を縦に切開して行われます。MICSは、胸の横を切開して行われる心臓手術です。当院では、僧帽弁形成術と冠動脈バイパス術をこの方法で行っています。僧帽弁形成術は、右胸（写真1）、冠動脈バイパス術は左胸（写真2）を切開して行います。

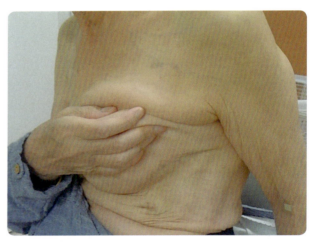

写真2　冠動脈バイパス術後の傷跡

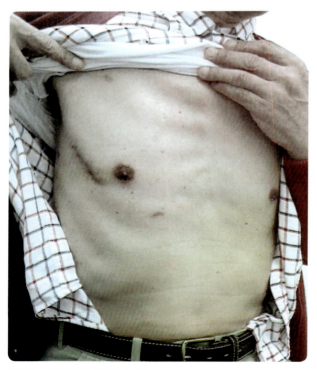

写真1　僧帽弁形成術後の傷跡

Q MICSのメリットは何ですか？

A なんといっても傷が目立たないという点です。特に女性であれば乳房に隠れるため、ほとんど目立ちません。2つ目は痛みが少ない点です。術直後は強い痛みを感じることがありますが、時間が経過すればほぼ消失します。そのほか、体への負担が少ないため、回復が早く、早期に退院でき、早めの仕事復帰が可能です。MICSの場合、術後入院期間は7〜10日間です。車の運転も支障なく、退院早期から可能です。また、出血が少ないため、輸血はほとんど行われません。

心臓外科

Q MICSで行える疾患にはどのようなものがありますか？

A 弁膜症（僧帽弁閉鎖不全症・狭窄症）
先天性心疾患（心房中隔欠損症）
粘液腫などの心臓腫瘍の一部
虚血性心疾患（狭心症、心筋梗塞）

Q MICSはどのような人に行うのですか？

A 僧帽弁形成術の場合は、早く仕事復帰したい方にお勧めしています。また、動脈硬化の少ない、比較的若い患者さんに適しています。ただし、病変が複雑で手術時間が長くなる場合は合併症の比率が高くなるため、通常の手術となります。
　冠動脈バイパス術の場合は、現在のところ安全のため、1～2か所程度のバイパスのみを行っています。残った病変がある場合は、カテーテルにより治療します。傷の大きな手術を受けたくない、できるだけ手術の負担を少なくしたい方にお勧めしています。

Q 合併症など問題はありませんか？

A 小切開手術は狭いところで手術を行わなくてはならず、直接手が届かないことも多々あります（写真3）。したがって、見えないところで予想もしないことが起こることがあり、合併症が起こった場合の対応が適切に行えない危険性があります。また、動脈硬化の強い患者さんの場合、脳梗塞を起こすこともあり、お勧めできません。

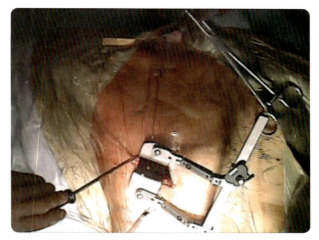

写真3　僧帽弁形成術の術中写真

Q MICSを受けると、余計に費用がかかりますか？

A 高度な技術を要する手術ですが、全て保険診療範囲内で行っていますので、治療費は通常の開胸手術と変わりません。むしろ合併症が少なく、入院期間が短いため、通常の手術より安く済むかもしれません。

医療コラム

当科の治療方針

　当科は、成人心臓大血管全般にわたり広く診療しています。手術が第1選択ではなく、常に患者さん、家族の立場に立って治療方針を決定しています。また、当院は麻酔科、ICU（集中治療室）の受け入れ態勢が他院よりも相当充実しており、大動脈解離などの緊急手術に対してスムースに、かつ迅速に対応できると自負しています。手術成績は100％とはいきませんが、少しでも患者さんが元気になるよう努力したいと思います。

Q&Aでわかる最新治療 ── 安心で最良の医療を提供

Q19 体にやさしい大動脈瘤ステントグラフト内挿術とは？

血管外科
折本　有貴（おりもと　ゆうき）
講師

Q 大動脈とは？

A 心臓から出た血液を全身に送り出す動脈の本幹であり、人体で最も太い血管です。心臓から送り出された血液が通過する大動脈（だいどうみゃく）は、脳に血液を送る血管を分枝したあと、背骨に沿って足側に走行します。胸、腹に重要な血管を分枝しながら骨盤で左右に分かれるところまでが大動脈と呼ばれる部分です。

Q 大動脈瘤はどんな病気？

A 正常な大動脈が部分的に膨らんだ状態のことをいいます（写真1）。具体的には膨らんだ部分の動脈の太さ（動脈径）が、正常部分と比較して1.5倍以上に膨らんだ状態です。大動（だいどう）脈瘤（みゃくりゅう）は発生部分により、胸部大動脈瘤・腹部大動脈瘤に分類され

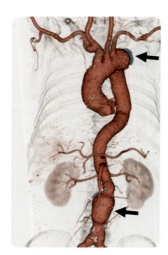

写真1　胸部と腹部、2か所に大動脈瘤を認めます

ます。発生頻度（ひんど）が高いのは腹部大動脈瘤です。

　大動脈が膨らむ詳細な原因はまだ不明ですが、発生には、加齢と動脈硬化が強く関係していると考えられています。さまざまな報告によると、男性は女性の6〜8倍発生しやすく、特に60歳以上になると増加することが分かっています。また、喫煙習慣や高血圧、家族歴がある人も大動脈瘤になる可能性が高いといわれています。それ以外にも遺伝的素因、炎症、外傷が原因として挙げられます。

Q 大動脈瘤はどんな症状があるの？

A 腹部大動脈瘤が大きくなっていくと、お腹（なか）が張ったような感じや腰が痛くなることがありますが、多くの場合、自覚症状はなく、日常生活に支障をきたすことはありません。

　風船を膨らませすぎると破れる（破裂）ことがあるのと同じで、大動脈瘤も大きくなると破裂することがあります。破れると死に至る非常に恐ろしい病気です。大動脈瘤は破裂するまでほとんど症状がなく、ある日突然破裂して大動脈瘤と診断される場合もあり、別名、「静かな殺し屋（silent killer）」と呼ばれています。昔からアインシュタインをはじめ、多くの著名人が大動脈瘤破裂で亡くなっています。過度な心配や不安は必要ありませんが、早期に発見するためには、触診、X線・エコー・CTなどの検

血管外科

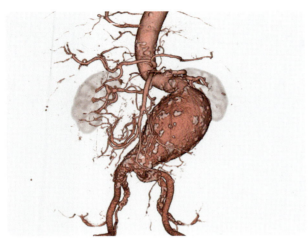

写真2　腹部大動脈瘤（治療前）

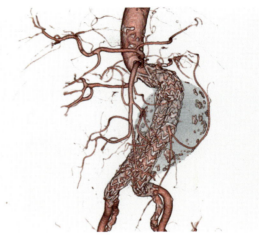

写真3　腹部ステントグラフト内挿術後のCT（腹部大動脈瘤治療後）

査を受けることが大切です。

どんな治療法があるの？

A　大動脈瘤に対しての治療は手術が必要となります。ただし、大動脈瘤と診断されたらすぐに手術が必要というわけではありません。大動脈瘤治療の最大の目的は、破裂を予防することです。腹部では動脈径が50mm以上となると破裂する可能性が出るため、手術を考えるタイミングとなっています。

　手術方法の1つに、足の付け根の動脈から人工血管が折りたたまれたカテーテルを挿入し、大動脈瘤の位置に合わせて開くと、破裂を予防できるカテーテル治療（ステントグラフト内挿術）があります（写真2、3）。胸部、腹部を切開して直接人工血管に置き換える手術を必要としないので、体に負担が少なく入院期間も短期間ですみます。当院では、血管外科と放射線科で協力して手術を行っています。「写真4、5」は、実際に当院で使用している代表的なステントグラフトです。

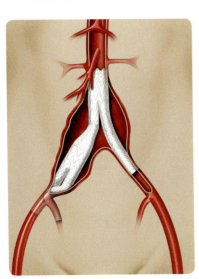

写真4　ステントグラフト内挿術のイメージ

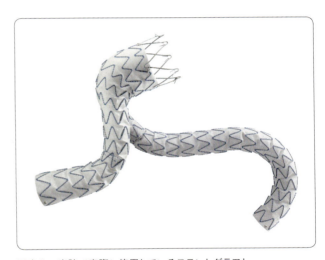

写真5　当院で実際に使用しているステントグラフト

医療コラム

高齢になっても行える、予防のための手術

　当科では、腹部大動脈瘤に対するステントグラフト内挿術を2006年12月から施行し、2017年3月まで合計400例を施行しました。手術を受けた患者さんの平均年齢は76歳と高齢でした。全症例の術後経過を追跡したところ、術後5年間で99％以上の患者さんが大動脈瘤破裂を回避できており、安定した成績になっています。年齢が上がると大動脈瘤になる人の割合も増加しますが、ステントグラフト内挿術は、高齢になっても大動脈瘤破裂を防止できる、体にやさしい手術方法といえます。

Q&Aでわかる最新治療 ── 安心で最良の医療を提供

Q20 ハイブリッド手術による血行再建について教えてください

血管外科
山田　哲也（やまだ　てつや）
准教授

Q どんな病気に行う手術なの？

A 動脈硬化などが原因となって、主に足（下肢）の動脈が狭くなったり（狭窄）、詰まったり（閉塞）する病気（末梢動脈疾患）に行う、血流を増やす手術（血行再建術）です。

　一口に末梢動脈疾患といっても、症状が出ない（無症状）ものから、歩くとふくらはぎが痛くなり休むと痛みが和らぐ（跛行症状）もの、動かなくても痛む（安静時痛）もの、足先に傷ができる（潰瘍・壊死）ものまでさまざまな段階があり、それぞれの病態をしっかり把握して治療法を選択することが重要になります。

Q すべての患者さんに手術を行うの？

A 下肢の動脈に狭窄や閉塞があるからといって、そのすべてで血行再建術が必要になるわけではありません。保存的な治療でわき道（側副血行路）が発達し、症状が改善することも十分考えられます。一方で、手術を行わないと症状が改善しないどころか悪化する場合があるのも事実で、手術が必要な下肢を見極める必要があります。

　当科では、跛行症状のある患者さんには、歩いたときの下肢の血圧測定（歩行負荷試験）を行うことで保存的治療でも症状が改善する可能性を、傷のある患者さんには痛くない血流評価検査（無侵襲診断

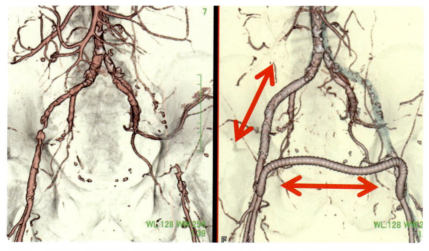

写真1　3D画像、術前（左）と術後（右）：66歳、男性。ハイブリッド手術で下肢切断を回避できました

血管外科

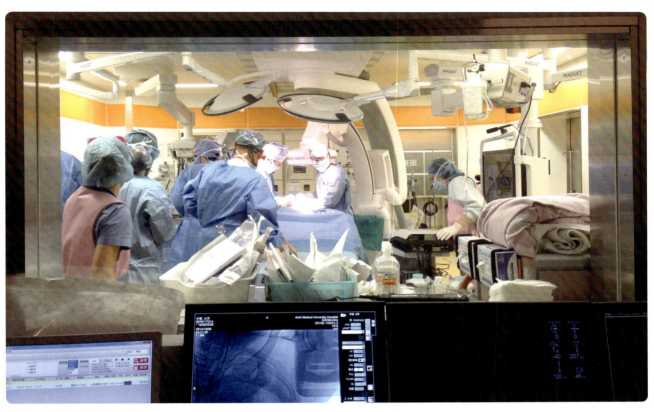

写真2　ハイブリッド手術室

法）を行って傷が治る可能性を、客観的に評価して手術の適応を判断しています。

Q ハイブリッドって、どんな治療なの？

末梢動脈疾患に対する治療法は、薬物療法や運動のような保存的治療が基本となりますが、跛行症状が改善しない場合や、傷がある場合には手術の適応となります。手術には、皮膚を切開して動脈の狭い部分の迂回路（うかいろ）を作成する「バイパス手術」と、カテーテルという細い管（くだ）を用いて病変部を風船で膨らませたり、ステントという網状の金属筒を留置して再び狭くなるのを防いだりする「血管内治療」があります。バイパス手術は安定した効果が得られますが、侵襲性（体に負担がかかる）という欠点があり、血管内治療は低侵襲（体に負担が少ない）ですが、効果が長持ちしないという欠点があります。それらの欠点を補い、利点を組み合わせたものがハイブリッド手術（写真1）です。

当院には、血管内治療を行う血管撮影装置と外科手術を行う手術設備の両方を持ち合わせたハイブリッド手術室（写真2）があり、どのような病態に対しても対応できるようにしています。

医療コラム

最新の大腿動脈ステントグラフト治療

これまでのバルーンやステントを用いた血管内治療では、一定の確率で病変が再発することが問題でした。しかし、新たにステントと人工血管を組み合わせたステントグラフトという技術が大腿部（だいたいぶ）（太もも）の病変に使用可能となり、適応基準を守れば、これまでの治療よりも再発する可能性が大幅に少なくなり、バイパス手術にも匹敵することが期待されています。当科でもいち早くこの技術を取り入れて、体にかかる負担が少なく安定した治療を提供できるようにしています。

139

Q&Aでわかる最新治療 ── 安心で最良の医療を提供

Q21 胸腔鏡下手術で術後疼痛を減らす！肺がん手術とは？

呼吸器外科
矢野　智紀（やの　もとき）
教授

Q 肺がんの手術ってどんな手術？

A 肺は、肋骨や肋間筋で作られる胸の壁（胸壁）で守られています。胸の中心部（肺門部）で心臓や主気管支とつながっていますが、そのほとんどの部分は、ほかの部分とつながっていません。そのため呼吸の際に、胸壁の動きに合わせて、自由に広がることができます。胸壁の内側を胸腔と呼び、肺はこの胸腔にあります。

胸腔には肺と肺の周りに、わずか10mlほどの胸水と呼ばれる水が存在しています。この胸腔は陰圧になっており、肺はしぼむことなく、いつも目いっぱい広がり、胸壁の動きと連動して、伸びたり縮んだりしています。

肺は左右１対ありますが、右の肺は上・中・下の３つに分かれており、左は上・下の２つに分かれています。その一つひとつを肺葉と呼びます。例えば右肺の上を右肺上葉と呼びます。

肺がんの手術では通常、肺がんができた肺葉をすべて取り除きます（図１）。つまり、右肺上葉にがんができれば右肺上葉を切除します。また、がんが転移しやすいリンパ節が気管支の走行に沿って存在しており、そのリンパ節も手術の際には切除します。肺は心臓と太い動脈や静脈でつながり、空気が流れる気管とも気管支でつながっています。肺葉切除を行うためには、このつながっている血管や気管支を見つけ出して切らなければなりません。

従来は、肉眼で肺の血管や気管支を見つけ出し、それらを１本ずつ糸で結んだり、縫ったりしてから切離していたので大きな皮膚切開が必要でした（図２）。現在では、胸腔鏡と呼ばれる内視鏡の使用により、小さな皮膚切開で手術ができるようになってきました。

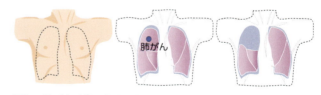

図１　肺がん手術：肺がん手術ではがんができた肺葉を切除します

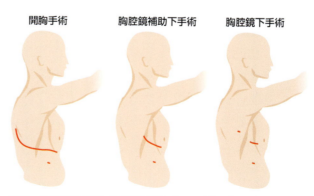

図２　手術創の変遷：胸腔鏡手術によって手術の傷がずいぶん小さくなりました

呼吸器外科

自動縫合器による肺の切離

自動縫合器による血管の切離

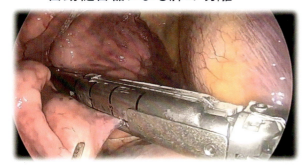
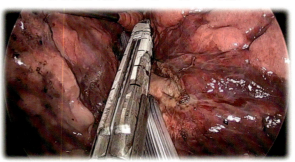

写真　胸腔鏡手術：胸腔鏡では胸の中の様子が鮮明に見られます

Q 胸腔鏡を使った肺がんの手術って、どんな手術？

A　胸腔鏡とは胸腔に挿入する内視鏡です。先に述べたように胸腔は陰圧になっています。手術の際に胸に傷ができて胸腔と外界がつながると空気が胸腔に入り、肺は速やかにしぼみます。肺がしぼむことで空間ができ内視鏡を入れることができます。

内視鏡はテレビモニターとつながっていて、私たちはこのテレビモニターを見ながら手術をします。実際の目で見るよりも、拡大して細かく胸腔内を観察することもできるので、通常は3か所程度の小さな孔のような傷をつくることによって肺葉切除が可能になってきました（図2）。また、まるで自分の手で縫合切離するように、自動で血管や気管支を縫合してくれる道具も開発され、便利なだけではなく、安全性も担保されています（写真）。

Q 胸腔鏡を使った肺がんの手術って痛くないの？

A　残念ながら痛くないとはいえません。胸部の手術では胸腔に到達するために、肋骨に沿って肋骨と肋骨の隙間（肋間）を切開します。肋間はわずか1〜2cmしかなく、この隙間に肋間動脈、肋間静脈、肋間神経が走行しています。この肋間神経や肋骨表面の骨膜が障害されると強い痛みが起こります。肋間の切開を少なくすることで、肋間神経や肋骨骨膜の損傷を軽減し、さらに胸壁を取り囲む筋肉群の切開を最小限にすることで、痛みの軽減を目指しています。

手術後には、胸腔ドレーンという管が胸壁を貫いて胸に留置されます。このドレーンが留置されている期間は痛みが強いので、早期にドレーンが抜去可能になるように、肺切離面からの空気漏れや、リンパ節切除部分のリンパ液漏れが減少するように、さまざまな工夫をしています。

従来の手術を受けた患者さんに比べると、胸腔鏡手術を受けた患者さんの術後の疼痛は、ずいぶん軽減されていると実感しています。手術機械の進歩は著しく、今後も術後の疼痛は改善されていくと思います。

> **医療コラム**
>
> **肺がん以外の病気に対する胸腔鏡手術**
>
> 　肺がん以外の病気の手術にも胸腔鏡を使用します。転移性肺腫瘍、縦隔腫瘍、胸壁腫瘍など多くの腫瘍の手術に胸腔鏡が活躍しています。そのほか、気胸（肺に穴があいて肺の周りに空気が漏れてしまう病気）では、胸腔鏡で空気漏れの場所を確認し、穴を修復します。手汗の多い人に交感神経節の枝を切離することで手汗を減らす手術もあります。重症筋無力症という自己免疫疾患では、胸腺を胸腔鏡手術で切除して症状の改善をみます。

Q&Aでわかる最新治療 ── 安心で最良の医療を提供

Q22 乳房再建手術について教えてください

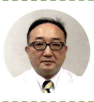
乳腺・内分泌外科
中野　正吾
教授

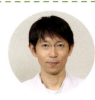
形成外科
梅本　泰孝
講師

Q 乳房再建手術は誰が、いつ、どのように行いますか？

A 乳がんの手術は乳腺外科医が行い、再建手術は形成外科医が行います。手術の時期や手術の回数は患者さんの状況によって異なります。

1．手術の時期

乳房再建手術を行う時期には、①乳がんの手術と同時に行う「一次再建」と、②乳がんの手術を終えてから一定期間をおいて改めて再建を行う「二次再建」の2種類があります。

2．手術の回数

手術の回数では、①1回の手術で再建を完了する「一期手術」と、②ティッシュ・エキスパンダー（組織拡張器）を使って2回の手術で再建を完了する「二期手術」の2種類があります。

それぞれの長所、短所を「表」に示します。

2013年に保険制度が変更になりティッシュ・エキスパンダーとインプラント（写真）が保険適用となりました。一次二期再建手術が増えてきましたが、乳がんの進行の程度によっては二次再建が望ましい場合があります。患者さん、乳腺外科医、形成外科医の3者で手術前によく話し合い、それぞれの患者さんに適した手術時期、手術回数を選択することが重要です。

Q 乳房再建手術にはどのような種類がありますか？留意点も教えてください

A 乳房再建手術には大きく分けて、患者さん自身の体の一部である自家組織を移植する方法とインプラント（人工乳房）を移植する方法があります。

1．自家組織による再建手術

体のほかの部位から皮膚や脂肪を移植して乳房

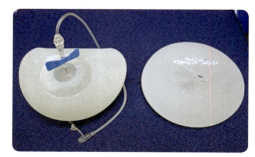

写真　ティッシュ・エキスパンダー（左）とインプラント（右）

	一次乳房再建	二次乳房再建
長所	二次再建よりも手術の回数が少なく、身体的・経済的負担が少ない。 乳房の喪失感がない。 一次二期再建では、ティッシュ・エキスパンダー留置中に再建方法を熟考できる。	乳がんの治療に専念できる。 乳がんの手術とは別の施設で再建を行うこともできる。
短所	乳腺外科医と形成外科医の連携が不可欠（学会が認定した医療機関に限られる※）。	一次再建よりも手術回数が多くなる。 乳房を失ったあとの喪失感が大きい。 入院手術費用が増える。

※愛知医科大学は日本乳房オンコプラステックサージャリー学会の認定施設です。

表　一次乳房再建と二次乳房再建の違い

乳腺・内分泌外科、形成外科

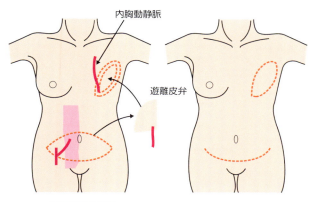

図1　自家組織による乳房再建手術（穿通枝皮弁法）

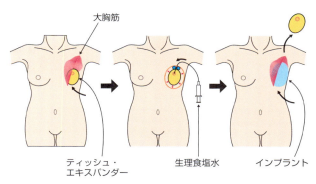

図2　インプラントによる乳房再建手術

を作る方法です。主に、下腹部（穿通枝皮弁法、図1）や背部（広背筋皮弁法）から移植します。自分の組織を使うため、自然な柔らかさや温もりがあります。

一方、お腹や背中の組織を取った後に傷が残り、手術時間や入院期間も長くなります。移植した組織にうまく血液が巡らないときは、再手術が必要になることがあります。

2．インプラントによる再建手術

まずティッシュ・エキスパンダーを大胸筋の下に挿入する手術を行います。6か月～1年かけて注入口から生理食塩水を徐々に入れて、十分胸の筋肉および皮膚を伸ばした後に、改めてインプラントに入れ替える手術を行います（図2）。自家組織による再建手術に比べ1回の手術時間も短く、身体的負担も少なくてすみます。一方、2回の手術が必要となり、ティッシュ・エキスパンダー留置中は痛みを伴うことがあります。この期間中はMRI検査が受けられません。またティッシュ・エキスパンダー留置中の放射線療法は有害事象が増えるとの報告があります。

人工物が体内に入りますので、感染を起こした場合は、一度人工物を取り出して、再建術をやり直すことがあります。また、インプラントは恒久的なものではないため、MRIなどによる定期的な検査を行いますが、10～20年後に入れ替えが必要になることがあります。

【参照】Q36「乳がんの手術で乳房がなくなったり、リンパ浮腫になったりしても治せますか？」（170ページ）

Q 乳頭・乳輪は再建できますか？

A 乳頭・乳輪の再建方法にはいくつか種類があり、主に患者さんの考えで選択していただいています。

1．シリコンエピテーゼ

シリコンを素材として非常に精巧に作成された、人工の乳頭・乳輪です。専用の接着剤で再建乳房の皮膚に貼り付けて使います。

2．健側（反対側）からの移植

健側の乳頭の半分を採取して再建乳房に移植します。乳輪部分は太ももの付け根の皮膚を移植するか、タトゥーで着色します。

3．局所皮弁

再建乳房の皮膚の一部を切開して折りたたみ、乳頭の形を作る方法です。乳輪部分は2と同様です。

医療コラム

3Dマンモグラフィ（トモシンセシス）

マンモグラフィ検診の普及に伴い、乳がんと紛らわしい病変に対する追加検査の増加や高濃度乳房における乳がん検出感度の低下が新たな問題となっています。近年、乳房の断面を観察できる3Dマンモグラフィ（トモシンセシス）が注目されています。従来法と比べ要精査率を15％低下させ、がん発見率を41％増加させたと報告され、欧米ではマンモグラフィ検診に3Dマンモグラフィの導入が進んでいます。当院でも2012年に導入し、実地診療を行っています。

Q&Aでわかる最新治療 —— 安心で最良の医療を提供

Q23 腎移植ってどんなもの?

腎移植外科
堀見 孔星(ほりみ こうせい)
助教

Q 腎移植って何ですか?

A 腎臓の機能が低下し大体15%以下になってきた場合、その働きを肩代わりするために腎代替療法が必要となります。腎代替療法には、①透析療法、②腎移植の2つの方法があります。

腎移植とは、腎臓が働かなくなった人のために新しい腎臓を移植する治療法です。新しい腎臓は、亡くなった方から提供していただく場合（献腎移植）と健康な方から提供していただく場合（生体腎移植）があります。腎移植を受ける方をレシピエント、腎提供を行う方をドナーといいます。

Q 腎移植って誰でもできる?

A レシピエントとして腎移植を受ける場合、全身麻酔での手術が可能でがんや感染症がなければ基本的に可能です。年齢の上限は一般的に70歳とされていますが、健康年齢で判断させていただくことがほとんどです。ドナーは、①自ら提供を希望されていること、②心身ともに健康であることが最低必要となります。また、日本移植学会の倫理指針では、親族（6親等以内の血族、3親等以内の姻族）からの提供に限るとされています。つまり、レシピエントとドナーが夫婦であっても移植は可能です。また、血液型が違っていても移植は可能です。

Q ドナー手術って?

A ドナーの手術は、安全かつ、できるかぎり負担の少ない方法で行います。現在私たちは、腹腔鏡を利用して、できるかぎり傷口を小さく行っています（写真1）。手術後は約1週間で退院となりますが、その後も定期的に経過を診ます。

また、腎提供を行った場合、その術前検査費用・手術費用・入院費用は、一部を除いて基本的に公費で負担することになります。

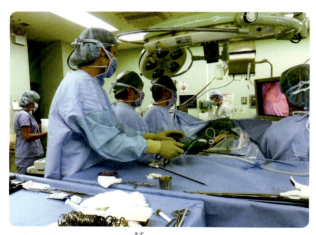

写真1　提供腎は6〜7cmの創(きず)で下腹部から取り出します

腎移植外科

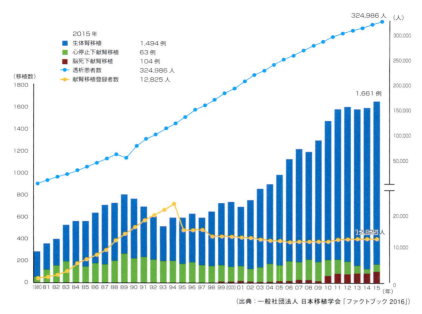

図　腎移植数の推移

Q レシピエント手術って？

A　レシピエントの手術は、ドナーの提供腎を骨盤内に移植することになります（写真2）。手術後は約2週間で退院できますが、その後も移植した腎臓を守るために、免疫抑制療法や腎臓を保護するための加療を続けて行うことになり、月1回程度の受診が必要です。

　また、レシピエントの医療費は、健康保険や各種医療保障制度が利用できるので、自己負担額は低額（1万円程度のことが多い）で済みます。

Q 国内の腎移植

A　現在国内では約140の腎移植可能な施設があり、年間約1600例の腎移植が行われています。しかし、透析療法を受けている人数が30万人以上であることを考えると、非常に少ない数です（図）。腎移植療法は確立された安全な治療法の一つであり、身近な治療法の一つです。腎移植に関心のある方は、ぜひ一度専門医へご相談ください。

医療コラム

腎移植のメリットについて

　腎機能が低下した場合の治療法には、透析療法と腎移植があります。透析療法には血液透析と腹膜透析がありますが、いずれも時間的制約や食事摂取の制限が大きいこと、また腎臓の機能が完全に回復するわけではない、といったことが問題となります。腎移植では、腎臓の機能はほぼ完全に回復し、時間的制約・食事制限も比較的自由になります。

　腎移植の生着率（移植した腎臓が機能している確率）は、生体腎移植では3年で95.2％、5年で91％、10年で74.6％となっています。

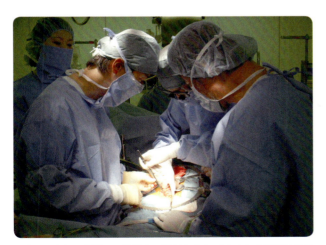

写真2　新しい腎臓は、骨盤内に移植します。もともとの腎臓はそのままです

Q&Aでわかる最新治療 ── 安心で最良の医療を提供

Q24 脳腫瘍の治療について教えてください

脳神経外科
岩味 健一郎 講師

Q 脳腫瘍の手術は必要ですか？

A 脳腫瘍には、脳の中で発生する脳実質内腫瘍（図1-①）のほかに、脳を覆う膜から発生する腫瘍やホルモン分泌を行う下垂体からできる腫瘍（脳実質外腫瘍、図1-②）なども含まれます。脳を支えている骨の周囲にできる腫瘍は、特に頭蓋底腫瘍（図1-③）と呼ばれることもあります。

小さな腫瘍で症状もなく、良性腫瘍が疑われる場合には手術を行わずに定期的に検査を行いながら様子をみていくことが多くなります。一方、大きな腫瘍や、脳を圧迫したりホルモンを分泌したりして症状が出る場合には、早期の治療が必要で、今後短期間のうちに症状が出ると考えられる場合にも治療が必要となります。重要な神経の近くに腫瘍ができた場合や、悪性腫瘍が疑われる場合には、小さな腫瘍でも手術をお勧めすることがあります。手術では腫瘍を取るだけではなく、取り出した腫瘍を検査することで腫瘍の種類を調べます。腫瘍の種類が判明すれば、手術後に行う最も良い治療法が選択できるようになります。患者さんの年齢や健康状態も考慮しながら治療方針を相談していきます。

脳腫瘍以外にも、鼻や耳の周辺にできる腫瘍（頭頸部腫瘍、図1-④）が脳の近くまで成長することがあり、そのような場合には当科も耳鼻咽喉科・形成外科とともに治療チームに加わり、診療科の垣根を越えて、より安全な手術を行っています（図1、2）。

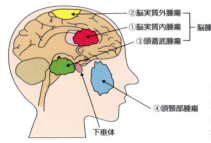

図1 当科では各種脳腫瘍の治療のほか、頭頸部腫瘍の治療も行います

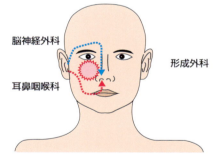

図2 頭頸部腫瘍に対する治療チームの一例。当院では診療科の垣根を越えて、より安全な治療を目指します

Q 脳腫瘍の手術は安全ですか？

A 残念ながら100％安全とはいえません。しかし、脳科学の進歩や医療機器、手術技術、麻酔技術の進歩により安全性は大きく向上しています。脳の各部位の働きと病気の位置をよく検討して、手術後の後遺症が少なくなるように、手術の計画が立てられます（図3）。手術ナビゲーションシステム

脳神経外科

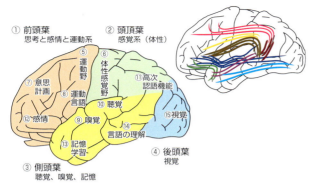

図3 脳科学の進歩により脳の各部位の機能が明らかとなり、より安全な手術計画が立てられるようになってきました

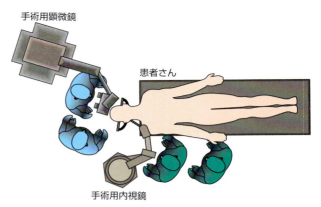

図5 顕微鏡と内視鏡を同時に使用する手術も可能となっており、複雑な腫瘍にも対応可能です

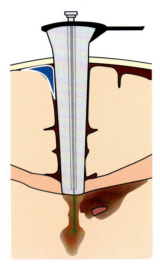

図4 脳の深部にできた腫瘍に対しては、筒状の器具を用いて脳を守りながら手術を行います

により、腫瘍の位置がミリ単位で確認でき、計画通りの手術を行うことが可能となってきました。

また、最新の手術顕微鏡により、脳の細かな観察だけではなく、手術中に腫瘍や血管の位置を蛍光で観察可能となりました。これら観察技術の進歩によって、より繊細で安全な手術が可能となっています。腫瘍ができた場所によっては内視鏡を用いたり、筒状の道具の中から手術を行ったりすることで、脳を守りながら、体にも負担の少ない手術を行っています（図4）。

複雑な腫瘍に対しては、顕微鏡と内視鏡を同時に使用する手術も行っています（図5）。先述のように、耳鼻咽喉科や形成外科など、必要に応じて他科の専門家の協力も得られて、より安全な手術を行えることは当院の強みです。

また当院では、術中に患者さんの運動機能や感覚機能を観察する電気生理モニタリングを多数行うことにより、麻痺などの合併症を予防・軽減するよう努めています。手術後は、手術室に隣接した集中治療室で治療を行い、術後の安全性にも配慮しています。

Q 手術以外の治療法にはどんなものがありますか？

A 手術以外の治療法として、放射線治療と薬物治療が挙げられます。放射線や薬にもさまざまな種類があり、腫瘍の種類によって使う放射線や薬の種類・量が異なります。放射線や薬が全く効かない腫瘍もありますし、逆に放射線や薬が非常に効きやすい腫瘍もあります。放射線や薬も体に副作用を生じてしまう可能性があるので、腫瘍の種類に応じて、最適なものを選択する必要があります。

新しい放射線や薬の開発は今でも進んでおり、より安全で効果の高い治療について、専門家と相談することが大切です。

医療コラム

脳腫瘍の症状について

脳腫瘍の症状は大きく3種類に分けられます。①脳は頭蓋骨で包まれるように守られていますが、脳腫瘍が大きくなると頭蓋骨の内側は、まるで満員電車の中のように圧力が高まってしまいます。こうして生じるのが「頭蓋内圧亢進症状」で、頭痛や吐き気・視力障害を生じます。②脳腫瘍が脳の一部を圧迫して生じるのは「局所症状」と呼ばれ、手足の麻痺やしびれ・言葉の障害・ホルモン分泌障害など、腫瘍のできる場所によって症状はさまざまです。③脳腫瘍が原因でてんかん発作を生じることがあります。てんかん発作の多くは意識を失ったり、手足などにけいれんを引き起こしたりします。

Q&Aでわかる最新治療 ── 安心で最良の医療を提供

Q25 膝前十字靱帯損傷とその治療を教えてください

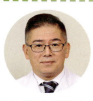
整形外科
出家　正隆
(でいえ　まさたか)
教授

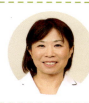
整形外科
赤尾　真知子
(あかお　まちこ)
助教

Q 前十字靱帯って、どんな働きをするの？

A 前十字靱帯とは、大腿骨（太ももの骨）の後方から脛骨（すねの骨）の前方を走行している靱帯で、大腿骨に対する脛骨の前方への移動と膝のひねりを制御し、膝の安定性のために重要な靱帯です（図）。膝関節は骨のみでは極めて不安定な関節のため、靱帯の役割がとても大切になります。

膝関節には前十字靱帯、後十字靱帯、内側側副靱帯、外側側副靱帯の4つの大きな靱帯があります。各々が手綱の役割をしており、4つの靱帯が互いに連動して緊張および弛緩することで膝関節の動きのバランスをとっています。そのため1本でも手綱が切れると、とたんに不安定な状態となってしまいます。このことから前十字靱帯は、膝関節が正常に動くのにとても大切な靱帯であることが分かります。

Q 前十字靱帯が損傷するのは、どんな場合ですか？

A 前十字靱帯損傷（写真1）は、スポーツ膝傷害の中で最も多いとされています。スキー、バスケットボール、バレーボール、サッカー、ラグビー、柔道でよく起こります。ジャンプの着地や急な方向転換など、ほかの選手と接触しない減速動作で生じることが多いですが、ラグビーなどでは、ほかの選手と接触することで膝関節に直接ストレスが加わり生じることもあります。損傷を起こしやすいのは、軽く膝が曲がった状態で接地するときや、膝が内側を向いて着地するときといわれています。また前十字靱帯が損傷するときに、状況によって側副靱帯や半月板の損傷を合併することがあります。損傷した瞬間は、ボキッという音とともに膝崩れ感（膝がガクッと外れる感じ）が現れ、スポーツの継続が困難となることが多いです。

急性期（損傷して1～2週の間）には、膝関節内に血液が貯留し関節の腫れと痛みを伴い動きが悪くなりますが、3週間程度で回復し通常の生活が可能となります。しかし靱帯はうまく機能していないので、スポーツ活動では膝崩れを生じます。また前十

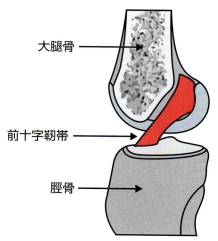

図　前十字靱帯の走行

整形外科

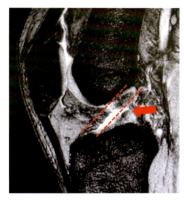

前十字靭帯損傷
MRI上で前十字靭帯が消失

写真1　損傷した前十字靭帯のMRI像

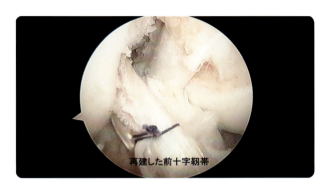

再建した前十字靭帯

写真2　再建した前十字靭帯の関節鏡画像

字靭帯は、ギプスや装具で固定しても修復されることはありません。そのため、手術をせずにこの状態を続けていると半月板や軟骨を損傷する可能性が高くなってしまい、最終的には変形性膝関節症に至ることもあります。

Q 前十字靭帯損傷には、どんな治療をするの？

A 損傷した前十字靭帯に対しては、患者さんの年齢や活動性、関節の不安定性などによって治療法を決めますが、保存的治療では回復することは稀(まれ)で、多くの場合、手術をすることが望ましいと考えます。

現在行われている手術は、関節鏡（膝関節用の内視鏡）を使用し、低侵襲(ていしんしゅう)（体への負担が少ない）に自分の組織を用いて前十字靭帯を再建する方法（自家腱移植(かけんいしょく)、写真2）です。自分の組織には膝屈筋腱(しつくっきんけん)（内太ももの腱）や膝蓋腱(しつがいけん)（膝の皿の下にある腱）を使用します。関節鏡を用いることで、最小限の切開で大きな合併症もなく手術ができ、かつ手術成績も安定しているため有効な治療法といえます。大腿骨と脛骨の元来靭帯が付着していた部分に関節鏡を用いてトンネルを作製し、そこに採取し、加工した自家腱を通して上端と下端を金属で固定します。トンネルの中に通した腱は、手術の直後は骨とは固定されていませんが、周りから徐々に細胞と血管が入りこ

んでいき、腱と骨の壁がつながり、本来の前十字靭帯の代わりとして働いてくれるようになります。

手術の後にはスポーツ復帰までの間、リハビリテーションがとても大切になります。可動域訓練は術後2日目から始めます。松葉杖(まつばづえ)は術後6週程度で取ることができ、日常生活は通常どおり可能となります。しかしながらスポーツへの復帰は、競技種目やレベルにもよりますが、筋力の回復も含め、10か月から1年程度が必要とされています。移植した腱が再び靭帯として機能するためには、粘り強いリハビリテーションの継続が必要です。

医療コラム

当科で診療している膝の病気

当科では、前十字靭帯損傷のほかにも半月板損傷や後十字靭帯損傷に対する関節鏡視下手術や、習慣性および恒久性膝関節脱臼(だっきゅう)、膝蓋骨不安定症に対する手術（内側膝蓋大腿靭帯〈MPFL〉再建術など）、膝関節の広範囲軟骨損傷に対する自家培養軟骨移植術（ジャック®）、変形性膝関節症に対する人工膝関節置換術など膝関節疾患に対する治療を幅広く積極的に行い、患者さんの生活の質（QOL）の向上に努めています。

Q&Aでわかる最新治療 —— 安心で最良の医療を提供

Q26 膝関節軟骨損傷とその治療法を教えてください

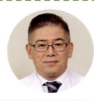
整形外科
出家 正隆（でいえ まさたか）
教授

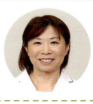
整形外科
赤尾 真知子（あかお まちこ）
助教

Q 軟骨ってどんなもの？

A 軟骨というと、骨の軟らかいものが想像されますが、実は軟骨と骨は全く性質や働きが違います。軟骨は膝や肘など関節の骨の表面を薄く覆っていて、関節の動きを滑らかにする役割を担っています。関節の軟骨は、硬くて弾力性があり、なおかつ滑らかな軟骨（硝子軟骨といいます）でできており、その滑らかさはアイススケートで氷上を滑る際の10倍ともいわれています。膝関節の表面を覆っている軟骨は、膝関節の動きを滑らかにしたり、クッションの役目を担ったりすることで骨と骨がぶつからないように守る役割をしています。

激しいスポーツの繰り返しやけがなどの衝撃により軟骨が損傷すると、自然に治ることは難しいとされています。骨折や皮膚の傷は治るのに、なぜ軟骨は治らないのでしょう。それは、軟骨組織には血管がないからです。手を切ったりすると誰しも出血が起こります。血液の中には、傷を治すのに必要なさまざまな細胞が含まれている上に、細胞を増やすための栄養（成長因子あるいは増殖因子と呼ばれます）も含まれているのです。これらの成分が傷を治す働きをしています。しかし、軟骨組織にはもともと血管がありません。したがって、軟骨組織が損傷しても、それを治すための細胞も、細胞を増やすための栄養も供給されないので、軟骨は自然治癒しないのです。

Q 損傷した軟骨を治すには、どんな治療法がありますか？

A 損傷した軟骨の治療法には、主に次の3つがあります。

1．骨髄刺激法（マイクロフラクチャー、ドリリング）

軟骨損傷部の骨をあえて傷つけることで軟骨組織下の骨髄を刺激し、軟骨様組織の再生を促進する方法です。再生される軟骨は、正常な軟骨のような硝子軟骨ではなく、線維性軟骨が中心となります。

2．骨軟骨柱移植術（モザイクプラスティ）

健常な膝関節組織から自分の軟骨組織を骨軟骨柱として採取し、これを損傷部に移植する方法です。正常な軟骨を円柱状に採取しますので採取できる範囲に限りがあります。

1、2はいずれも比較的狭い範囲の軟骨損傷に有効な治療法です。

3．自家培養軟骨移植術

軟骨損傷の治療法の中で、近年注目されている最新の治療です。元来、完全に修復することが不可能であった広範囲の軟骨損傷に対して治療が可能です。自家培養軟骨移植術は、患者さん自身の細胞を使うので、拒絶反応が極めて少ないことや、少しの軟骨から細胞を増やすことができるので、広い範囲

整形外科

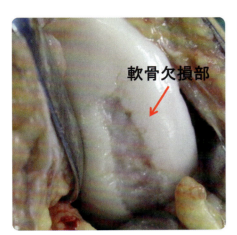
写真1　欠損した軟骨

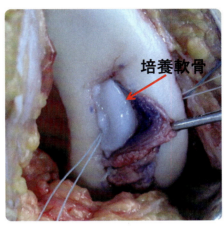
写真2　自家培養軟骨を軟骨欠損部に移植したところ

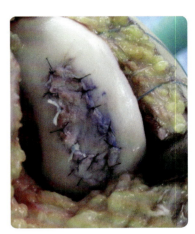
写真3　移植した軟骨の上から骨膜を縫合して蓋をしたところ

の軟骨が欠けた場合にはより有効であることなどのメリットがあり、治療後は膝の痛みが和らぐことが分かっています。

現在、国内の保険医療の対象となっているのは、「外傷性軟骨欠損症」または「離断性骨軟骨炎」で、欠けた軟骨の面積が4cm²以上の患者さんです。

Q 自家培養軟骨移植術について教えてください

A 自然に治ることが難しい軟骨組織ですが、軟骨細胞には増殖する能力があります。そこで、患者さんの軟骨組織の一部を取り出し、軟骨細胞が増殖できるような環境を整えて作られたのが自家培養軟骨です。そして、軟骨欠損部に増殖した自家培養軟骨を移植することで修復が期待されます。現在国内では、4cm²以上の広範囲な軟骨欠損に対してこの方法が適応とされています。まず関節鏡を用いて少量の正常な軟骨を採取し、専門の培養施設でゲル状のアテロコラーゲンという特殊なたんぱく質と混合して立体的な形に成型した後、培養して細胞の数を増やします。その後成型されシート状になった自家培養軟骨を軟骨欠損部に移植します（写真1、2、3）。前述したように、少しの軟骨細胞を増殖するので、広範囲の軟骨障害に行える方法です。治療後は、もとの軟骨に近い組織で修復されることが分かっています。この手術は登録認可された施設でのみ可能で、全国で約260施設あり、当院もその1つです。

医療コラム

自家培養軟骨移植術の流れ

まずは外来にて、使用するアテロコラーゲンにアレルギーがないか、皮内テストや血液検査を行います。手術は、2回に分けて行います。1回目は、関節鏡を用いて軟骨欠損部の大きさを測定します。4cm²以上の軟骨欠損であれば、引き続き正常軟骨を採取し、専門の施設で4週間かけて軟骨細胞を培養します。4週間後に2回目を行い、培養した軟骨細胞を移植します。手術の後、1〜2週間は装具による固定を行い、その後、可動域訓練や部分荷重訓練を開始します。全荷重歩行が可能となるのは、2回目の手術からおおよそ6週間後です。

Q&Aでわかる最新治療 ── 安心で最良の医療を提供

Q27 わきの汗が多くて困っています。治療法を教えてください

皮膚科
大嶋　雄一郎（おおしま　ゆういちろう）
准教授

Q わきの汗に悩んでいる人は多いのですか？

A 汗に悩む人は、決して特別ではなく、2010年に厚生労働省研究班が実施した調査では、国民の7人に1人が、頭部、顔面、わきなどに出る汗の多さが原因で日常生活に支障をきたしていることが分かっています。汗は体温を調節する役割を担う、人間にとって不可欠な生理現象ですが、必要以上の量の汗が出て日常生活に支障をきたす状態を多汗症（たかんしょう）といいます。特に、わきの汗で悩む多汗症（腋窩多汗症（えきか））の患者さんは多汗症全体の半数にのぼり、その中で日常生活に支障をきたす重度の患者さんは全国に220万人以上いると推定されています。

腋窩多汗症の患者さんは、薄手の衣服や汗じみが目立つ衣服が着られない、わき汗パットを使用せざるを得ず、さらに何度も取り替えなければならない、周囲の目が気になり仕事や学業に集中できないといった訴えが多いです。患者さんは日常生活に制限がある

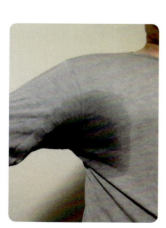

写真1　腋窩多汗症患者さんのわき汗の様子

ばかりでなく、自分のわきの汗を誰かに見られるということに強く不安を持ちながら生活を送っています（写真1）。

Q 腋窩多汗症は、どのように診断し、治療するのですか？

A 明らかな原因が分からないまま、わきに過剰な汗が出る状態が6か月以上続き、①最初に症状が出たときの年齢が25歳以下だった、②汗が左右対称に出ている、③寝ているときは過剰な汗が止まっている、④過剰な汗による困りごとが1週間に1回以上起こっている、⑤家族に同じように汗が多い人がいる、⑥汗によって日常生活に支障をきたしている──この6症状のうち2項目以上あてはまる場合を腋窩多汗症と診断します。

腋窩多汗症の重症度は、患者さんの自覚症状により、①発汗は全く気にならず日常生活に支障がない、②発汗は我慢できるが日常生活に時々支障がある、③発汗はほとんど我慢できず日常生活に頻繁（ひんぱん）に支障がある、④発汗は我慢できず日常生活に常に支障がある──の4項目に分け、③および④が重症です。

治療は日本皮膚科学会のガイドラインに沿って行います。まずは院内製剤（薬剤師により病院内で調製され、その病院に限定して使用される薬のことをいいます）である塩化アルミニウム溶液を塗ること

152

皮膚科

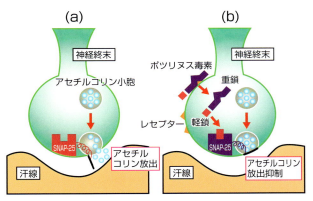

図 ボツリヌス毒素の汗を抑えるしくみ：神経終末におけるアセチルコリン放出（a）、ボツリヌス毒素によるアセチルコリン放出抑制（b）

から始めます。重症例において、塩化アルミニウム溶液を塗るだけでは汗を十分抑えることができない場合や、塗ると肌が痒くなり、かぶれて治療が続けられない患者さんにはボツリヌス療法を行います。

Q ボツリヌス療法とは、どんな治療ですか？

 腋窩多汗症のボツリヌス療法は1996年に米国で初めて行われ、現在は日本も含め世界60か国以上で適応が認められています。ボツリヌス療法は2012年11月、国内でも健康保険で治療ができるようになりました。

ボツリヌス毒素は神経終末のレセプター（受容体）につき、神経細胞内に取り込まれます。ボツリヌス毒素の一部がsynaptosomal associated protein of 25kDa（SNAP-25）というタンパク質に作用し、神経からのアセチルコリン放出を抑制し、汗を抑えます（図）。

治療方法は、わきの汗が多い部位に1～2cm間隔で約15か所マーキングします（写真2a）。片わきにボツリヌス50単位（両わきの合計100単位）の量を均等に、汗腺がある皮膚表面から約2mmの深さに皮内注射していきます（写真2b）。注射後1週間位で汗がおさまり、4～9か月間治療効果が続きます。

私たちが行った調査での治療満足度は、患者さんの64％が非常に満足している、36％が比較的満足しているという結果でした。治療効果がなくなった

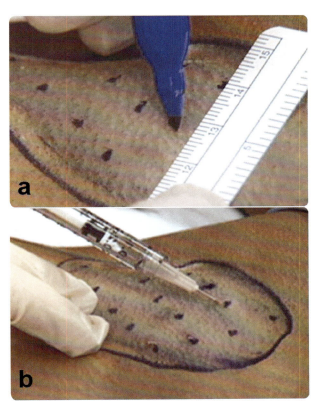

写真2 ボツリヌス療法：片わき、約15か所に、1～2cm間隔でマーキング（a）、片わきにボツリヌス50単位ずつを皮内注射（b）

ら、またボツリヌス療法を受けたいですかという質問に、患者さんの88％がぜひもう一度受けたいと回答されました。しかし、ボツリヌス療法が健康保険で受けられることをどこで知りましたかという質問では、患者さんの約76％が医療機関で初めて医師から教えてもらったという回答で、世間ではまだ健康保険で治療できることが知られていないと感じています。

医療コラム

わきの汗が多いことに1人で悩んでいませんか？

国内で、わきの汗が多くてとても困っている人は約220万人以上いるといわれています。しかし、日頃の皮膚科外来において、わきの汗が多いことで受診する患者さんの数はとても少ないです。したがって、腋窩多汗症の患者さんはわきの汗のことを1人で悩み、大多数は医療機関で治療を受けていない可能性が考えられます。今後、このような患者さんが1人でも多く医療機関を受診し、適切な治療を受けることができる環境作りも大切であると強く実感しています。

Q&Aでわかる最新治療 ── 安心で最良の医療を提供

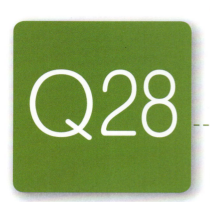

Q28 前立腺肥大症に対するPVP（光選択的前立腺レーザー蒸散術）について教えてください

泌尿器科
中村　小源太
准教授

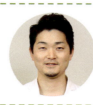
泌尿器科
梶川　圭史
助教

Q 前立腺肥大症になると手術が必要ですか？

A 前立腺肥大症は、年齢とともに徐々に肥大した前立腺によって尿道が狭く圧迫されることで、排尿困難感、排尿に時間がかかる、頻尿などの症状が現れます。場合によっては自力では排尿ができずに尿道から膀胱へ管（カテーテル）を挿入する必要が出てくる場合もあります。

前立腺肥大による排尿障害に対しては、一般的に薬物療法が第1選択とされています。薬によって肥大した前立腺や、尿道の筋肉を緩めて尿が出やすくすることにより、自覚症状の改善を期待するものです。多くの方は薬物療法によって症状は改善しますが、十分に改善しない場合、一度は改善したものの徐々に悪化する場合、薬の長期服用を避けたい場合や自力で排尿ができないなど症状が重症な場合には、肥大した部分を切除する手術が行われます。

Q PVP（光選択的前立腺レーザー蒸散術）とは？

A 前立腺肥大によって圧排（圧迫）された尿道を広げるために、従来、低侵襲（体への負担が少ない）手術として、水（灌流液）で視野を確保しながら尿道から内視鏡を入れ、前立腺を高周波メスで切除する手術（経尿道的前立腺切除術：TURP）が広く行われてきました。この手術は高い治療効果があるものの、手術中の出血量が比較的多

	TURP（従来法）	PVP（本手術法）
治療成績	ほぼ同等	
術後の痛み	比較的多い	少ない
出血	比較的多い	少ない
低Na血症	時々あり	ない
逆行性射精	多い	少ない
カテーテル留置期間	3～5日間	1～3日間
入院	7日間程度	4～5日程度
保険適用	あり	

表　従来法とPVPの比較：治療成績はほぼ同等だが、PVPは出血が少なく入院期間も短いです

泌尿器科

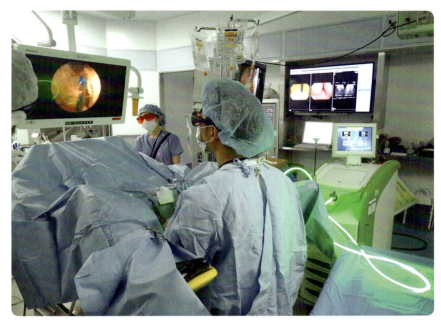

写真　実際のPVP：内視鏡画像をモニターで見ながら確認し、緑色レーザー光を前立腺組織に照射して、加熱・蒸散させています

いこと、術後に尿道カテーテルを留置する期間が長いこと、また灌流液の吸収により水中毒（低ナトリウム血症）を起こすリスクがあるなどの課題がありました。また、出血しやすい手術の特性から、脳血管や循環器の疾患で抗凝固薬を服用している高齢者には手術を行うことが難しいとされてきました。

前立腺肥大症に対する従来法の課題に対応した最新の治療法が、当院で2016年10月から導入した光選択的前立腺レーザー蒸散術（PVP）です。患者さんの体に、よりやさしい手術といえます（表）。

PVPに使用する緑色レーザー光は、水にはほとんど吸収されない一方、血液中の酸化ヘモグロビンに選択的に吸収され、強い熱エネルギーを生じさせる特性があります。生理食塩水（灌流液）で視野を確保しながら、内視鏡を使って血流の豊富な前立腺組織にこのレーザー光を照射すると、組織は瞬時に加熱・蒸散され、同時に蒸散部の表面に1～2mm程度の薄い凝固層ができます。

PVPでは、緑色レーザー光による肥大組織の強大な蒸散効果と、確実な止血凝固効果が発揮されるため、前立腺肥大症による下部尿路閉塞が効率的にかつ安全に解除されます（写真）。手術時間は1～2時間です。

Q PVPと従来法との違いは何ですか？

A 　手術結果は、従来法（経尿道的前立腺切除術：TURP）と比較しても劣らず、レーザーで前立腺組織を瞬時に蒸散させることで圧倒的に出血が少なく、輸血のリスクは少ないこと、組織に穴があくこと（穿孔）がないこと、TUR反応（希釈性低ナトリウム血症）が起きないこと、および尿道カテーテル（管）を手術後数日以内に抜いて退院できる点が優れています。

心臓や肺、脳血管に病気を抱えた患者さんも手術ができる場合があり、股関節手術後で十分な手術姿勢がとれない患者さんも治療できる場合があります。

医療コラム

PVPを行う病院は、まだ少ない

PVPは2011年7月に保険診療となりました。採用施設は徐々に増えつつありますが、設備投資コストが高いため、まだ少ないのが現状です。愛知県内の病院でもPVPを行っている病院は数施設しかありません。低侵襲な前立腺手術であるPVPに興味がありましたら、当科にお気軽にお問い合わせください。

Q&Aでわかる最新治療 —— 安心で最良の医療を提供

Q29 母と子と子宮を守る医療について教えてください

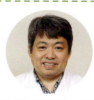
産科・婦人科、
周産期母子医療センター
（周産期医療部門）
鈴木　佳克
准教授、
センター（周産期医療部門）副部長

産科・婦人科、
周産期母子医療センター
（周産期医療部門）
若槻　明彦
教授、
センター（周産期医療部門）部長

Q お産で亡くなることがあるのですか。お産は安全なものではないのですか？

A 妊娠中から出産後に妊婦さんが亡くなることを妊産婦死亡といいます。国内では、毎年100万の出産があり、30〜40人の妊婦さんが亡くなっています。10万出生あたりの死亡数で表す妊産婦死亡率は、3〜4人で、3万出生に対し1人が亡くなっていることになります。2011年は3.8人で、安全度は世界の最高水準です（図）。医療介入がないと250出生に対し1人の妊産婦死亡率といわれています。

1900年頃の日本の妊産婦死亡率は、400人（250出生に対し1人）でした。約100年で日本の周産期管理が発達し、100倍以上安全になりました。愛知県では、2007〜2013年の7年間に年間約7万の出生があり、妊産婦死亡率は9人と全国平均（4人）より高いものでした。

当院は、愛知県の妊産婦死亡が全国平均以下になることに向けて、さらには妊産婦死亡ゼロを目標として、安全なお産を提供することを目指しています。

Q お産のときに出血で亡くなることはあるのですか？

A お産のときの出血量が経腟分娩で1000ml、帝王切開で2000mlを超えると危機的産科出

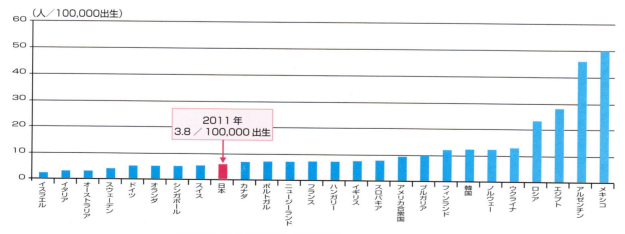

図　妊産婦死亡率の国際比較　（「平成22—24年妊産婦死亡 症例検討実施83事例のまとめ〜母体安全への提言〜日本産婦人科医会」をもとに作図）
妊産婦死亡率＝年間妊産婦死亡数÷年間出産（又は出生）数×100,000
妊娠中または妊娠終了後満42日未満の女性の死亡

産科・婦人科、周産期母子医療センター（周産期医療部門）

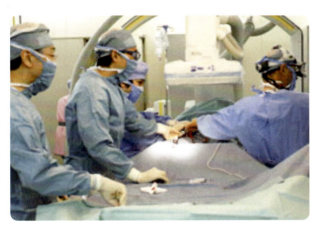

写真1　放射線科医師によるカテーテル室での血管内治療

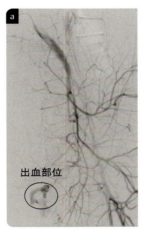 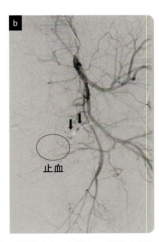

写真2　動脈造影による出血部位の診断（a）：丸囲みの部位より造影剤の漏出がみられ、出血しています
動脈塞栓による止血（b）：↓の部位に塞栓物質を置き、造影剤の漏出が消失、止血されました

血と呼ばれ、凝固因子（血を固める成分）が減少して出血が止まらず、血圧が低下し、全身に血液が循環しなくなり、生命の危機的状態が発生します。大量出血の原因は、産道や子宮の損傷、子宮の収縮不良、前置胎盤・癒着胎盤、常位胎盤早期剥離などの胎盤の異常や、子宮型羊水塞栓などがあります。

2004年に福島県の病院では、帝王切開時に癒着胎盤が原因の大量出血で妊婦さんが亡くなっていますが、その治療は点滴や輸血による血圧の維持と凝固因子を補充しつつ、出血の原因を取り除くことです。

当院は、このような危機的産科出血に対して24時間いつでも対応できるように準備し、産婦人科のみでなく、救命救急科、麻酔科、外科などと協同して治療にあたっています。

Q 癒着胎盤の疑いがあると言われました。子宮を取らずにお産することはできますか？

A これまでは子宮からの出血が止まらない場合、子宮を摘出し、子宮と引き換えに妊婦や子どもの命を守るという厳しい選択が行われてきました。しかし、命も子宮も守ることを可能にする新しい治療ができるようになりました。それは、血管内治療（動脈塞栓術、写真1）です。

動脈内にカテーテル（管）を入れ、そこから出血部位へとつながる動脈に塞栓物質を入れて、止血するものです。当院では、この血管内治療を担当する放射線科医が24時間待機しています。

ある日の夜間、分娩後の大量の性器出血によって搬送された患者さんに、搬送後約20分で血管造影を開始し、出血部位を確認し（写真2a）、塞栓物質を入れて止血できました（写真2b）。しかし、動脈塞栓術後の妊娠は癒着胎盤が多いとの報告があり、子宮内止血バルーンの使用や総腸骨動脈バルーン留置による血流遮断など、次の段階の治療を求めて進んでいきます。

医療コラム

妊産婦死亡に対する取り組みと次の妊娠につながる治療

妊産婦死亡は、大量出血、高血圧・脳卒中、産科的血栓・塞栓が3大原因です。なかでも高血圧・脳卒中への対応は高齢化する妊婦の増加に伴い、今後最も重要な課題になると考えられます。当院では、妊婦の高血圧の研究を行い、その予防・管理やさらに将来の生活習慣病発症予防に取り組んでいます。

また近年は、命を守るだけでなく、次の妊娠につながる治療が求められています。当院では、子宮筋腫、子宮内膜症の患者さんに対して腹腔鏡手術を行い治療することで妊孕性（妊娠する力）を高め、また、子宮がん患者さんには妊孕性を温存した手術を行っています。

Q&Aでわかる最新治療 —— 安心で最良の医療を提供

Q30 メタボリックシンドロームに関係する目の病気について教えてください

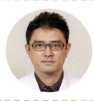

眼科
白木　幸彦
（しらき　ゆきひこ）
助教

Q メタボリックシンドロームと目は関係あるの？

A　メタボリックシンドロームとは、以前は成人病と呼ばれていたもので、腹囲、血圧、血糖値、中性脂肪が基準より高いと診断されます。これらは動脈硬化のリスクファクター（特定の疾病を発生させる確率を高めると考えられる要素のこと）であり、動脈硬化が進行すると、体中の血管が狭く、もろくなっていきます（図）。この血管の変化が、目の中の、特に光を感じる神経である網膜の血管に起こり、目の病気を発症します。よく耳にする糖尿病網膜症はその代表格ですが、ほかに網膜静脈閉塞症（へいそくしょう）などがあります（写真1）。

　網膜の血管に動脈硬化が起こると、2つのことが共通して起こります。それは網膜血管の閉塞と血液成分の漏出です。血管が詰まって血が行き渡らなくなると、網膜は酸欠状態になり、機能低下が起こってきます。酸欠状態が長く続くと、少しでも補おうとして、新生血管が生えてきます。新生血管は異常血管なので、増殖性変化を起こし、網膜剥離（はくり）や緑内障になって、最悪は失明に至ります（写真2）。一方、漏出は網膜の浮腫（ふしゅ）（むくみ）を起こします。水撒きのホースを足で踏んづけていると、根元から破裂して水浸しになるのと同じようなことです。網膜がむくむと、物がぼやけたり、暗く見えるようになります。

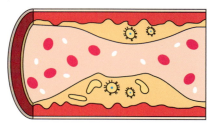

図　動脈硬化により、閉塞しつつある血管の図

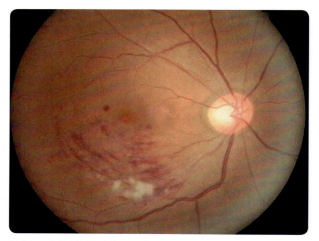

写真1　網膜静脈閉塞症の眼底写真

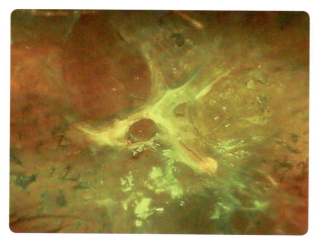

写真2　増殖糖尿網膜症の眼底写真

眼科

メタボリックシンドロームは心筋梗塞や脳梗塞の危険因子として広く知られていますが、このように目にも重大な影響を及ぼします。

Q 網膜静脈閉塞症と診断され、レーザー治療が必要と言われました。どんな治療ですか?

A 網膜静脈閉塞症へのレーザー治療の目的は大きく分けて2つあります。それは新生血管の抑制と網膜浮腫の改善です。

新生血管の抑制のためのレーザーは、その発生の引き金となる酸欠状態にある網膜細胞を間引いて、少ない酸素量に見合った網膜細胞の数に減らすことで、バランスをとるのが目的です。網膜細胞数が減ると感度は落ちるため、レーザーをすればするほど良いわけでなく、このレーザー治療には効果と視機能のバランスを考える必要があります。

もう1つの目的である網膜浮腫（写真3）の改善は、漏出が多い血管を見つけ、その血管のみを対象にして行います。この治療法はまだあまり一般的ではなく、当院が全国でも先導し臨床使用を進めているものです。適切に行えば効果は劇的です。

レーザー治療は決して低侵襲（体への負担が少ない）とはいえませんが、適切な時期に受けないと時期を逸してしまう可能性がありますので、主治医から十分説明を聞いてください。

Q 30年来の糖尿病網膜症があり、目に注射が必要と言われました。怖いですが、どのような治療ですか?

A 近年、眼科領域で増えてきた抗VEGF薬の注射です。

VEGF（血管内皮増殖因子）とは、糖尿病網膜症や静脈閉塞症で網膜の血管が狭くなり、血流が不足してくると網膜から産生される物質です。この物質が眼内に増えると、網膜血管の構造が変化し、血管からの漏出が増えてきます。そうなると網膜内に水が溜まり、視力低下を引き起こします。抗VEGF薬は、このVEGFの働きを抑えることで、むくみを抑えます。

同様の治療はレーザーでも行えますが、抗VEGF薬による治療は、より低侵襲で効果が早いです。しかし、1、2か月すると薬の効果が切れてしまうことや、薬が高価であるというデメリットがあります。したがって実際は、病状をしっかり評価し、レーザーと抗VEGF薬で適切な方を選択し使用することとなります。主治医とよく相談して決めることが大切です。

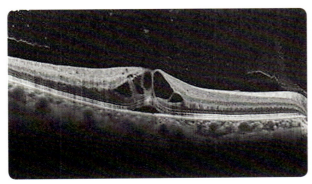
写真3　網膜浮腫のOCT解析（眼底3次元画像解析）

医療コラム

動脈硬化が原因の疾患を専門に治療

前述のようにメタボリックシンドロームと目の疾患は密接に関係しており、定期的な眼科診察は欠かせません。

治療法には手術もありますが、外来での治療のメインはレーザーと抗VEGF薬の注射です。当院は、このような動脈硬化が原因の疾患の治療を専門に行っている全国的にも数少ない施設です。その治療法は、確実かつ低侵襲なものを選択できるように詳細な検討を行っています。

Q&Aでわかる最新治療 ── 安心で最良の医療を提供

Q31 涙の治療について教えてください

眼形成・眼窩・涙道外科
高橋 靖弘（たかはし やすひろ）
准教授

Q 涙が出る原因は何ですか？

A 1つ目は、涙の通り道が詰まることです。涙は、上まぶたと下まぶたの内側にある涙点（るいてん）から吸い込まれ、涙小管（るいしょうかん）、涙嚢（るいのう）、鼻涙管（びるいかん）と呼ばれる管を通り、鼻の奥に流れ込みます（図）。涙の通り道の前半は、目の内側にあるのですが、鼻へ抜けるときに骨の中を通って行きます。骨に入ると涙の通り道は急に狭くなるので、ここが詰まりやすい部分といえます。骨の管が小さい人ほど詰まりやすいため、顔の小さい人、つまり、女性の方が男性よりつまりやすく、約10倍に達するといわれています。最近では、抗がん剤のTS-1投与後に、涙小管・鼻涙管が詰まることが問題になっています。

2つ目は、涙のポンプ機能が落ちることです。ポンプ機能は、目を閉じるときに働く眼輪筋が主役となっています。まぶたが緩む、すなわち眼輪筋が緩むと、涙を流す力が弱くなり、涙がこぼれやすくなります。

3つ目は、涙の量が増えることです。逆まつげや乾燥により目の表面が刺激されると、一時的にたくさんの涙が出ます。これがポンプによる排出能力を上回ると、外にこぼれてしまいます。この症状に対しては、逆まつげの手術をしたり、点眼で乾燥を防いだりします。

Q 涙の手術では、顔に傷が残りますか？

A 骨の管の部分で詰まっている場合には、涙嚢の内側にある骨を小指の先の大きさほど削って、鼻へのバイパス（迂回路（うかい））を作ります。この手術を「涙嚢鼻腔吻合術（びくうふんごうじゅつ）」といいます。目の内側部分の皮膚を2cmほど切って行う方法が広く用いられていますが、当科ではさらに工夫を加え、鼻の粘膜と涙嚢の粘膜をうまく組み合わせて縫う方法を開発し、術後の再閉塞を全く起こさない手術を行っています。

皮膚の傷が気になる患者さんには、内視鏡を使って鼻の中から手術を行っています（写真1）。この方法では皮膚に傷がつきません。手術後に鼻の中に

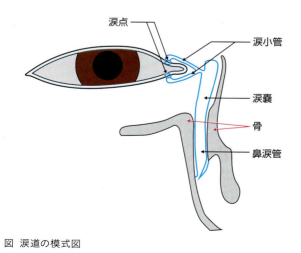

図 涙道の模式図

眼形成・眼窩・涙道外科

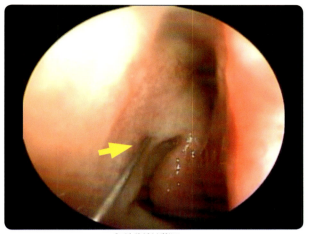

写真1　鼻内視鏡を用いた涙嚢鼻腔吻合術：麻酔をしているところ（矢印）

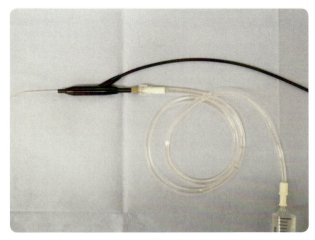

写真2　涙道内視鏡：涙道に挿入して中を観察します

溜まったごみを丹念に取り除けば、術後の再閉塞も数％に抑えることができます。

　涙小管の部分が詰まっている場合には、涙道内視鏡という直径1mmぐらいの細い内視鏡を使って手術します（写真2）。涙道内視鏡を使うと、詰まった部分を直接見ながら手術ができるので、90％ほどの成功率をあげることができます。閉塞が強く、涙小管を再開通させることができない場合は、涙嚢鼻腔吻合術に加えて、目の内側に細いチューブを入れて、鼻へのバイパスも作ります。

　まぶたの緩みや、逆まつげがある場合は、これらに対する手術を行います。また、腫瘍がある場合は、摘出します。

　当科は、まぶたや目の奥の手術も専門としていますので、このような手術にも対応することができます。

Q 先天鼻涙管閉塞は手術が必要なのですか？

　生まれてすぐの赤ちゃんはほとんどが、涙道の鼻に開口する部分が閉じており、鼻涙管が閉塞しています。しかし、このうちの約50％は、生後1か月のうちに自然に開通します。その後も、泣いたり、お母さんのおっぱいを吸ったりしているうちにどんどん開通していき、生後1年までに90～96％が、生後2年までに98％が開通します。

　当科では、炎症が強い場合を除いて、生後1年までは外科的な処置を行わずに様子をみるようにしています。この時点までは、様子をみた場合と、外科的な処置を行った場合でも、治癒率が同じだからです。1歳になっても自然に開通しない患児には、ブジーという針金のようなものを通して、鼻に抜ける通路を作る治療を行います。

　1回の治療で確実に治すことが重要であるため、当科では、全身麻酔下で、涙道内視鏡を用いた手術を行っています。論文による報告でも、全身麻酔下での処置の方が成功率は大きいとしており、当科の方針と一致しています。

医療コラム

内視鏡で行う、目の手術

　内視鏡などを用いて体への負担を少なくした手術、美容的に配慮した手術が世の趨勢となっていますが、まぶたや目の奥、涙道の手術でも同様です。

　下がったまぶたを上げる眼瞼下垂の手術では、数ミリの傷から行うことによって、術後の傷がほとんど目立たなくなりました。

　目の奥の手術においても同様で、皮膚の切開を二重まぶたのラインや目尻など、目立ちにくい場所にすることで美容的に配慮しています。

　涙道の手術においても、内視鏡を用いることによって皮膚を切らずに治せるようになりました。

　一方、まぶたのがんは、確実に治すために周囲の正常な組織を5mm程度含めて切除します。この場合、近い部分の組織を用いて再建することで美容的、機能的にも、かなりの程度、満足な結果を得ることができます。

Q&Aでわかる最新治療 ── 安心で最良の医療を提供

Q32 難聴を改善させる最新の手術治療を教えてください

耳鼻咽喉科
植田　広海 教授

Q 手術で聞こえを良くできるのは、どんな疾患ですか？

A 難聴は、外耳道からアブミ骨までの部位からの原因による伝音難聴とそれ以降の部位からの原因による感音難聴および両者が混じった混合難聴に分類されます（図1）。これらの難聴の鑑別は、一般の耳鼻咽喉科で行っている聴力検査で可能ですが、判別困難な場合もあります。

　もし、伝音難聴あるいは混合難聴ならば手術で聴力を改善できる可能性があります。具体的な疾患として、慢性穿孔性中耳炎（鼓膜に穴があいて耳だれが出る）、後天性真珠腫性中耳炎（鼓膜が内陥〈へこんでいる〉あるいは穿孔して鼓膜上の皮膚が中耳内に入り、耳垢のようなものを大量に出して耳だれが出る）があります。これらは、鼓膜が変形あるいは穿孔しているので、一般の耳鼻咽喉科でも診断は比較的容易です。注意しなければいけないのは、鼓膜が一見正常でも伝音難聴をきたす疾患があることです。

　小児においては、耳小骨（ツチ骨・キヌタ骨・アブミ骨を指します）奇形、先天性真珠腫（生まれついて中耳に皮膚組織が入り増殖する）、成人においては耳硬化症（後天的にアブミ骨周囲に骨病変を生じてアブミ骨を固める）が代表的です。これらの疾患は、鼓膜が正常なために感音難聴と間違えやすく注意が必要です。感音難聴と鑑別するためには、より精密な聴覚検査およびCTなどの画像診察が必要です。感音難聴は、後述する人工聴覚器使用のための手術以外は手術が不可能ですが、前述のように鼓膜が正常であっても伝音難聴を呈する疾患は手術で聴力を改善することが可能です。

Q 聞こえを良くできる手術法は、どんなものがありますか？

A 聞こえを改善できる手術法として、鼓膜形成術、鼓室形成術、アブミ骨手術があります。
　鼓膜形成術は、鼓膜穿孔のある耳に対して外耳道からアプローチして、皮下組織を用いて鼓膜を作製する手術です。慢性穿孔性中耳炎や真珠腫ならば全身麻酔下に、耳の後ろを切開します。耳小骨奇形や耳硬化症なら耳の中を切開し、いずれの手術も手術顕微鏡を用いて行います（写真）。病変部を除去するために、顕微鏡で見えない部分は最新の内視鏡を用いてモニターで観察しながら行います。

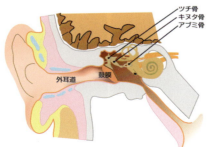

図1　音は、外耳道から鼓膜、ツチ骨・キヌタ骨・アブミ骨（ここまでの部位が原因による難聴を伝音難聴、これ以降が原因による難聴を感音難聴といいます）、内耳、内耳神経から中枢に伝わっていきます

（コクレア社のホームページをもとに作図）

耳鼻咽喉科

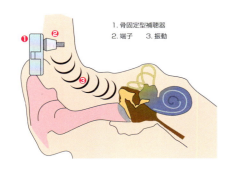
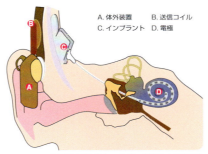

1. 骨固定型補聴器
2. 端子
3. 振動

A. 体外装置　B. 送信コイル
C. インプラント　D. 電極

図2　左はBAHA（骨固定型補聴器）、右は人工内耳を示します。番号とアルファベットは音が進んでいく経路を示します

（コクレア社のホームページをもとに作図）

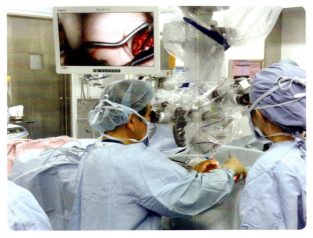

写真　手術室において、最新の手術顕微鏡、高解像度のモニターを用いて全スタッフが手術情報を共有し、最良の手術環境にて安全、確実に手術を行っています

　鼓室形成術は、病変に応じてツチ骨、キヌタ骨、アブミ骨上部構造を除去し、代用耳小骨（残存耳小骨、耳介軟骨、人工耳小骨で代用します）で鼓膜と奥の耳小骨残存部をつなぎます。聴力改善は80％程度を期待できます。

　アブミ骨手術は、アブミ骨が周りの骨とかたまっているときに、アブミ骨を摘出して人工アブミ骨を挿入する手術です。聴力改善は90％程度を期待できます。

Q 人工聴覚器を使うと、よく聞こえるようになりますか？

A　人工聴覚器には、埋め込み型補聴器、人工中耳、人工内耳があります。手術で改善困難な難聴には補聴器装用を勧めますが、自分の声が響く、耳だれが出やすいなどの装用時の訴えが時にあります。

　埋め込み型補聴器として、当科ではBAHA（骨固定型補聴器）を使用しています（図2左）。BAHAは、側頭部に手術で端子（②）を埋め込んで頭蓋骨を振動させて、外耳道や中耳を経ずに内耳に直接音を伝えるシステムです。耳だれの心配がなく音もクリアに聞こえる利点があります。ただし、あまり出力を高くできないため、高度の感音難聴の人には適応しません。

　補聴器でも聞こえない人に対しては人工内耳が適応となります（図2右）。人工内耳は、音を電気信号に変えて（A）、送信コイル（B）を通してその電気信号を電波で埋め込んだレシーバー（C）に送り、蝸牛に挿入した電極（D）で感覚細胞を経ずに直接内耳神経に電気信号を送り音感を得る方法です。得られた音は以前聞いていた音とは全く異質のため、音をことばとして理解するためにリハビリが必要です。

　近年、この人工内耳の機器の進歩は著しく、当科の成績では、補聴器単独ではことばが聞き取れなかった80％以上の方が人工内耳を装着してから、音声のみで日常会話などを50％以上理解できています。3級以上の身体障害者の認定を受けていれば、この治療をほとんど無料で受けることができます。

医療コラム

聴力改善を実現するために

　当科では、耳鼻咽喉科領域すべての疾患を取り扱っていますが、特に耳科領域では聴力改善手術に定評があり、2016年の鼓室形成術およびアブミ骨手術症例数は、東海地方でトップの実績を誇っています。また、人工聴覚器にも力をそそいでおり、鼓室形成術やアブミ骨手術で改善できなかった症例や感音難聴には、補聴器のフィッティング（調整）とともに、人工中耳や人工内耳の導入も積極的に行っています。

Q&Aでわかる最新治療 ── 安心で最良の医療を提供

Q33 慢性的な肺炎で喀血が続き、止血剤で良くなりません。ほかに治療法はないでしょうか？

放射線科
太田　豊裕　教授

Q 喀血に対する血管塞栓術とは、どんな治療ですか？

A 気管支拡張症や肺結核、肺アスペルギルス症、非結核性抗酸菌症などの慢性炎症による喀血（かっけつ）は、止血剤で治療されることが多いですが、止血剤を使用しても喀血が持続したり、大量に出血したりすることがあります。そのような場合、出血している、もしくは、出血している可能性がある血管内にゼラチンやビーズと呼ばれる細かい粒を注入することにより、出血を止める方法（血管塞栓術（けっかんそくせんじゅつ））があります。

この方法は、足の付け根にある動脈（大腿動脈（だいたいどうみゃく））などから、1〜2mmほどの太さのカテーテル（管（くだ））を血管の中に入れ、病変部にいく動脈を見つけます。造影剤を注入して異常な血管が見つかったら、さらに細いカテーテルをできるだけ異常な部分の近くまで進め、塞栓物質を注入します（写真1）。治療時間は2〜3時間程度ですが、治療する血管の数などにより前後します。

治療中は、造影剤注入時などに熱感や軽度の痛み、咳（せき）が出ることがあります。強い痛みはなく、子どもなどで安静が保てない場合を除いて、カテーテルを入れる足の付け根に局所麻酔をするのみです。術後は、カテーテルを入れた部位から出血しないように、数時間足を動かさずに寝ている必要があります。

Q どんなときに塞栓術を受けるのですか？効果や危険性はどのくらいありますか？

A 慢性の炎症性疾患の患者さんが大量喀血や繰り返す喀血をした場合、まずは、止血剤などの内科的治療や内視鏡による治療をします。これらの治療で良くならない患者さんが、塞栓術を受けられることが多いです。治療に際しては、呼吸器科の医師と相談し、塞栓術が良いかどうかを判断します。

この治療は、初期成功率（治療してから1か月間は喀血がなかった）が8〜9割と高い効果が期待できます。慢性の炎症が続いて出血しやすい状況では、再出血することがありますが、そのような場合でも、再治療が可能です。ただし、肺がんによる喀血は、血管塞栓では十分に止血できないことがあります。

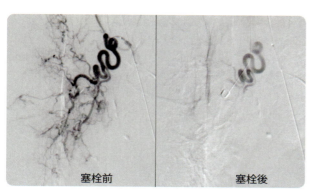

写真1　喀血の患者さんの血管造影。塞栓術により異常血管や濃染が消失しています
（塞栓前／塞栓後）

放射線科

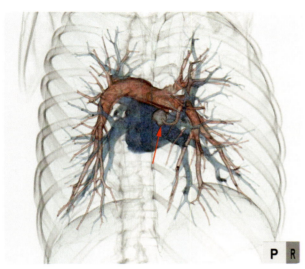

写真2　動静脈瘻にて拡張した血管を認めます（矢印）。3D-CTでは、治療前にカテーテルを進める経路や撮影する角度などを確認します

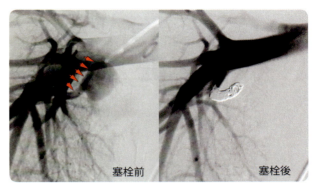

写真3　金属コイルにて塞栓し、異常血管に血液が流れなくなりました

　危険性（合併症）としては、意図しない部位に塞栓物質が流れ、虚血（組織や臓器に十分な血液が流れない状態）を起こす可能性が考えられます。例えば、異常な血管と脊髄（背骨の中を走る神経の束）の血管とが、同じ血管から分かれることがあり、脊髄に栄養を送る血管まで詰まってしまった場合は、麻痺などが起こる可能性があります。ただし、実際にこのような合併症が起こることは稀です。ほかに、造影剤アレルギーなどがあります。

Q 肺動脈瘻と言われました。塞栓術はできないのでしょうか？

A
　肺動静脈瘻は、肺動脈と肺静脈が直接つながってしまう病気です。肺で酸素を取り込まなかった血液が全身に流れますので、疲労感や労作時の呼吸困難、心不全などを起こします。また、体内の静脈にできた血の塊や静脈に進入した細菌などが、肺で止まらずに、全身に流れてしまうため、流れ着いた場所で悪さをします。脳に流れた場合は、脳梗塞や脳膿瘍を起こします。また、圧力の高い血液が直接に静脈へ流入するため、血管が膨らみ破裂すると、喀血や胸に血が溜まることがあります（写真2）。
　肺動静脈瘻は、このような症状を起こす前にも、検診のＸ線写真などで偶然に見つかることがありま

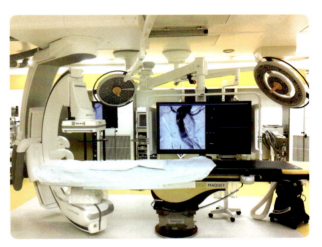

写真4　当院のハイブリッド手術室

す。その場合、足の付け根の静脈（大腿静脈）からカテーテルを入れ、心臓を通過して肺の異常血管まで到達させ、異常血管を金属製のコイルなどで詰める治療も勧められます（写真3）。

医療コラム

当科のIVR部門の特徴

　IVR部門では、大動脈瘤・解離に対するステントグラフト内挿術をはじめ、血管腫・血管奇形の塞栓術や硬化療法、外傷性・周産期出血などに対する緊急止血術、上腕からのCVポート設置などを積極的に行っています。また、手術室内に血管造影装置を併設したハイブリッド手術室（写真4）を有しているため、手術の際に大量出血が危惧される患者さんや、血管塞栓術後に手術が必要になる可能性がある患者さんに対して、部屋を移動することなく血管塞栓術が可能なワンストップ治療を行うことができます。

Q&Aでわかる最新治療 ── 安心で最良の医療を提供

Q34 手術を受けるのが怖いのです

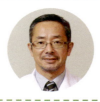

麻酔科
藤原　祥裕（ふじわら　よしひろ）
教授

Q 手術に関する不安なことを聞いてもいいのですか？

A 手術を受けるのは誰でも怖いものです。手術が失敗したらどうしよう、麻酔から覚めなかったらどうしよう、術後、痛かったらどうしよう、手術を受ける患者さんがいろいろな心配を抱かれるのは当然のことと思います。当科は麻酔科医32人（うち麻酔専門医16人）、周術期の診療看護師４人のスタッフで、中央手術部ならびに周術期集中治療部の看護師とともに、患者さんが安全かつ快適に手術を受けられるようベストを尽くしています。

手術を受ける患者さんには事前に、麻酔科外来で麻酔法とその合併症について説明をします。安心して手術・麻酔を受けていただくためには、その治療内容をしっかり把握していただくことが最も大切です。不安な点、不明な点などがありましたら、担当麻酔科医に遠慮なくお尋ねください。

術後は手術に伴う痛み、吐き気、倦怠感（けんたいかん）などさまざまな症状が現れることがあります。手術・麻酔に伴う合併症が術後になって発生する場合も少なくありません。当院では、こうした問題に迅速に対応できるよう、できる限り周術期集中治療部で術後管理をしています。集中治療室といえどもすべて個室になっていますので、プライバシーも保たれます。

Q 手術に伴う痛みを取ることはできるのですか？

A 手術に伴う痛みはとても不快でつらいものですが、それだけでなくさまざまな合併症の引き金にもなりかねません。当院では快適かつ

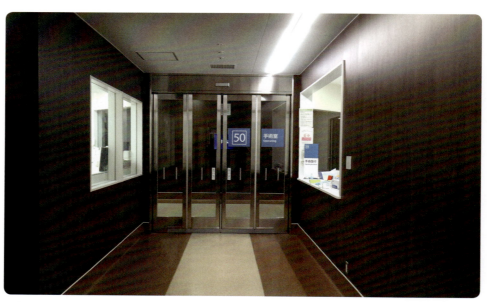

写真1　当院中央手術部

麻酔科

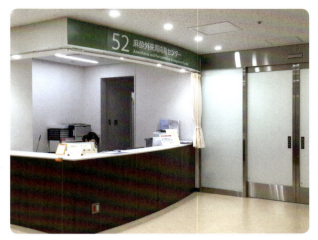

写真2　当院麻酔科外来

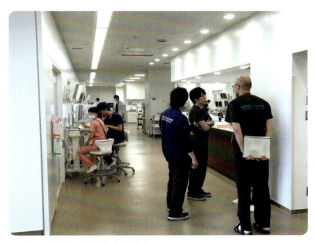

写真3　当院周術期集中治療部

安全に術後を過ごしていただけるよう、最大限の努力をしています。

　術後、痛みが強いと予想される手術を受ける患者さんには、局所麻酔を用いた術後鎮痛が適しています。胸腹部の手術には硬膜外鎮痛法という、背骨の間から細いカテーテル（菅）を挿入する鎮痛法を用います。また、場合によっては神経ブロックという鎮痛法を用いて、手術した部位の感覚を麻痺させて術後の痛みを取り除きます。術後の痛みが中程度と考えられる手術には注射による鎮痛薬を用います。

　患者さんによって痛みの感じ方はさまざまです。術後の痛みがある場合には症状に応じて鎮痛薬を追加していく必要があります。痛みが強い場合は、遠慮なく担当スタッフにお申し出ください。

Q　麻酔は安全なのですか？

A　さまざまな技術の進歩、新しい薬剤の開発によって、現代の麻酔はとても安全なものになっています。日本麻酔科学会の調査によると、特に体に異常のない患者さんが麻酔によって命を落としたり、意識が回復しないなどの重篤な後遺症を発生したりする確率は10万分の1前後と、非常に低くなっていると報告されています。残念ながら、何らかの持病がある患者さんや緊急手術の場合では合併症の可能性が高くなることもあります。患者さんに持病がある場合には、術前の病状をしっかり把握するとともに、薬などで病状を安定させておくことが大変重要になります。

　術前に当科スタッフから既往症、治療内容などについて、いくつか質問することがあります。また、内服、食事、禁煙などについて指示を出すこともありますので、こうした指示をしっかり守っていただくようお願いします。安全に手術・麻酔を受けるためには私たちの力だけでなく、患者さんの協力が欠かせないことをご理解ください。

　また、これも非常に稀ではありますが、一部の患者さんでは麻酔薬が体質に合わなかったり、アレルギー反応が起こったりして、急に血圧が下がったり、呼吸困難に陥ったりすることもあります。手術・麻酔中は当科スタッフが絶え間なく患者さんの容態を監視し、異常があれば直ちに対応できる体制で患者さんの安全を守っています。

医療コラム

超音波ガイド下神経ブロックで痛みを取る

　神経ブロックとは、ある特定の神経を薬で麻痺させて痛みを感じさせなくする鎮痛法です。従来、体の中にある神経の正確な位置を把握することができなかったため、時に鎮痛効果が不十分になっていました。最近、超音波診断装置の技術革新によって、神経の正確な位置を知ることができるようになりました。これによって、より正確に効果的な神経ブロックを行うことが可能となりました。当院では10年以上前からこの技術を採用して、術後鎮痛に活用しています。

Q&Aでわかる最新治療 ── 安心で最良の医療を提供

Q35 神経調節性（反射性）失神を知っていますか？

総合診療科
脇田 嘉登（わきた よしのり）
准教授

Q 神経調節性失神は、どのように起こるの？

A 失神の頻度は年間1000人当たり6.2人と有病率（ひんど）が高い病気です。失神の原因疾患は大きく分けて、①神経調節性失神症候群（神経調節性失神・血管迷走神経性失神・頸動脈洞失神（けいどうみゃくどう）・状況失神）、②起立性低血圧、③心原性失神（不整脈によるものと構造的心肺疾患に伴うものがある）、④脳血管性失神、⑤その他、に分類することができ、欧州心臓病学会（ESC）ガイドラインでは、失神全体の60％が神経調節性失神症候群であると報告されています。

採血時あるいはその直後に緊張・痛みで失神する、学校の朝礼、電車の通勤などで長時間立っているとき気分が悪くなって倒れてしまう場合などが神経調節性失神症候群になります。これらは、自律神経の調節の異常が関与しているとされています。自律神経は呼吸や、血圧、脈、胃腸の働きなど呼吸器官、循環器器官、消化器器官などの活動を調整し、24時間働き続けている神経で、体の活動時や昼間に活発になる交感神経と、安静時や夜に活発になる副交感神経があります。

神経調節性失神（反射性失神）は、交感神経の活動が活発になったときに体の過剰な反射により起こるとされています。この反射は誰しもが持っていますが、人にとって合目的性が示唆されています。たとえば、出血に際しても徐脈と低血圧の反射を起こすことが止血の可能性を高め、また、過度の交感神経緊張状態の心臓は、反射により酸素の消費を減少させ、心臓の機能を改善させることで心臓を守る役割が期待できます。このように、この生体の防御機能反射は誰でも有しており、二足歩行で社会生活を営む現代の私たちにとっては、この過剰反応が失神という症状に現れるわけです。

Q 検査法はあるの？

A 失神の検査は、病歴、身体所見から始まり、心電図（24時間心電図など）、心エコー検査、脳波検査、頭部の画像検査（CT、MRI）などを行います。これらの検査で異常がない場合には、自律神経の異常が疑われ、追加の検査を行います（シンチグラフィーなど）。

神経調節性失神では、ヘッドアップティルト試験を行います。「写真1、2」に示すように、ベッドの上に横になり、血圧計や心電図などのモニター類を装着します。その後、検査台を起こしていき、それに伴い起立姿勢になります。血圧を繰り返し測定し、脈の状態、失神の兆候がないかどうかを判定します。通常の検査で症状が出なかった場合は、薬剤を点滴して検査を行うことがあります。検査時間は

総合診療科

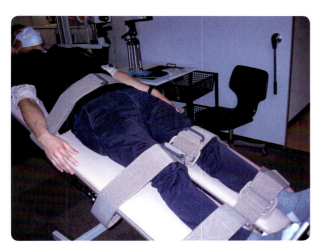

写真1 ティルト試験：ティルト台（検査台）で横になり、検査台を起こしていきます

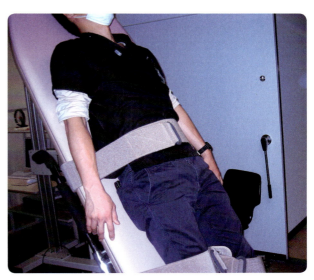

写真2 ティルト試験：起立姿勢時の写真

1～2時間程度です。患者さんがほかの病気で内服している薬剤の影響がある場合がありますので、検査に当たり、その内服薬を中止することがあります。また、検査中気分が悪くなる場合がありますので、食事を検査の数時間前から摂取しないようにしていただきます。

Q 治療法はどんなものがあるの？

A 病気の重症度によって治療法は変わってきます。神経調節性失神の多くは、失神前にふわふわしためまい、目の前が一瞬暗くなる、手がしびれる、呼吸が苦しくなる、お腹が痛くなるなどの症状（失神前駆症状）が出ることがあります。失神回避のため、前駆症状の出現時にしゃがみ込んだり、横になったりするのが効果的ですが、立ったまま足を動かす、足を交差して組む、両腕を組みひっぱり合うなどの方法があります。また、弾性ストッキングの着用や、自宅でもできるティルトトレーニング（起立調節訓練法）などがあります。

これらの治療は失神の再発予防に有効ですが、継続を怠ると再発する場合があります。また、重症度が高い場合は、薬の投与、あるいはペースメーカー治療を要する場合もあります。

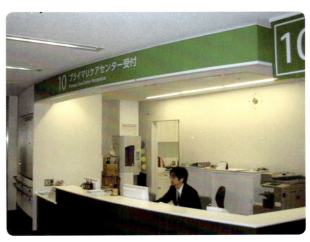

写真3 プライマリケアセンターでは、診察室（常時稼働5～6診）・点滴・観察室を有し、全人的医療を行っています

医療コラム

プライマリーケア・総合診療科って何ですか？

プライマリーケアとは、良好な「医師－患者」関係をもとに「身体－精神心理－社会生活面」の相互関連を診ながら総合的・全人的にアプローチしていく医療です。総合診療科は、原因が明確でない症候のある患者さんや、複数の臓器にまたがるような疾患を持つ患者さんの診療に、幅広い知識を駆使して医療面接、診断および初期診療などのプライマリーケアを行っています。当院のプライマリケアセンターでは、初診時に罹患臓器を特定できない患者さん、いろいろな問題を抱えている患者さんなどを積極的に受け入れており、専門各科と連携して診療を行っています。

Q&Aでわかる最新治療 ── 安心で最良の医療を提供

Q36 乳がんの手術で乳房がなくなったり、リンパ浮腫になったりしても治せますか？

形成外科
梅本　泰孝
講師

Q 乳房の再建手術は、どのように行うのですか？

A 乳がんの手術には、乳房全体を切除する乳房切除術と、がんとその周りだけを切除する乳房温存手術があります。乳房切除術では元の乳房の形はなくなってしまうので、患者さんの希望によっては乳房再建を行います。乳がんの手術と同時に再建するのが1次再建、乳がんの治療が一段落ついてから再建を行うのが2次再建です。

乳房切除術では乳腺とともに乳房の皮膚の一部が切除されるので、再建するためには乳腺に相当する体積だけでなく皮膚も補う必要があります。その方法は大きく分けて2種類あります。1つは、シリコン製の風船（ティッシュ・エキスパンダー）で患部の皮膚を徐々に引き伸ばして余裕を作った上で、シリコン製の人工乳房（シリコンインプラント）を挿入して体積を補う方法（エキスパンダー／インプラント法）。

もう1つは患者さん自身の体のほかの部位（例えば下腹部）から皮膚と皮下脂肪（皮弁）を採取して、患部へ移植して形を作る方法（皮弁移植）です。前者は手術が比較的シンプルで、体への負担が少ないという利点がありますが、インプラントの形と同じような形の乳房しか作れない、やや固く、動かせないといった欠点があります。皮弁移植は非常に複雑で長時間の手術が必要となり、皮弁を採取したところも傷あとになりますが、元の乳房に近い、温かで軟らかい乳房を作ることができます（写真1）。

患者さんごとに再建に対する考え方が違うので、それぞれのニーズをよく踏まえた上で手術方法を選択します。また、乳房温存手術の後に変形が起こって気になる患者さんには、皮弁移植が有効な場合があります。

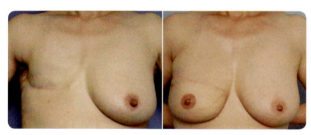

写真1　右乳がん手術後に行った皮弁移植による2次再建手術の手術前（左）と術後2年目（右）

Q マイクロサージャリーは、どのような手術なのですか？

A 皮弁が移植した場所でも温かな組織として生き続けるためには、血液の循環が保たれていなければなりません。そのためには、いろいろな条件があるのですが、最低限、皮弁と体の間で動脈と静脈が1本ずつつながっている必要があります。このため、皮弁を採取した場所から遠くに移植するには、皮弁に血液を供給している血管を一旦切り離し、移植先の血管とつなぎ直すという作業をします。

形成外科

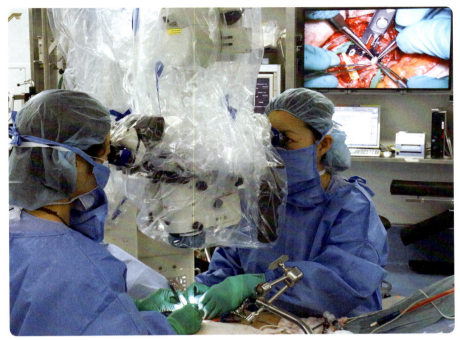

写真2　手術用顕微鏡で見ながら血管どうしを縫い合わせます

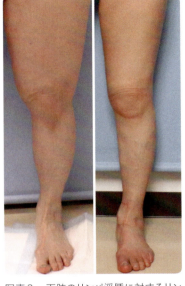

写真3　下肢のリンパ浮腫に対するリンパ管静脈吻合の手術前（左）と術後6か月（右）

こうした血管の直径は1〜2mm程度で、顕微鏡で見ながら手作業で血管の切り口どうしを縫い合わせます（写真2）。このように顕微鏡で見ながら非常に細かい手術をすることをマイクロサージャリーと呼んでいます。マイクロサージャリーの発展により、体のいろいろな場所から患部へ皮弁などを移植して形や機能を再建することが可能になりました。

乳がん以外にも頭頸部や四肢の悪性腫瘍を切除したあとの再建、外傷ややけどによる変形の治療などに応用されています。

Q リンパ浮腫の治療で手術をすることがありますか？

A 乳がんに限らずがんの手術では、がんの近くのリンパ節に対して検査や手術をすることがあります。この手術の影響でリンパの流れが悪くなることがあり、リンパ液が滞ることによって腕や脚が慢性的にむくんでしまうのがリンパ浮腫です（手術とは関係なく起こることもあります）。

リンパ浮腫の治療の基本は、マッサージや圧迫といった理学療法ですが、マイクロサージャリーによってリンパ管を静脈につないで、リンパ液の流れをバイパスする（迂回させる）という手術法（リンパ管静脈吻合）があります。腕や脚のリンパ管の直径は0.5〜1mm程度のことが多く、同じくらいの太さの静脈を探してつなぎます。手術の後も理学療法を継続する必要がありますが、むくみの改善や肌の質感の改善といった効果が期待できます（写真3）。

【参照】Q22「乳房再建手術について教えてください」（142ページ）

医療コラム

形成外科って何？

「体のカタチに関することすべて」、強いて言えばそれが形成外科の扱う領域です。ほかの診療科のように特定の臓器（呼吸器や消化器など）の診療をするわけではないので説明が難しいのです。体表のけが・やけど、顔の骨折、唇裂などの顔の先天異常、手のけがや先天異常、あざ、皮膚や軟部組織の腫瘍、腫瘍切除後の再建、傷あとの治療、美容外科などが主な仕事で、手術が治療法の中心になりますが、レーザーや薬物治療なども使います。手術のテクニックから領域が広がることもあり、例えばマイクロサージャリーの応用で肝臓の動脈の再建を行ったりすることもあります。こうなるともうカタチも関係ありません。将来、3Dプリンターで臓器が作れるようになっても、人体に移植するときには血管をつなぐ必要があるので、形成外科の仕事になるのではないか、などと考えています。

Q&Aでわかる最新治療 ── 安心で最良の医療を提供

Q37 脳卒中の後遺症の1つ、痙縮の治療について教えてください

リハビリテーション科
橋詰　玉枝子
助教

リハビリテーション科
林　博教
助教

リハビリテーション科
木村　伸也
教授

Q 痙縮はどんな症状なの？

A　脳卒中や脊髄損傷などの脳・脊髄の病気やけがの後遺症に、痙縮があります。痙縮とは筋肉が緊張しすぎて、手足が動かしにくかったり、勝手に動いてしまったりする状態のことです。手首が曲がったり、手指が握ったままとなり開きにくい、肘が曲がってくる、足趾（足の指）が裏側のほうに曲がってしまうなどの症状がみられます。

図1に示すように、痙縮によって日常生活に支障が生じることがあるので、痙縮に対する治療が必要となります。

Q 痙縮の治療法は？

A　内服薬、神経ブロック、手術など、さまざまな治療法があります。また最近、効果が注目されている方法として、今回ご紹介するボツリヌス療法があります（図2）。この治療では、ボツリヌス菌が作り出す、天然のたんぱく質を有効成分とする薬を筋肉に注射します。ボツリヌス菌を注射するわけではありません。さまざまな研究の結果、このたんぱく質のごく少量を緊張している筋肉に直接注射すると、その筋肉がゆるみ、緊張やけいれんが治まることが分かり、医薬品として利用されるよ

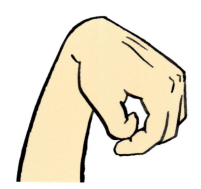
手首が曲がり、
袖をとおすのが難しくなります

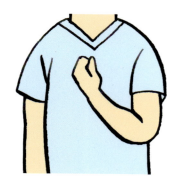
肘が曲がり、
腕を洗うのが難しくなります

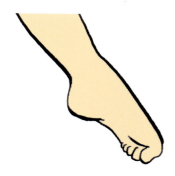
つま先が下がり、
床にかかとがつかなくなります

図1　痙縮の症状

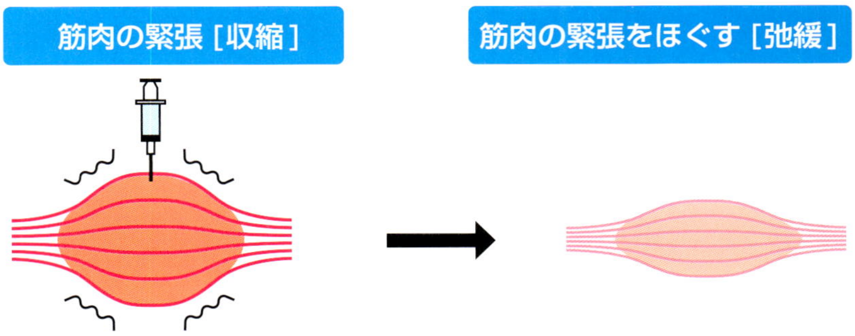

リハビリテーション科

図2 ボツリヌス療法

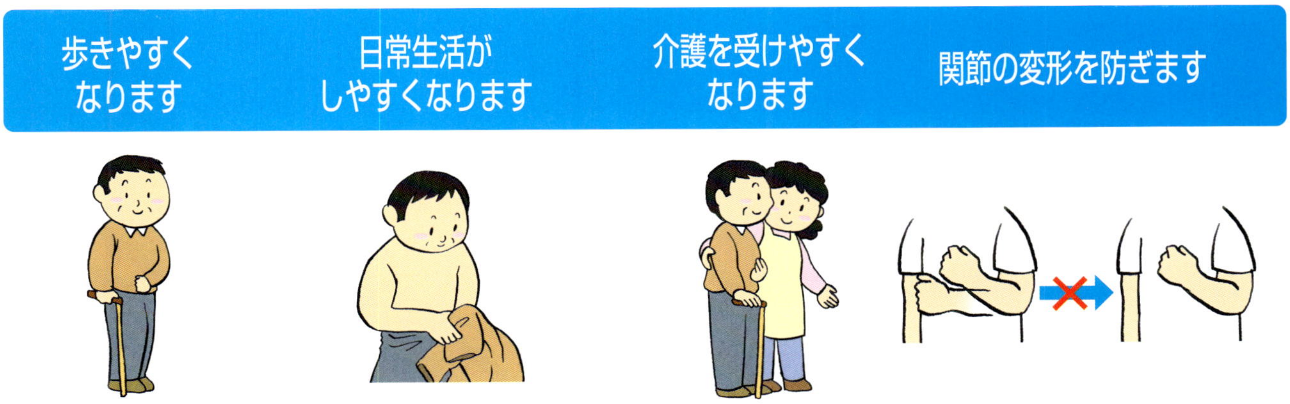

図3 ボツリヌス療法の効果

うになりました。
　2010年10月には、上肢痙縮・下肢痙縮に対して健康保険が適用されるようになりました。

 ボツリヌス療法はどんな効果があるの？

 ボツリヌス療法によって次のようなことが期待できます（図3）。

- 脚の筋肉がやわらかくなり、歩きやすくなる
- 着がえなどの日常生活動作がしやすくなる
- 姿勢を保つなどの介護を受けやすくなる
- 関節が動きにくくなったり、変形したりするのを防ぐ（拘縮予防）

医療コラム

ボツリヌス療法の進め方

　治療前に診察し、日常生活で困っていることを調べます。また、歩行や日常生活の動作をリハビリテーション医、理学療法士、作業療法士が評価します。筋肉のかたさを診断し、ボツリヌス療法が生活上の動作の改善に役立つかどうかを中心に治療の効果を予測します。動作筋電図を使って、筋活動の測定もします。その結果、ボツリヌス療法を行ってよいと判断した場合、どの筋肉に注射するかなどを決めます。
　ボツリヌス療法の効果は注射後2～3日目からゆっくり現れ、約2週間後にピークをむかえ、通常3～4か月間持続します。筋肉がやわらかくなっている間に、集中的に目的に応じた手足を動かすリハビリテーションを行うと効果的です。
　その後、徐々に効果は消えていきます。治療を続ける場合には、3か月以上の間隔をあけて注射をします。効果の持続期間には個人差があるので、治療計画については医師と相談してから決めていきます。

Q&Aでわかる最新治療 —— 安心で最良の医療を提供

Q38 インプラント治療を諦めたくありません。何か方法を教えてください

歯科口腔外科
大野 隆之
講師

Q インプラント治療ってどんな治療？

A 今までは、歯を失ってしまった場合、ブリッジ（両隣の歯を削って金属の被せ物をつなげる方法）や義歯による治療が行われてきました。しかし、残っている健康な歯への負担や、違和感、噛む力の低下を強いられてきました。

インプラント治療は、失ってしまった歯の部位に、人工の歯の根（チタンという金属）を埋め込み、それを土台として新しい人工の歯を作り出す治療です。この治療により、違和感がほとんどなく、自分の歯と同じように噛める歯をつくることができるようになりました。

厚生労働省のインプラント治療に関する調査でも、「インプラント治療は、総入れ歯や部分入れ歯よりも"噛む"機能の回復に優れ、異物感が少なく、患者さんの満足度が高い治療法です」と報告されています（平成26年 日本歯科医学会厚生労働省委託事業「歯科保健医療情報収集等事業」歯科インプラント治療の問題点と課題等 作業班より引用）。

Q インプラントは、骨が少ないのでできないと言われました。何か良い方法はないでしょうか？

A インプラント治療を行うには、今まで歯を支えていた骨の代わりに、インプラントを支える骨が必要になります。一般的には、骨の幅で約6mm、高さで少なくとも10mmほどが必要といわれています。しかし、歯を失った原因やその後の期間によっては、骨が体に吸収されてしまい、十分な骨の量がない患者さんも多くいます。

当院では、口腔外科の高度な知識と技術を生かし、「骨が少ないのでインプラントができない」と言われた患者さんでも、骨を増やすことでインプラント治療を可能にしています。

骨を増やすには、以下の方法があります。

- **GBR法（骨再生誘導法）**：骨が失われた部位に人工膜（メンブレンやチタンメッシュなど）を用いて骨を増やすためのスペースを確保し、人工骨（ハイドロキシアパタイトやβ-TCPなどのリン酸カルシウム系の材料）や自家骨（自分の骨）を移植し、骨の再生を図る治療法です。
- **ベニアグラフト（ブロック骨移植）**：板状の自家骨を採取し、前歯部の顎骨に貼り付ける治療法です。
- **オンレーグラフト（垂直的骨造成）**：奥歯の骨の高さが足りない場合に用いる治療法です。自家骨をブロックで採取し、形を整えて骨量が不足した

歯科口腔外科

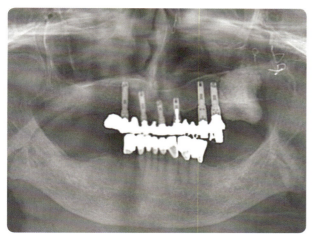

写真 がんのため、左上顎骨を切除後、顎骨再建・インプラント治療を行った症例

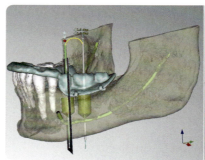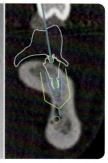

（Nobel Biocare® より転載）

図 NobelGuide®は治療計画から埋入までの予知性・安全性を向上させるシステムです

部位に貼り付けます。人工骨を使用してこの治療を行う場合もあります。

- **サイナスリフト（上顎洞底挙上術）**：上顎奥歯の上部には上顎洞と呼ばれる空間があります。上顎の臼歯部にインプラントを埋め込むときに、必要な骨が確保できない場合、上顎洞粘膜（シュナイダー膜）を挙上し、そのスペースに人工骨や自家骨を移植することにより上顎洞底に骨をつくる方法です。
- **ソケットリフト**：上顎の奥の骨が薄い場合、上顎の骨を少しだけ残してその骨ごと上顎洞を覆っている粘膜（シュナイダー膜）を持ち上げ、そこに人工骨や自家骨を移植してインプラントを同時に埋め込む方法です。
- **仮骨延長法（ディストラクション）**：骨に切れ目を入れてゆっくりと伸ばしていくことで、骨を延長する治療法です。
- **骨移植（腓骨被弁・腸骨移植・頸骨移植など）**：がんや外傷による大規模な骨欠損に対して行います（写真）。全身麻酔下に自家骨や骨に栄養を運ぶ血管柄付きの自家骨を採取し、骨欠損部にプレート固定します。血管柄付きの場合は、専用の顕微鏡を使用して血管をつなぎ、血液からの栄養が移植骨に運ばれるようにします。
- **再生医療・成長因子**：成長因子の投与や患者さん自身の骨髄や歯（歯髄）から得られた細胞を用いて骨再生を行う研究が進み、一部臨床応用されています。当院でも、患者さん自身の歯から得られた細胞を用いて骨再生を行う研究を行っており、この臨床研究は「再生医療等安全性確保法」および「人を対象とする医学系研究倫理指針」のもと、特定認定再生医療等委員会の審査を経て、地方厚生局へ届け出を行い実施していました。

このような手技を駆使することで、一般的なインプラント治療だけでなく、たくさんの骨欠損を伴うがんや外傷を負った患者さんへもインプラント治療を行い、食べる楽しみを感じていただいています。

また、難しい症例になるほど、神経や血管を損傷するリスクを伴います。リスクを減らすためには、事前に画像診断に基づいた正確なプランニングが必要です。当院では正確な診断と手術を行うため、最新の画像診断・手術シミュレーションシステム（NobelGuide®）を採用しています。

手術中の怖い気持ちを軽減するために静脈内鎮静や全身麻酔を選択すること、術後、家に帰ってからが不安という方には、入院により安心して過ごしていただくこともできます。このように大学病院の口腔外科だからこそ可能な、安心して治療を受けていただける環境が整えられているのも当院の特徴です。

Q&Aでわかる最新治療 ── 安心で最良の医療を提供

Q39 栄養管理が医療に果たす役割を教えてください

栄養部
森　直治
副部長、栄養サポートチーム　チェアマン
緩和ケアセンター　教授

Q 栄養って、やはり重要ですか？

A 栄養状態が悪くなると病気にかかりやすくなり、病気が治るのに時間がかかるようになったり、治らなくなったりします。感染症からの回復、抗がん剤や放射線の感受性、手術成績も栄養状態が大きく影響しています。したがって栄養状態を良好に保つことは、医療の最も重要な基盤です。

栄養状態の指標は、後述するように、いかに筋肉量を適度に保つかですが、たんぱく質だけを摂っても筋肉は増えません。たんぱく質に炭水化物、脂質を含めた3大栄養素、さらにはビタミンや微量元素、食物繊維などのバランスのとれた栄養摂取と適度な運動が重要です。

Q 栄養状態を良くすることと、筋肉を維持することの関連はありますか？

A 最近、筋肉の衰えが「サルコペニア」という言葉で知られるようになり、注目を集めています。筋肉が衰えると活発に動くことが次第にできなくなり、生活の質が低下します。長く歩けなくなり、疲れやすくなります（図1）。さらに筋肉の衰えが進むと声がかすれたり、食べたものがうまく喉(のど)を通らず、誤嚥(ごえん)による肺炎を生じたりしま

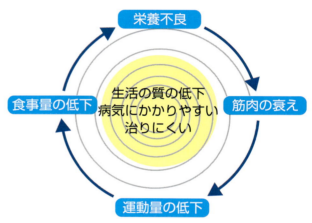

図1　筋肉の衰えがもたらす悪循環により生活の質が低下し、病気にかかりやすくなります

す。これらは筋肉が体を動かすという機能の直接的な障害により生じることですが、筋肉にはさらに重要な役割があります。

筋肉はたんぱく質の重要な貯蔵庫で、筋肉の量が低下することは体のたんぱく質量の低下を意味します。人体の重要なほとんどの機能は、たんぱく質が中心となって行われているため、体の中のたんぱく質が不足するとさまざまな生体機能が障害されます。障害されると、傷の治りが悪くなったり、感染やがんに対する免疫力が低下したり、死のリスクが高まったりします（図2）。栄養状態を良くすることは、すなわち筋肉量を適度に保つことにつながります。

注：過度に筋肉をつけても健康が向上するわけではありません。

栄養部

健常時
およその体のたんぱく質量 100%
　筋肉量の減少
　　内臓たんぱくの減少
　　　免疫能の障害
　　　　傷の治りの悪化
　　　　　臓器障害（腸管、肝、心）
　　　　　　生活適応の障害
　　　　　　　死
およその体のたんぱく質量 70%

（大柳治正：栄養状態と生理機能、「コメディカルのための静脈・経腸栄養ガイドライン」（日本静脈経腸栄養学会）、p.5、南江堂、2000 を参考に作成）

図2　体のたんぱく質が減ると免疫が低下し、臓器障害を引き起こし、死に至ります

- がん
- 加齢
- 肥満
- 慢性腎不全
- 関節リウマチ
- エイズ
- 慢性閉塞性肺疾患
- 冠動脈疾患
- うっ血性心不全
- 副腎皮質ステロイド投与（移植、自己免疫疾患）
- 肝硬変
- 糖尿病
- 大腿骨頸部骨折、股関節骨折
- 廃用萎縮（脊髄損傷、長期臥床、無重力）
- 性腺機能不全

表　栄養療法を行っても栄養状態の改善が難しい病気と原因です

Q 食事で必要カロリーを摂ることは大切ですか？

A 一度低下した栄養状態、筋肉量を改善させることは簡単ではありません。元気な人でも年齢とともに筋肉は衰え、筋肉量は低下します。また、病気になったら栄養が身につかないことは、経験的にご存じかと思います。つまり高齢であることや、慢性あるいは重症な病気がある状態では、一度低下した栄養状態を回復することは難しく、不可能なことも少なくありません（表）。したがって、栄養状態を悪化させないように、予防することが重要なのです。

食事で必要カロリーを摂ることができないと、自身の筋肉や脂肪を分解して、不足分を補おうとします。その結果、次第に痩せて栄養不良になり、筋肉も衰えます。一度失った筋肉は、若く元気な人の場合、適切な栄養摂取と運動により回復できますが、前述のように、高齢で病気がある状態では回復は困難になりますので、栄養状態を悪化させないように、適切な栄養摂取と適度な運動を継続することが重要です。当院では栄養サポートチーム（写真）が、栄養管理の難しい患者さんのサポートを行っています。

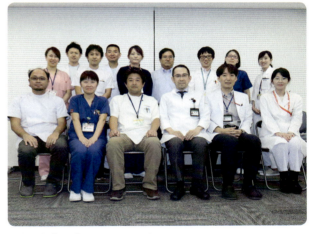

写真　栄養サポートチームのスタッフ

医療コラム

栄養管理は医療の基盤

栄養管理は医療の基盤であり、いかに栄養状態を良くできるかが、治療の成否にかかわってきます。国内の医療界では、栄養管理はあまり重要視されてきませんでしたが、近年、栄養管理の重要性が認識され、各病院で栄養サポートチームが誕生し、活動しています。当院では、栄養サポートに精通した医師、歯科医師、管理栄養士、看護師、薬剤師、臨床検査技師などの多職種でチームをつくり、患者さんの栄養管理に取り組んでいます。

Q&Aでわかる最新治療 ── 安心で最良の医療を提供

Q40 こころのケアセンターについて教えてください

こころのケアセンター
兼本　浩祐
センター部長、
精神神経科　教授

こころのケアセンター
古井　由美子
技師長

Q こころのケアセンターは、何をするところですか？

A 当センターのスタッフは、精神科医（精神神経科と兼務）と臨床心理士5人で構成され、リエゾン部門と臨床心理部門があります。

リエゾン部門は、身体疾患で入院中の患者さんが対象であり、精神科医が中心となって行っています。重い身体疾患にかかったり、手術を受けなければならなくなったりしたときには、不安やストレスが増大し、不眠や情緒不安定になることがあります。それによって身体疾患の治療が滞ることがないように、こころのケアを行うことが主な目的です。具体的には、入院の際の主治医の依頼を受けた精神科医が患者さんの診察をし、必要に応じて投薬や心理士による面接を行います。また、より質の高い医療を提供するため、リエゾンチームによる病棟ラウンドやリエゾンカンファレンス（検討会、写真1）を行い、多職種による多角的視点から治療スタッフのサポートも行っています。

臨床心理部門では、主に身体科外来に通院中の患者さんに対して、主治医の依頼に基づき心理検査などを行っています。身体疾患の背景に心理的な問題が関係しているかどうか、また身体疾患によって精神的な不調をきたしていないかなどといったことをみています。また、ご希望に応じてカウンセリング（保険適用外）も行っています。

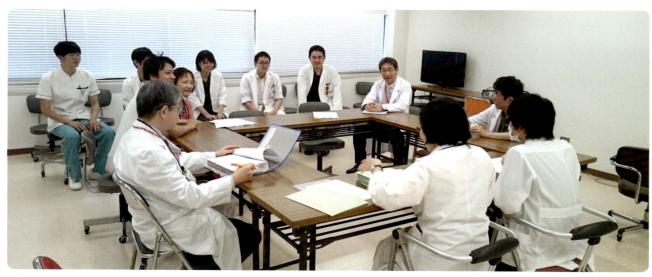

写真1　腎移植外科とのリエゾンカンファレンス

こころのケアセンター

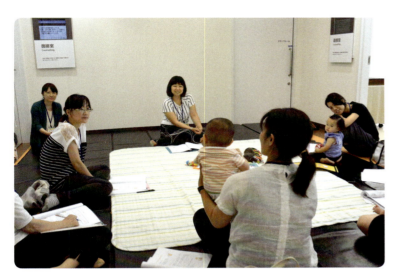

写真2 「ママと赤ちゃんのための心理学」の開催

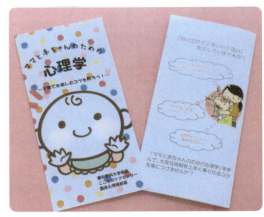

写真3 「ママと赤ちゃんのための心理学」のパンフレット

Q 精神神経科とはどう違うの？

A 当センターの対象は身体疾患を主に抱えた患者さんです。そのため当センターの業務の主な目的は身体疾患の治療の促進であり、対症療法にとどめることもあります。そして、身体疾患の治療が終了し、退院した後に、精神疾患の治療が必要な場合は精神神経科に場所を移して治療を行っています。また、当センターでもカウンセリングを行っていますが、その場合は精神疾患がないことが前提であり、そのため保険適用外となります。

Q 育児や家族に関する心理相談にものってもらえますか？

A 当センターでは、育児や家族に関するこころの相談にもお応えしています。ただし、保険適用外であるため、自費となります。
また近年、産後うつなどを防止するため、産後のこころのケアの重要性が認識されるようになり、国や地域行政による取り組みが拡大しつつあります。

当センターも、院内の周産期母子サポートチームに加わり、産前・産後の妊産婦さんのこころのケアに取り組んでいます。その一環として、助産師と行う産後1か月以内の母子対象の「産後ママケア外来」や、1歳未満の母子を対象にした「ママと赤ちゃんのための心理学」という講座（写真2、3）を5回シリーズで開催しています。

■「ママと赤ちゃんのための心理学」講座
http://www.aichi-med-u.ac.jp/cocoro-care/index.html

医療コラム

リエゾン（Liaison）とは？

Liaisonとはフランス語で「仲介、つなぎ、橋渡し」の意味であり、そこから派生して身体医療と精神医療をつなぐものとして、1950年代にリエゾン精神医学が日本に紹介されました。リエゾン精神医学とは、身体疾患患者さんの抱える精神的問題について、身体科と精神神経科が連携して対応していく精神医学の一分野です。また、身体疾患の治療チームへのコンサルテーションを行うリエゾンチームも、近年重要視されています。

Q&Aでわかる最新治療 ── 安心で最良の医療を提供

Q41 病気を抱えながら生活していくことが不安です

医療福祉相談部
小堤 歩(こづつみ あゆむ)
主任

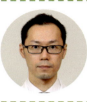
医療福祉相談部
鈴木 裕之(すずき ひろゆき)
主任

Q 退院を前に、相談室ではどんな相談にのってくれますか？

A 医師から退院ができると言われたとしても、患者さんによっては介護が必要だったり、継続的な医療処置（点滴管理や床ずれの予防と手あて、酸素吸入、たんの吸引など）が必要だったりします。このようなケアを家族だけで行っていくのは大変です。その場合は、病院にいる医療ソーシャルワーカー（MSW）に相談してください。MSWは、社会福祉士や精神保健福祉士の国家資格を持ち、患者さん・家族と一緒に考え、整理し、さまざまな社会資源を活用しながらその人にあった療養生活のサポートを行います（図1）。

在宅療養の相談ももちろんですが、在宅療養を行う前に、入院でのリハビリテーションが必要であれば、リハビリテーションが可能な病院へ転院する選択肢もあります。また、在宅で療養を行うための環境を整えるためにもう少し時間が必要な場合、環境調整のために転院することや、家族だけでは医療処置が行えず、在宅での療養が難しい場合は、療養病院へ転院することも検討します。

現時点でどのような対応が考えられるかだけではなく、治療の継続により今後どのような療養生活が想定されるのか、先々の見通しも含めた選択肢を患者さん・家族へ提示し、選択した自己決定を支えていきます。

Q 地域包括ケアシステムって、何ですか？

A 国の政策では、高齢者の場合、たとえ重度の介護が必要な状態になっても、住み慣れた自分の地域で自分らしい暮らしを人生の最期まで続けることができるようなシステムの構築を目指しています。それが地域包括ケアシステムです。全国一律のシステムではなく、地域ごとの特性に応じて独自のシステムを作るよう求められています。

高齢者のすまいを中心に、訪問診療や訪問看護、ホームヘルプサービスやデイサービスを利用して自

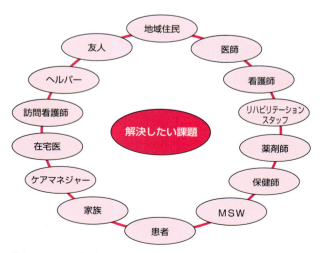

図1 MSWの支援のイメージ：解決したい課題に対して患者さん・家族とともに取り組みます

医療福祉相談部

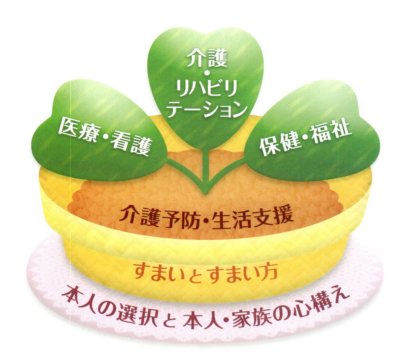

図2　地域包括ケアシステムを構成する要素の関係性を表しています
出典：三菱UFJリサーチ＆コンサルティング「＜地域包括ケア研究会＞地域包括ケアシステムと地域マネジメント」（地域包括ケアシステム構築に向けた制度及びサービスのあり方に関する研究事業）、平成27年度厚生労働省老人保健健康増進等事業、2016年

分らしい暮らしが続けられるように、関係者がネットワークを形成してサポートしていきます。

「図2」のようなシステムを作るために、行政、医師会、地域包括支援センター、ケアマネジャー、病院などが定期的な会議を行い、患者さんの「基本在宅、ときどき入院」という暮らしが続けられることを目指し、関係者が協働して活動しています。

Q 医療費の支払いが難しいのですが、どうしたらいいですか

A 医療費が高額となる場合は、加入している医療保険の保険者へ高額療養費制度の手続きを行うことで、医療費の支払いを抑えることができます（所得に応じて、一定の医療費を超えた金額が払い戻される制度、現物給付を受けられる方法もあります）。また、病気や治療の状態（難病、肝疾患など）によっては、公費負担医療制度を利用することで、自己負担分の一部助成が受けられる場合もあります。それらの制度を利用しても医療費や生活費などに困ってしまう状況であれば、生活保護制度の申請について検討します。

経済的な困りごとについては、第三者には相談しづらいかもしれません。しかし、医療費助成の制度などについては、申請を行った日以降しか助成が受けられないものも多くあり、早めの対応が必要となります。

患者さん・家族が安心して治療が受けられるよう、MSWは社会保障制度を活用して支援していきます。

医療コラム

MSWは療養生活をトータルサポートします

MSWは、コーディネーション（調整）、コラボレーション（協同）、ネゴシエーション（交渉）の力を発揮し、医師や看護師などの多職種や、医療機関、介護施設、行政機関など、さまざまな関係機関と連携・折衝しながら、患者さんが望む療養環境を整えるトータルサポートを行います。病気になっても、治療と日々の生活をうまく両立できるように患者さんの伴走者として支えていきます。

Q&Aでわかる最新治療 —— 安心で最良の医療を提供

Q42 安全・安心な薬物治療をサポートする薬剤師の役割とは

薬剤部
斎藤　寛子
（さいとう　ひろこ）
部長

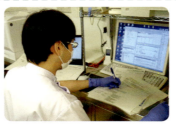

写真1　電子カルテで抗がん剤治療計画、投与量、スケジュール、検査結果などのチェックをしています

Q 薬剤師は病院で何をしているのですか？

A 薬剤師は病院で主に薬物治療を確認しており、病院の中では、薬局だけではなく、病棟や外来でも活動しています。また、緩和ケアチームや栄養サポートチーム、感染対策チームなどのチーム医療にも参加して、薬物治療のチェックに加えて、より良い薬物治療へ向けて薬剤師ならではの薬学的視点を生かして医師、看護師、そのほかの医療者とともに活動しています。具体的には、内服薬や注射薬の処方せんに基づく調剤をはじめ、投与量や飲み方、相互作用や飲み合わせの確認、医薬品の適正な管理や医薬品情報の提供、さらに抗がん剤の治療計画の確認（写真1）や抗がん剤の混合調製（写真2）に至るまで、病院の中で使われる薬について幅広くかかわっています。例えば、腎機能が低下している患者さんの薬が適切に調節されているかどうかなど、特に入院患者さんの場合は電子カルテを見て、現在の病態に合わせて問題ないかどうか、副作用が出ていないかどうかなども確認し、問題があれば医師、看護師と相談し、適切な対応を提案します。

がんの治療においては、特に薬剤師の役割が大切であると言われており、薬剤師は薬の説明をするだけではなく、抗がん剤の種類や量、投与間隔が適切かどうか、副作用が出ていないかどうかもチェックしています。医師のチェックに加え、薬剤師が細やかに確認をすることで、副作用がひどくならないように薬の量を調節したり、薬を追加したりすることにより副作用を予防できることもあるからです。抗がん剤治療を安全に、かつ効果的に進めるうえでは、医師、看護師だけではなく、薬剤師や放射線技師、検査技師、リハビリテーションを含めたいろいろな医療者が協働して取り組むことがとても重要です。

例えば、オキサリプラチンによる手指や足趾（そくし）のしびれや不快感はほとんどの患者さんが経験しますが、ひどくなると箸が持ちにくくなったり、ボタンがかけにくくなったりするなどの重症になります。このように日常生活に支障が出る前にオキサリプラチンを休薬するなどの対応を患者さんや医師と相談し、生活の質を保ちながら治療を継続できるよう支援しています（写真3）。

また、最近の分子標的薬は、副作用として皮膚症状が出やすいものが多いですが、こちらもひどくなれば水ぶくれやあかぎれとなって休薬する必要が出てきます。そうならないように清潔にして保湿するなど、日頃のスキンケアが大切です。実際に皮疹（ひしん）などの症状が出た場合は、塗り薬や飲み薬で対応できます。副作用の状態を見極めて追加薬を提案するの

薬剤部

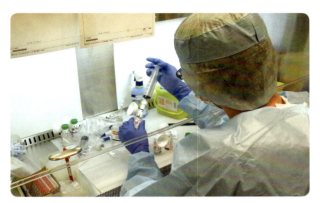

写真2　注射抗がん剤の混合調製のチェックをしています

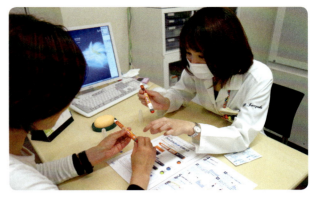

写真3　個室での薬の使い方の説明

も薬剤師の大切な仕事の1つです。

　アンスラサイクリン系の抗がん剤はうっ血性心不全を起こしますが、起こしやすい量が分かっています。患者さんがこれまでに投与されたアンスラサイクリン系抗がん剤の投与量全体を観察し、うっ血性心不全を起こしやすい量を超えそうな場合には医師に知らせることも大切な役割の1つです。

　このほかにも、薬物療法についていろいろなことを確認しながら、患者さんを含めたさまざまな職種からなるチーム医療の一翼を担っています。

医療コラム

抗がん剤を投与すると必ず吐き気が出るのでは？

　吐き気の出やすい抗がん剤と、出にくい抗がん剤があります。
　肺がんでよく使用されるシスプラチンや乳がんでよく使われるEC（エピルビシン＋シクロホスファミド）療法は、特に吐き気が出やすいですが、パクリタキセルやドセタキセル、ビノレルビンは吐き気が出にくいです。
　治療による吐き気の出やすさに応じて、初めから予防的に制吐剤を使用します。吐き気が出やすい抗がん剤ではアプレピタントを含む3剤を、吐き気が出にくい抗がん剤ではデキサメタゾンのみで予防していきます。女性や年齢が若い方は吐き気が出やすいとされています。標準の予防薬でも吐き気が出てしまう方は、吐き気止めを追加します。
　アプレピタントは抗がん剤による嘔吐にはとてもよく効きますので、抗がん剤で吐いてしまう方は昔よりも少なくなっています。

抗がん剤を打つと抵抗力が下がるのでは？

　下がりますので感染予防が大切です。白血球が下がっただけで感染するわけではありませんので、予防して感染しなければ風邪をひくこともありません。ただし、感染してしまうとなかなか治りにくいので、まずは感染予防がとても大切です。白血球は急に減るわけではなく、徐々に減って7日目から14日目くらいが最も少なくなります。もし、風邪をひいてしまった場合は、早めに受診して抗菌薬を処方してもらうことが大切です。
　また、もともと白血球が少なくなりやすい治療や高齢者では、G-CSF（顆粒球コロニー刺激因子）を抗がん剤の数日後に投与することによって白血球が大幅に減るのを予防することができます。

抗がん剤を打つとしびれると聞きましたが？

　タキサン系の抗がん剤やプラチナ系の抗がん剤はしびれやすく、しびれは一旦症状が出るとなかなか治りません。早めに医師に相談しましょう。また大腸がんや胃がんでオキサリプラチンを投与する場合は、冷たい物に触れるとしびれる症状が出やすいので冷やさないように注意しましょう。

麻薬は癖になるのでは？

　もともと痛みのある方が使用する場合、癖にならないことが分かっています。

抗がん剤で手のひらが水膨れになって痛むのですが、抗がん剤を休んだ方がいいのでしょうか？　飲まないと、がんが大きくなるのでは？

　抗がん剤による皮膚障害は、特に最近の分子標的薬では起こりやすい薬がたくさんあります。水膨れができて痛むというとかなりひどい状態ですので、一旦休薬して、医師、薬剤師に相談しましょう。皮膚障害が出る方に抗がん剤が効きやすい場合もありますが、我慢を重ねてひどい状態になってから休薬した場合は、回復まで時間がかかりますから、結果として飲めない期間が長くなってしまいます。
　治療効果への影響が心配な場合は、医師、薬剤師に相談してください。薬の量が多すぎる可能性がありますので、量の調節も必要になるかもしれません。それほど副作用がきつくない量を続けて飲む方が結果として効果がある場合もあります。

Q&Aでわかる最新治療 —— 安心で最良の医療を提供

Q43 脱腸（鼠径ヘルニア）は身近な病気ですが、治療について教えてください

消化器外科
金子　健一朗
教授

消化器外科
齊藤　卓也
講師

Q 鼠径ヘルニアだと思います。どうすればいいですか？

A 鼠径ヘルニアは若年者、特に子どもに多い病気ですが、人口の高齢化に伴い成人にも非常に多くなっている病気です（国内では年間16万人の方が手術を受けています）。

鼠径ヘルニアは、子どもと成人で原因も治療法も違ってきます。いずれにしろ薬を飲んで改善することはなく、成人では、自然に治ることはありせん（子どもの場合は、まれに自然に治ることもあります）。鼠径ヘルニアでお悩みの方や鼠径ヘルニアかな？と思われた方は、悩まずにできるだけ早く診察を受けてください。

Q 鼠径ヘルニアは手術が必要ですか？

A 鼠径ヘルニアは、太ももの付け根（鼠径部）からお腹の臓器が脱出して膨らむ病気です（図1）。

症状は、鼠径部の腫れとととともに違和感や痛み（子どもは機嫌が悪かったり、泣き止まなかったりします）が現れます。お腹の臓器が嵌頓（はまり込んでしまうこと）すると緊急手術が必要です（図2）。

①：外鼠径ヘルニア
幼児と成人に多い
腹壁の外側に出る

②：内鼠径ヘルニア
中高年の男性に多い
腹壁の内側に出る

③：大腿ヘルニア
女性に多い
鼠径の下に出る
嵌頓が起こりやすい

図1　鼠径ヘルニアの現れる部分

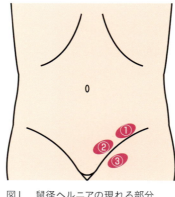

図2　緊急手術が必要なヘルニア嵌頓

Q 成人の鼠径ヘルニアには、どのような治療をしますか？

A 成人の鼠径ヘルニアは加齢とともに鼠径部の組織が弱くなり、弱くなった部分から腹膜の一部が袋状に脱出し、鼠径部に皮膚が腫れ上がります。

消化器外科

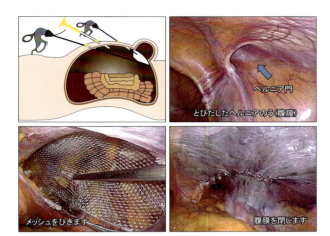

写真1　鼠径ヘルニアの腹腔鏡治療

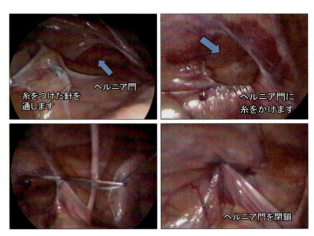

写真2　子どもへの腹腔鏡治療

　治療は、弱くなった組織を人工物（ポリプロピレン製メッシュ）を使って補強します。当院ではしっかりした診断の上、痛みが少なく、両側の鼠径部のヘルニアも治すことができる腹腔鏡（細い管の先端にカメラがついた手術器具）による手術を積極的に行っています（手術時間は1時間15分程度が多い、写真1）。

Q 子どもの鼠径ヘルニアには、どのような治療をしますか？

A　子どもの鼠径ヘルニアは小児外科で最も多い病気で、先天的な要因で発症します。治療は手術ですが、成長過程にあることや、成人のように体の組織が弱くなることが発症の原因ではないため、人工物は使わずにヘルニア嚢を閉じる手術を行います。

　当院では、腹腔鏡を用いて、へそのしわに隠れる創が1か所のみで手術を行い、反対側の鼠径部のヘルニアの有無の確認と予防的に手術を行うことも可能です（手術時間は20分程度、写真2）。

Q 鼠径ヘルニアに対する腹腔鏡治療のメリットは何ですか？

A　以前は、鼠径部を切開して治療していましたが、最近では腹腔鏡を用いた手術が行われるようになってきました。腹腔鏡のメリットは手術創が小さく、術後の痛みも少ないため、早期に退院・日常生活を送ることができるようになることです。

　当院では、2015年4月～2016年3月の1年間で159人の患者さんに手術を行いました。腹腔鏡治療は、小児外科や内視鏡外科の資格を持ち、十分な経験があるエキスパートが外科治療を行っています（写真3）。

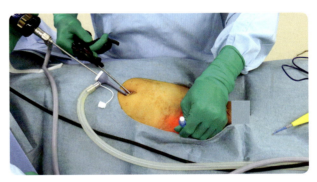

写真3　十分な経験があるエキスパートが執刀

医療コラム

鼠径ヘルニアの治療法は手術だけです

　鼠径ヘルニアは、腸が嵌頓し、壊死すると命にかかわります。鼠径部が腫れていることに気がついたときは、すぐに病院を受診しましょう。

　鼠径ヘルニアは、手術しか治療法はありません。以前は、鼠径部を切開して治療していましたが、最近は、痛みが少ない腹腔鏡治療を導入する病院が増えています。腹腔鏡治療は、医師の手術技量によって患者さんの負担が軽減されるので、内視鏡技術認定医を取得した医師に執刀してもらうのがお勧めです。

Q&Aでわかる最新治療 ── 安心で最良の医療を提供

Q44 ワクチン外来・渡航者外来で行っていることを教えてください

感染症科
三鴨　廣繁（みかも　ひろしげ）
教授

Q ワクチン外来・渡航者外来とは？

A 近年、海外渡航者が増加傾向にありますが、気候や衛生環境が異なる海外では、発熱や下痢などを起こすことが多く、原虫やウイルスによる感染症であることも少なくありません。

そのような中、渡航先の感染症情報、予防接種、マラリアなどの予防薬の処方、帰国後の健康相談、英文診断書・証明書の作成などに関する問い合わせが増加しています。ワクチン外来・渡航者外来では、海外での疾病流行状況・渡航目的に応じた予防接種、予防薬の処方、結核の検査、英文証明書の作成などを行っています。帰国後の健康相談は、感染症外来で受け付けています（写真）。予防接種は乳幼児の定期接種との同時接種も実施可能です。

また、渡航者に限らず、定期接種・任意接種対象ワクチンの接種も実施可能です。

Q 海外に行くときに気を付けることは何ですか？

A 渡航前に、渡航先の感染症流行情報や、治安状況などに関する最新情報を入手することが重要です。

現地での注意点や渡航前の感染症予防対策などは、次の通りです。
①旅行者下痢症などの経口（けいこう）感染症の予防のために、生や加熱の不十分な食品・水の摂取を避けてください。万が一感染症が疑われた場合には自己判断での服薬は避け、医療機関を受診されることをお勧めします。予防にはA型肝炎・腸チフス（国内未承認）・コレラ（国内未承認）ワクチンがあります。
②人込みに行ったり、集団生活をしたりする場合は、飛沫（ひまつ）感染症の予防のためにマスクなどを着用してくだ

ワクチン名	対象となる滞在地域	推奨される場合
A型肝炎	途上国全域	衛生状態の悪い環境に滞在する場合
破傷風	全域	
黄熱	熱帯アフリカ、南米	入港時に接種証明の提出が必要な国に滞在する場合
B型肝炎	途上国全域	血液曝露が予想される場合など
狂犬病	途上国全域	
日本脳炎	アジア	農村部に滞在する場合など
ポリオ	アフリカ、南アジア	特に1975～1977年生まれの方
インフルエンザウイルス	全域	北半球の1～3月、南半球の6～8月に滞在する場合
髄膜炎菌	アフリカ諸国、先進国など	
腸チフス（国内未承認）	途上国（アジア、アフリカ）	
コレラ（国内未承認）		胃切除例や制酸剤治療中の方

表　ワクチンの対象となる滞在地域

感染症科

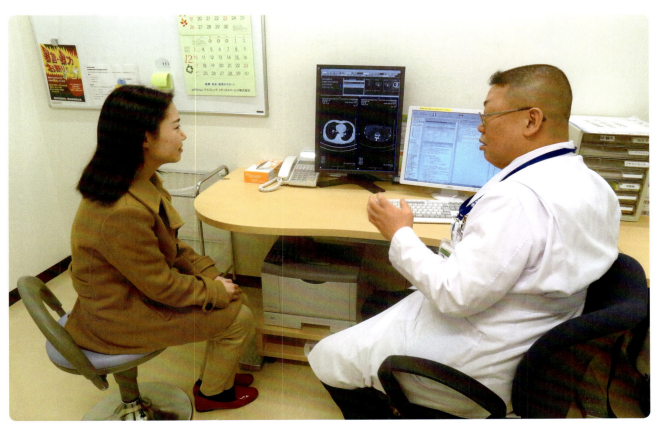

写真　感染症科外来の診察室

さい。予防接種にはインフルエンザウイルスワクチンや髄膜炎菌ワクチンが推奨されます。
③蚊媒介感染症予防のためにDEET含有（20％以上が望ましい）の人体用防虫剤を使用します。予防には日本脳炎や黄熱ワクチンの接種、マラリア流行地での予防内服が推奨されます。
④動物咬傷による感染症予防のために、流行地への渡航前に狂犬病ワクチン接種が推奨されます。また現地では動物にむやみに近寄らないことが重要です。
⑤血液体液曝露による感染症や性感染症予防のために、リスクのある性交渉は避けることや避妊具の使用が推奨されます。また、B型肝炎ワクチン接種が推奨されます。
⑥そのほかには、高山病や潜水病、熱中症、日焼けや凍傷などがあり、留意が必要です。

 Q 各ワクチンの対象となる滞在地域はどこですか？

A 海外に行くときのワクチンは渡航先も重要ですが滞在地、滞在期間、渡航形態、宿泊、目的など渡航そのものにかかわる事項によっても異なります。「表」に主なワクチンと対象となる渡航先の一覧を示しています。

医療コラム

予防接種スケジュール

予防接種には髄膜炎菌や黄熱のように1回接種でよいものもありますが、A型肝炎、B型肝炎、狂犬病のように3回接種が必要なものもあります。ワクチンは規定回数を接種することで初めて十分な抗体獲得と長期免疫が確保できますので、できるだけ接種スケジュールには余裕を持つことが望ましいです。

ワクチン外来・渡航者外来では、渡航までに十分な日程が確保できない場合も含め、個々に接種スケジュールを調整させていただきますので、お気軽に受診してください。

Q&Aでわかる最新治療 —— 安心で最良の医療を提供

Q45 炎症性腸疾患は通院治療ができるのか教えてください

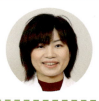
消化管内科
岡庭 紀子（おかにわ のりこ）
医師

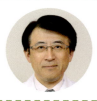
消化管内科
佐々木 誠人（ささき まこと）
教授

Q 炎症性腸疾患とは、どんな病気ですか？

A 炎症性腸疾患（IBD）とは、原因不明の難治性の疾患であり、厚生労働省の難病に指定されています。潰瘍性大腸炎（UC）とクローン病（CD）があり、潰瘍性大腸炎は主に、大腸の広範囲に炎症を起こし、浅い潰瘍が形成されます。クローン病はすべての消化管（口から肛門まで食べ物の通り道のどこにでも）に深い潰瘍を形成します。主な症状は、腹痛や下痢・血便で、特にクローン病では痔瘻（じろう）などの肛門の病気も起こります。

病気の発症や悪化には、免疫異常や遺伝的素因（体質）、何らかの感染などの関与が考えられていますが、詳細は十分に解明されていません。食生活の欧米化により、近年、急激に増加していることから、環境や食事が関与していると考えられます。血液検査や内視鏡検査により病気の範囲や重症度を診断し、患者さん個々に応じた治療が行われます。治ったり悪くなったり（寛解・再燃（かんかい・さいねん））を繰り返すので、治療を中断することなく長期的に病気と上手に付き合っていく必要があります。

Q 愛知医科大学病院では、どのような治療が行われていますか？

A 治療には2つの目標があります。腸の潰瘍をきれいに治して炎症を完全に取り除くこと（寛解導入療法）と、病気が再び悪くならないように長期的にコントロールすること（維持療法）です。内視鏡検査などにより病気の状態を正確に診断し、それまでの経過・治療歴も総合的に判断し、最適な治療を選択します。最近では、小型のカプセル（写真1）を内服して小腸・大腸を観察する、痛みのないカプセル内視鏡も行っています。また、バルーン内視鏡により小腸の詳細な観察や治療も可能です。

軽症から中等症の場合は、内服薬を中心に外来で治療します。中等症から重症の場合には、入院で点滴治療や食事・安静治療を行います。ステロイドは効果的な薬ですが、副作用に注意して使用する必要

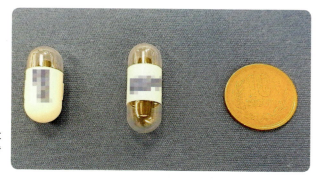

写真1 カプセル内視鏡：内服薬（カプセル）と同程度の大きさのカプセル内視鏡、無痛で小腸・大腸の観察が可能です。小腸カプセル内視鏡（左）、大腸カプセル内視鏡（中）

消化管内科

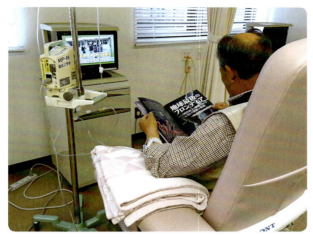

写真2　点滴治療：抗TNF-アルファ製剤などの分子標的療法は、化学療法室で行います。専門スタッフのもとで、くつろいだ雰囲気で行われます

があります。重症の場合や再燃を繰り返す場合には、免疫抑制薬や炎症を引き起こすサイトカインを抑制する抗TNF-アルファ製剤（点滴・皮下注射）を使用します。点滴は外来で受けることが可能です（写真2）。

このほかに、透析のような仕組みで、炎症を引き起こす血液中の白血球を除去する血球成分除去療法（写真3）を単独または併用で使用します。血球成分除去療法を集中的に行うことで、その効果を増強させることができます。既存の治療で十分な効果が得られない場合には、新薬を使用する場合（治験）もありますが、内科的治療では効果が不十分な場合もあります。そのような場合には、外科と連携して適切に手術療法を選択していきます。手術後のケアも、外科と連携して行っています。

当科では、世界中の最新治療ならびに最新情報を取り入れ、常に個々の患者さんに最適な治療（テーラーメイド治療）を提供しています。

Q 治療中の日常生活は変わりますか？

A 炎症性腸疾患は主に若い世代に起こる病気ですので、勉学などの学生生活や仕事などの社会生活、また結婚・妊娠・出産などにも影響することがあります。病気が安定しているとき（寛解期）には、普段の生活を送ることができ、学業や

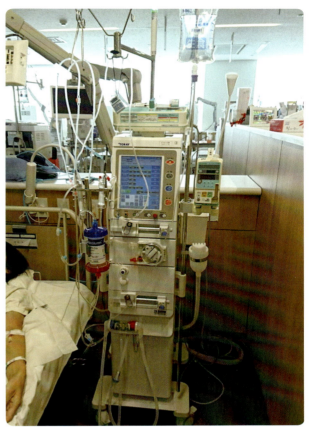

写真3　血球成分除去療法：総合腎臓病センターの透析装置を利用して行います。1時間程度の治療です

仕事にも影響しません。病気が不安定なとき（活動期）には、病気の程度に応じて一部の日常生活が制限されたり、休学・休職など日常生活が大きく制限されたりします。

普段の生活を送るために、治療を継続することで寛解期を継続できるようにしていきます。活動期になった場合には、できるだけ早期に治療を強化し、元の安定した状態に戻すことが大切です。

医療コラム

社会生活と治療を両立させる

若年者から高齢者まで増加の一途をたどっているのが炎症性腸疾患です。軽症の患者さんもいれば、重症化して治療が難しい患者さんもいます。患者さんと医師とが連携して、社会生活・病態に合わせたベストな治療を二人三脚で行うことが大切です。

私たちは一人ひとりに最適な治療法を考えながら、患者さんが安心して長く通院できるように心掛けて、日々の診療にあたっています。

病院案内

患者さん目線の機能

1. 患者案内システム（NAVIT）の導入による外来待ち時間の有効活用

(1) NAVIT システムとは？

患者案内システム（NAVIT）とは、スマートフォンサイズの専用端末を使って、当日の診察内容・検査内容・場所を案内し、また、診療開始・会計（医療費計算）終了のお知らせをするシステムです。これにより外来診療や会計などの待ち時間を有効に活用することができます。

2014年5月9日にオープンした新病院のコンセプトの柱は「生活時間の最大活用」ですが、これを具現化する1つの施策として、NAVITを導入しました。

外来では、すべての外来患者さんの受付時に「NAVIT」を携行していただきます。受信圏内の外来診療エリア（※）やアメニティ棟（立石プラザ）であれば、共通待合ロビー、レストラン、喫茶店、患者図書室（健康情報室 アイブラリー）、屋上庭園等どこでもお待ちいただけ、自由に移動することが可能となります。

※ 病院中央棟（地下1階～5階）、C棟（3階）

(2) NAVIT によるご案内

○ 再診患者さんは、再診受付機で受付を行い、NAVITを受け取ります。初診患者さんは、総合受付で受け取ります。NAVITは、紐のついた透明ケースに入れて携帯します。これにより、診察室前にとらわれず、外来エリア等のどこでも診察を待つことができます。

○ 診察の順番（診察3人前）が来たとき、また、医療費の計算が終了したときに「文字、振動、音」で連絡が入ります。

○ NAVIT受領後は、診察・検査から医療費支払いまでが画面表示のバーコードを使って行われ、非常に便利となります（ただし、当日発生した検査などは紙による「予約・検査等指示書」でお知らせします）。

○ すべての外来診察・検査等が終了したら、各受付にNAVITを提示し、終了の旨を伝えます。その際に、バーコードを読み取ることで、医療費の計算が速やかに開始されます。

○ 医療費の計算が終了するとNAVITにお知らせが入り、NAVITを使って自動精算機で支払いを行っていただきます。

○ 支払い後は、自動精算機の横にある回収箱にNAVITを返却していただきます。

病院案内

2. 利便性を考慮した動線と院内配置

(1) 動線の最適化と効率化

○ 地下1階、地上14階の病院建物は、エレベーターによる縦動線を重視しています。エレベーターは入院用、外来用、職員用、救急用、物品用、給食用など用途別に21基を配置し、役割を明確に区分しています。

○ 入院・外来とも、患者さんと職員の動線をできる限り分離しています。患者さんには「静寂な環境」をご提供し、職員には「働きやすい環境」を作っています。例えば、病棟では、病室・病棟ラウンジ以外をバックヤードとし、そこを人・物・情報が動き、患者さんからは見えません。

○ 外から納入される物品は、地下のサービスヤード使って北側から搬入され、患者さんの動線（南側）とは分離しています。また、病院に併設する立体駐車場は、病院建物（中央棟）と1階～3階で連絡通路により連結されており、患者さんは、雨に濡れずに直接病院に入ることができます。

(2) 外来診察室や関連部門の集約化

○ 関連の深い外来の診療科間や中央診療部門（検査室、センター等）を近隣配置しています。

○ 患者さんにとって移動距離や待ち時間が短縮し、体への負担軽減につながります。

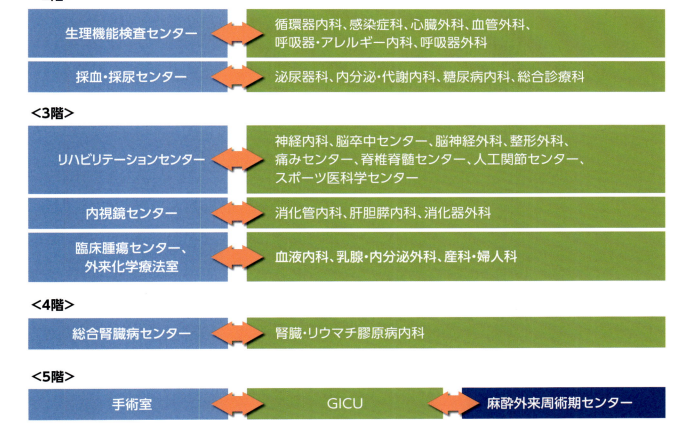

3. 患者さんの入退院・受診等をサポート

(1) 入退院支援センター

○ 患者さんのスムーズな入退院をサポートします。また、患者さんが入院しやすい環境を作ります。

○ 入院時に係る業務を整理・集中し、各病棟などで行っていた業務の効率化を図るとともに、病棟看護師の看護業務に専念する時間を増やします。

○ 入退院に係る患者さんの医療的・社会的・経済的問題点を、外来診察時、入院初期など早期に把握し、円滑な転院・退院につなげられるように、関連部署に情報提供をします。

○ 限られた病室が効果的・効率的に稼働するため、PFO（※）の観点に則って、入退院管理を行います。
※ PFO（Patient Flow Optimization）とは、患者さんの流れを最適化すること。

○ 主な業務内容

- ベッドコントロール
- ケースマネジメント
- 入院オリエンテーションと電話相談
- 入院時の部屋希望の確認と調整
- 入院後の患者さんの退院支援
- Patient Flow（患者さんの流れ）のボトルネック把握と解決策の検討
  など

(2) 外来看護室

○ 外来看護室では、看護師が患者さんに問診、検査説明、指導などを丁寧に行い、患者さんにとって安全で分かりやすい診療支援を行います。

○ 個室の中で行うことにより、患者さんのプライバシーが守られます。

○ 結果的に医師の業務が軽減され、診療業務の効率化を図ります。

○ 主な業務内容

- 定型的処置・検査について、患者さんへの説明と援助
- 処置の準備と介助
- 処置・指導等の記録
- 診察待ちの患者さんの様子観察
- 院内感染防止に向けた配慮
- 待ち時間の縮減と時間の有効活用（問診を行う等）
  など

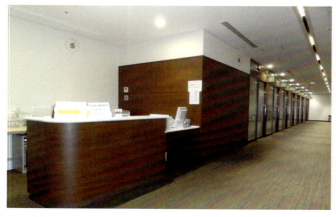

入退院支援センター

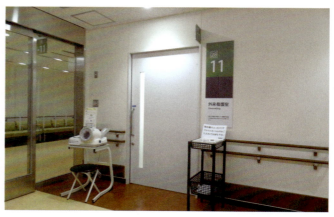

外来看護室

病院案内

4. ホスピタリエ（病棟コンシェルジュ）の配置

ホスピタリエとは？

心からのおもてなしを意味するホスピタリティと、お客さまのご希望に合わせ、品質管理されたワインを選定・提供するソムリエ。その2つを合わせた「ホスピタリエ」という、当院独自の専門職員を特別病棟（14A）に配置しています。

良質な入院生活をお送りいただくために、ご要望・ご質問がございましたら、ホスピタリエにお気軽にお声をかけてください。

入院時のサービス	病室へのご案内や手荷物搬送のお手伝い 病院の施設や病室の設備のご案内	タオルのご用意（無料）
入院中のサービス	面会者へのご案内 室内整理のお手伝い（必要時） 郵送発送のお手伝い（付き添い） 院内イベントのご案内	検査や他科受診場所のご説明（必要時） 付き添いご家族のソファーベッド組み立て（必要時） 特室マットのセレクト
退院時のサービス	退院後の受診方法などのご説明 荷物運び用カートのお届け	退院時の病院玄関までのお荷物運び

5. 特別室を利用した人間ドックのご案内

がん・脳卒中・心臓病・糖尿病などの生活習慣病の早期発見・予防のために、大学病院ならではの最先端の人間ドックを通じて、皆さまの健康維持に貢献できるようなサービスを提供させていただきます。

日程（1泊2日）	①月曜（入院）～火曜（退院）　②木曜（入院）～金曜（退院）　＊祝日、年末年始（12/29～1/3）除く		
病棟	14階A病棟 特別室A	料金	300,000円（税別）
お申し込み方法	ご希望の2週間前までに、「人間ドック入院申込書」を入退院支援センターまで FAX　0561-65-0225　にてお申し込みください。		
お問合せ	14階特別室病棟　TEL　0561-62-3311（内線33405）　（平日9:30～11:00／14:30～16:30）		

大学病院ならではのハイレベルな検査

① PET／CT	② 頸動脈超音波	③ 心臓超音波	④ 3T-MRI
がんの有無や位置、大きさを調べます。一度に全身の検査ができ、予期せぬところにできたがんを発見することもできます。	首の動脈に超音波をあてて、血管内のプラーク（動脈硬化病変）を観察し、動脈硬化の進行具合を調べます。	先天性心疾患、心臓弁膜症、急性心筋梗塞などを診断します。	脳の萎縮の程度を調べたり、脳の疾患（梗塞・出血・動脈瘤など）の発見に有効です。

オプション案内

病院に隣接されている運動療育センターにて、ご希望の方に、メディカルフィットネス体験（無料）のオプションをご用意しております。

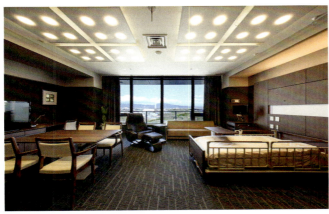

特別室A

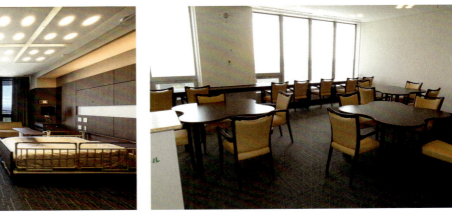

病棟ラウンジ

外来受付から診療までの流れ

初めて受診される方（初診患者）

- 「診療申込書」に必要事項をご記入の上、保険証、各種医療受給者証、紹介状などをお持ちの方は、1階 **16** 総合受付へお出しください。
- 受付時に、NAVIT（患者案内システム、192ページ参照）をお渡しします。
- ※当院では、他の病院または診療所からの紹介状なしに来院された患者さんについては、初診時に通常の医療費のほかに選定療養の費用として5,000円（税別）をいただきますのでよろしくお願いいたします。

2回目以降受診の方（再診患者）

- 「中央棟1〜3階・C棟3階」に設置している再診受付機に診察券を通して、NAVIT（患者案内システム、192ページ参照）をお受け取りください。
- 当日の予約情報や受診科への案内メッセージが表示されます。
- 診察を受ける科が初めての場合は、1階 **16** 総合受付で手続きしてください。

- 受け取ったNAVITは透明ケースに入れて、首からかけるなどして携帯してください。
- お知らせが入るまで、健康情報室や待合ロビーなどでお待ちいただくなど、時間を有効にお使いいただけます。診察順番が近くなると、NAVITが診察室付近への案内を表示します。

診察

- 診察の順番になると、NAVITで診察室への入室をご案内します。患者さんはご自身の診察番号を確認して診察室へお入りください。
- 診察の終了後は、医師の指示に従ってください。
- 外来受付に診察終了の旨をお伝えください。医療費計算（会計）の受付を行います。
- 外来診療エリア内でお待ちいただき、医療費の計算が終わりましたら、NAVITでお知らせいたします。

診療費の支払い

- 自動精算機（中央棟1〜3階、C棟3階）または2階 **22** 中央会計窓口にて、医療費を精算してください。
- 「外来くすり引き換え券」のない方は、本日の診療は終了です。気をつけてお帰りください。

お薬の受け取り

- お薬のある方は、医療費を精算した後、医療費領収書の切り取り線から「外来くすり引き換え券」を切り取って、2階 **21** おくすり窓口でお薬をお受け取りください。

病院案内

再診受付機の操作方法

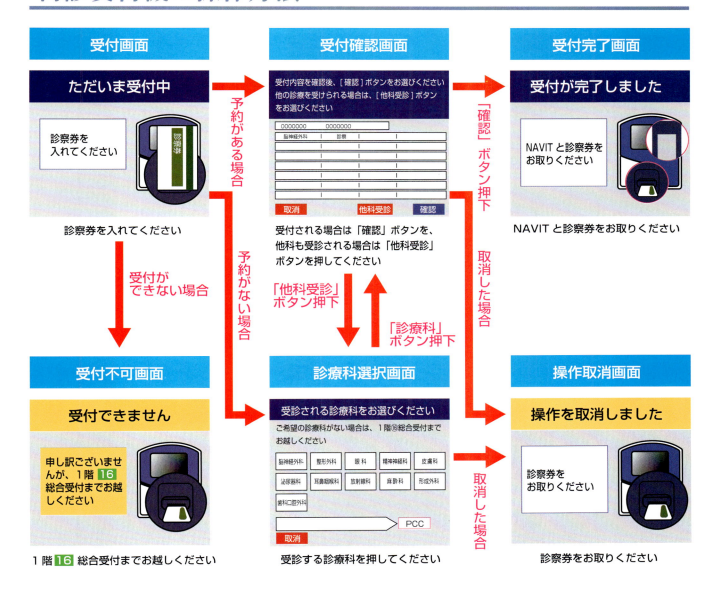

診察券について
ご来院の際は必ずお持ちください。
紛失された方は、1階 16 総合受付で再発行（有料）をお申し出ください。

保険証について
毎月1回、最初の受診日に保険証を確認させていただきますので、受診前に外来受付で診察券、保険証、各種医療受給者証などをお出しください。
保険証の変更などがあった際は、必ず外来受付へお出しください。
保険証のご提出がないまま受診を継続されますと、全額自費扱いとなる場合があります。

駐車券について
駐車券の無料処理は、受診される診療科の外来受付または2階 22 中央会計窓口にお出しください。

各種証明書・診断書などの申し込みについて
各種証明書・診断書などは、1階 16 文書センターへお申し出ください。
＜お申し込みの際にご持参いただくもの＞
　診察券、指定用紙（提出先から指定されている場合）、身分証（保険証・運転免許証・パスポートなど）、委任状（代理人が申し込む場合）
　※電話・郵送でのご依頼は、原則お取り扱いしておりません。
　※証明には規定の料金を申し受けますので、ご了承ください。

外来フロアガイド

中央棟外来

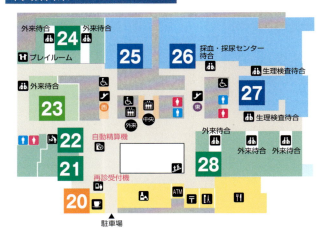

2F
- 20 健康情報室 アイブラリー（患者図書室）
- 21 おくすり窓口　・おくすり相談窓口　・臨床研究支援センター
- 22 中央会計窓口
- 23 外来受付　・小児科　・てんかんセンター（小児）
- 24 外来受付　・形成外科　・泌尿器科
- 25 輸血センター
- 26 採血・採尿センター
- 27 生理機能検査センター
  ・エコー室　・心電図室　・心肺機能室
  ・筋電図室　・脳波室　・呼吸機能室
- 28 外来受付
  ・心臓外科　・血管外科　・呼吸器外科
  ・循環器内科　・総合診療科　・感染症科
  ・呼吸器・アレルギー内科
  ・内分泌・代謝内科
  ・糖尿病内科／糖尿病センター
  ・栄養相談室（外来患者）　・フットケア

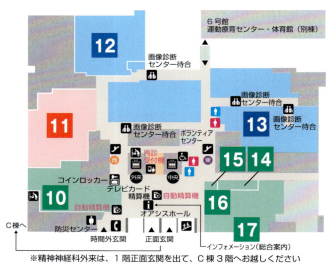

1F
- 10 プライマリケアセンター
- 11 高度救命救急センター
- 12 血管内治療センター
- 13 画像診断センター
  ・一般撮影室　・CT室　・MRI室
  ・透視検査室　・結石破砕室
- 14 総合相談室
  ・医療福祉相談室　・がん相談支援室
  ・継続看護相談室　・肝疾患相談室
- 15 患者相談窓口
- 16 総合受付（文書センター）
- 17 入退院支援センター

※精神神経科外来は、1階正面玄関を出て、C棟3階へお越しください

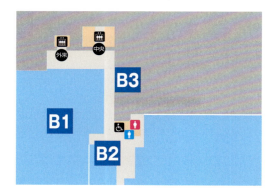

B1F
- B1 核医学センター　・PET検査室　・RI検査室
- B2 放射線治療センター　・リニアック室　・CTシミュレーター室
- B3 がん相談支援室

※B1Fはエスカレーターをご利用いただくことができないため、外来専用エレベーターまたは中央エレベーターをご利用ください

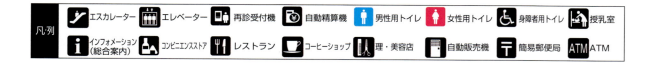

病院案内

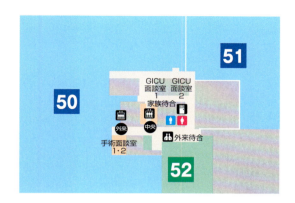

5F
- 50 手術室
- 51 GICU
- 52 麻酔外来周術期センター

※5Fはエスカレーターをご利用いただくことができないため、外来専用エレベーターまたは中央エレベーターをご利用ください

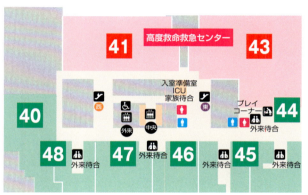

4F
- 40 総合腎臓病センター
- 41 EICU
- 43 HCU
- 44 眼科、眼形成・眼窩・涙道外科
- 45 外来受付 ・皮膚科 ・耳鼻咽喉科
- 46 外来受付 ・歯科口腔外科
- 47 外来受付 ・眼科 ・眼形成・眼窩・涙道外科
- 48 外来受付 ・腎臓・リウマチ膠原病内科 ・総合腎臓病センター ・腎移植外科 ・特別診察室 ・栄養相談室（入院患者） ・先制・統合医療包括センター

3F
- 30 外来受付 ・血液内科 ・乳腺・内分泌外科 ・臨床腫瘍センター（外来化学療法室） ・造血細胞移植センター ・緩和ケアセンター
- 31 外来受付 ・消化管内科 ・肝胆膵内科 ・消化器外科 ・放射線科
- 32 外来受付 ・産科・婦人科 ・周産期母子医療センター
- 33 内視鏡センター
- 34 外来受付 ・睡眠科／睡眠医療センター
- 35 外来受付 ・脳卒中センター ・神経内科 ・脳神経外科 ・整形外科 ・脊椎脊髄センター ・痛みセンター ・人工関節センター ・スポーツ医科学センター ・脳血管内治療センター
- 36 リハビリテーションセンター

C棟外来

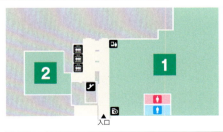

3F
- 1 外来受付 ・精神神経科 ・てんかんセンター（成人）
- 2 こころのケアセンター

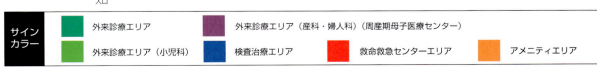

病棟のご案内

B病棟		中央棟	A病棟
血液内科	14F	特別病棟	
腎臓・リウマチ膠原病内科　腎移植外科　総合診療科	13F	血管外科　皮膚科　形成外科	
神経内科　脳卒中センター　リハビリテーション科	12F	整形外科	
脳神経外科	11F	耳鼻咽喉科　放射線科　麻酔科	
呼吸器・アレルギー内科　呼吸器外科　感染症科	10F	消化管内科　呼吸器・アレルギー内科　肝胆膵内科　内分泌・代謝内科　糖尿病内科	
消化器外科　消化管内科　肝胆膵内科	9F	消化器外科　消化管内科　肝胆膵内科	
眼科　眼形成・眼窩・涙道外科　歯科口腔外科	8F	小児科	
泌尿器科　睡眠科	7F	循環器内科　心臓外科	
産科　NICU　GCU	6F	婦人科　乳腺・内分泌外科	
手術室	5F	GICU	
EICU	4F	HCU	

	C棟	C病棟
4F	精神神経科	

C棟へのご案内

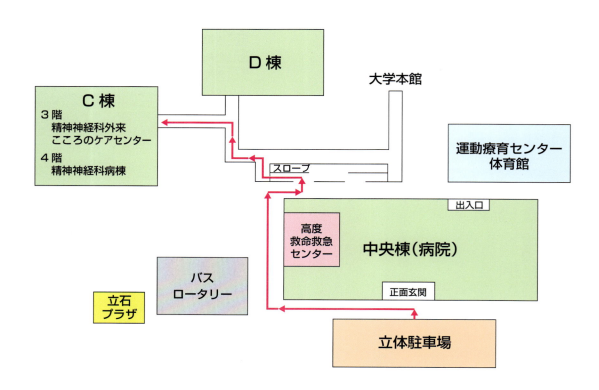

地域で患者さんを支えます（地域医療連携）

初診患者さんは、紹介状をお持ちください
かかりつけ医を持ちましょう

　当院は、厚生労働大臣の承認を受けた「特定機能病院」です。かかりつけ医や地域の医療機関などから、より高度で専門的な医療が必要と判断された患者さんを、紹介に基づき診療する高度専門医療を担っています。

　当院への受診を希望される患者さんは、原則、かかりつけ医等からの「紹介状」が必要です。先ずはかかりつけ医を利用いただき、高度専門医療が必要と判断された際に、「紹介状」を持って当院へお越しください。

かかりつけ医・地域医療機関と連携して皆様の健康を支えます。また、当院での治療が落ち着きましたら、再び、かかりつけ医・地域医療機関へ紹介（逆紹介）をさせていただきます。

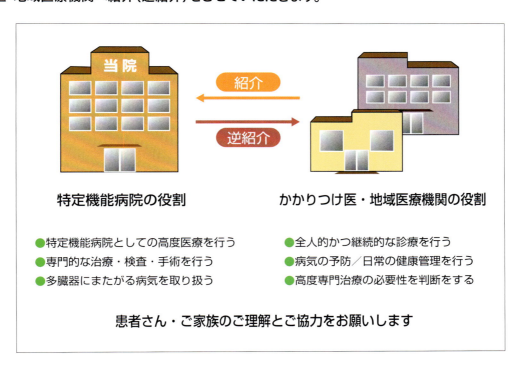

　当院は、高度専門医療を提供する病院として、さらなる発展と地域への貢献を目指します。患者さん・ご家族のご理解とご協力をお願いいたします。

愛知医科大学メディカルクリニック

設置目的と施設の特色

愛知医科大学メディカルクリニックは、名古屋市東区の都心に近いところで、愛知医科大学病院の附属施設として名古屋市医師会、愛知県医師会の先生方と協力しながら地域医療に貢献することを目的に、昭和58年に開設されました。

平成29年4月から、内科の4診療科（呼吸器・アレルギー内科、消化管内科、循環器内科、糖尿病内科）に加え、皮膚科、耳鼻咽喉科、眼科の診療を月曜日から金曜日までのそれぞれ午前と午後に行っています。上記の診療科以外にも、大学病院の教授、准教授を中心とした経験豊富な専門医がそれぞれの専門外来および画像診断を行っています。

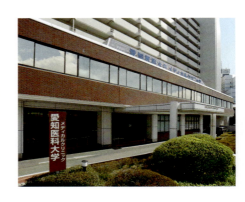

当クリニックは、大学病院の附属施設ではありますが、入院施設のない外来施設（診療所）であり、受診される際に紹介状をお持ちでなくても、特別な料金（選定療養費）をいただくことはありませんので、どなたでもお気軽に受診いただけます。また、MRIを除くほぼ全ての検査が施行できる機器や設備を備え、高い診療機能を保持しています。これらの診療・検査の殆どがワンフロアーのコンパクトなスペース内にて可能であり、合併症の多い高齢の患者さんに寄り添った利便性の高い体制をとっています。患者さんの健康の回復や維持、一般の皆様の健康増進に少しでもお役に立つことができればと思います。

メディカルクリニックの理念

1. 大学医学部の附属施設として、高度先進かつ専門的外来診療を行う
2. 高度な専門診療紹介センターとして、名古屋市医師会、愛知県医師会および県外の医療機関と連携する
3. 愛知医科大学において診療を受ける名古屋市内や愛知県外在住の患者さんへ利便性を提供する
4. 地域住民の健康維持・増進および地域医療に貢献する
5. 患者さんに対して心のこもった安心・安全な医療を提供する

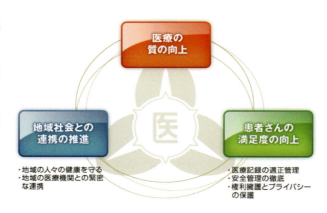

専門外来（得意とする分野）

呼吸器・アレルギー内科	・慢性あるいは難治性咳嗽の診断と治療 ・喘息、間質性肺炎、COPD、呼吸不全に対する治療管理、在宅酸素療法 ・肺炎や抗酸菌感染などの急性および慢性呼吸器感染症 ・肺がん画像診断
消化管内科	・消化管疾患、逆流性食道炎　・上部消化管内視鏡検査　・大腸内視鏡検査
循環器内科	・循環器疾患一般　・不整脈　・虚血性心疾患
糖尿病内科	・糖尿病および合併症　・脂質代謝異常症　・食事療法
皮膚科	・皮膚疾患全般　・アトピー性皮膚炎　・ウイルス性皮膚疾患　・膠原病性皮膚疾患
眼科	・眼科診療一般　・糖尿病性網膜症
耳鼻咽喉科	・耳鼻咽喉疾患全般　・難聴　・アレルギー性鼻炎に対する舌下免疫療法

診療科目および診療時間等

診療科目【月曜日〜金曜日】

呼吸器・アレルギー内科、消化管内科、循環器内科、糖尿病内科、皮膚科、眼科、耳鼻咽喉科

※肝胆膵内科、神経内科、腎臓・リウマチ膠原病内科、血液内科、精神神経科、総合診療科、睡眠科、痛みセンターの診療も定期で行っております。

※全ての診療科において、教授が週1回診療を行います。

診療時間等

○ 初診受付時間　　　　　8:30〜11:00／12:00〜15:30
○ 再診受付機の受付時間　7:45〜11:00／12:00〜15:30
○ 診療開始時間　　　　　8:30／13:00
○ 休診日　　　　　　　　土曜日、日曜日、国民の祝日・休日
　　　　　　　　　　　　年末年始（12/29〜1/3）

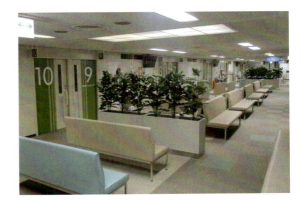

交通機関のご案内

・地下鉄桜通線「高岳」駅下車　④番出口から南東へ　約3分
・地下鉄東山線「新栄町」駅下車　①番出口から北西へ　約7分
・地下鉄東山線、名城線「栄」駅および名鉄瀬戸線「栄町」駅下車　④番出口から北東へ　約12分

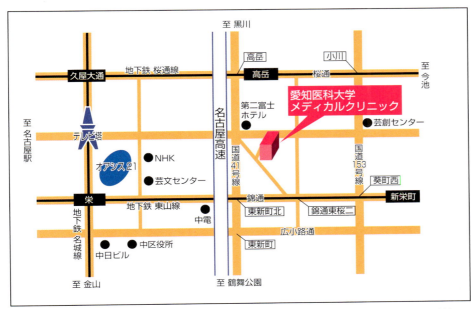

※ 駐車場が狭いため、自家用車でのご来院は、できるだけご遠慮下さいますようお願いいたします。

所在地

〒461-0005
愛知県名古屋市東区東桜二丁目12番1号
TEL　052（931）2261　　FAX　052（931）4841
http://www.aichi-med-u.ac.jp/clinic/

愛知医科大学 運動療育センター

愛知医科大学運動療育センターの特長

愛知医科大学運動療育センターは、愛知医科大学病院に併設され、健康維持・増進、回復のための運動療法について科学的な方面からサポートする施設です。

健康な方はもちろんのこと、疾患をお持ちの方や高齢者の健康管理や運動療法による健康づくりなど、個人のライフスタイルに合わせた運動をご提供いたします。ご利用いただく皆様の目的に合わせて、3つのコース（健康増進コース、運動療法コース、運動選手コース）をご用意すると共に、各種教室も開催しています。

また、健康づくりや運動に関する教育・研究等について、定期的に講演会を開催しています。

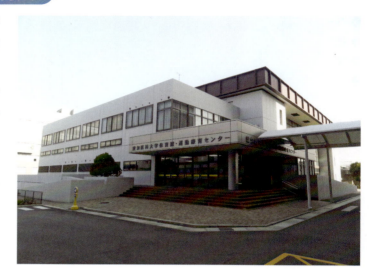

メディカルチェックと個別トレーニングメニューの作成

メディカルチェック（問診、トレッドミルまたはエルゴメーターによる最大酸素摂取量の測定、肺活量、体脂肪率、体力評価、筋力測定等の検査）によって、健康状態や現在の体力を把握し、医師・理学療法士・健康運動指導士が連携して、一人ひとりのトレーニングメニューを作成します。安全かつ効果的な運動を行っていただくために、このメディカルチェックは、入会時及び年1回受けていただきます。経年変化も把握して、体力の保持・増進につなげます。

3つのコース

健康増進コース

現在、病気や怪我による通院をしていない方向けのコースです。メディカルチェックで健康度を確認し、トレーナー指導のもと、健康の維持・増進、体力向上を目指します。

運動療法コース（内科系、運動器系）

各種疾患や障害等により、現在、通院されている方や病院でのリハビリが終了した方向けのコースです。症状に合わせて理学療法士等が設定する運動処方により、症状や機能改善を図ります。

※ 本コースの会員登録には、申込み時に主治医の紹介状（依頼箋）が必要です。

スポーツトレーニングコース

各種スポーツ選手を対象とした、傷害予防や競技力向上のトレーニングを目指すコースです。個人でのトレーニング指導のほか、チームでのスポーツ・メディカルチェックやコンディション管理も行います。

病院案内

各種教室

- ◆ ストレッチ
- ◆ リズムエアロ
- ◆ ソフトエクササイズ
- ◆ ベーシック・ヨーガ
- ◆ 朝ヨーガ
- ◆ 美ヨーガ
- ◆ シェイプアップ・ヨーガ
- ◆ ヒーリング・ヨーガ

- ◆ 腰痛教室
- ◆ ステップ運動
- ◆ アクアエクササイズ
- ◆ スイミング教室（初級）
- ◆ スイミング教室（4泳法）
- ◆ 水泳パーソナルレッスン
- ◆ 股関節教室
- ◆ いきいき健康教室

- ◆ 運動療法 水慣れ教室
- ◆ リウマチ教室
- ◆ 痛みらくらく運動教室
- ◆ 慢性痛教室
- ◆ ポールエクササイズ
- ◆ リフレクソロジー
- ◆ 医療相談

※ 無料と有料の教室がありますので、詳細はお問合せ先までご連絡ください。

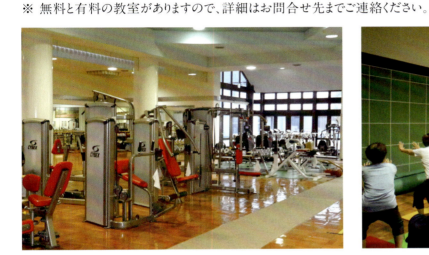
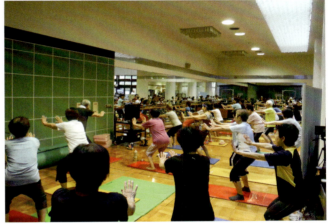
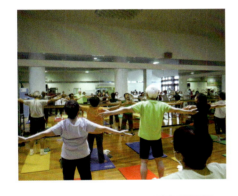
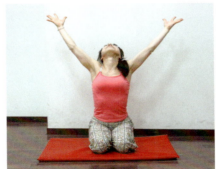
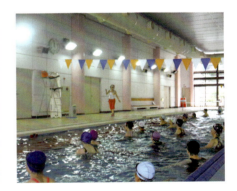

入会手続き、費用等

- ● 当施設は、会員制です。入会手続きが必要です。
- ● メディカルチェックは、入会時及び会員更新時（年1回）に必要となります。（予約制）
- ● 費用として、メディカルチェック料、施設利用料、各種教室参加料（無料と有料があります）等がかかります。

※ 詳細は、お問合せ先までご連絡ください。

営業時間、お問合せ先等

- ■ 営業時間　　月～金　9:00～20:00　　土・日　9:00～17:00
- ■ 休館日　　　木曜・祝日・年末年始　その他施設のメンテナンス等により、休館となる場合があります。
- ■ お問合せ先　〒480-1195　愛知県長久手市岩作雁又1番地1　電話（0561）61-1809（直通）

交通案内

公共交通機関をご利用の場合

【主な駅からの所要時間】

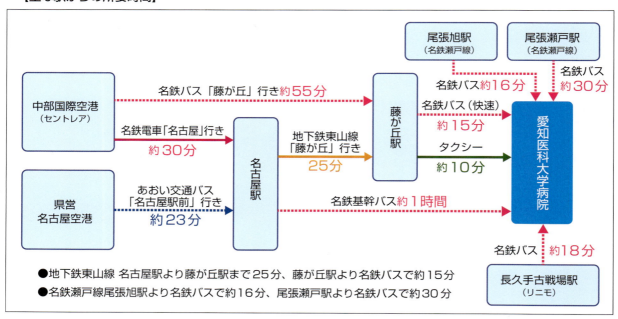

- 地下鉄東山線 名古屋駅より藤が丘駅まで25分、藤が丘駅より名鉄バスで約15分
- 名鉄瀬戸線尾張旭駅より名鉄バスで約16分、尾張瀬戸駅より名鉄バスで約30分

【公共交通機関網】

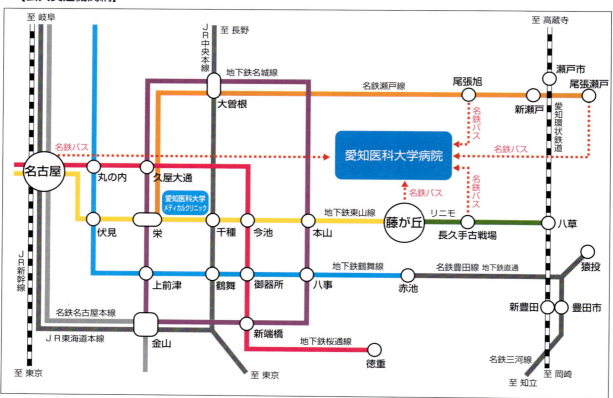

病院案内

自動車をご利用の場合

【近郊図】

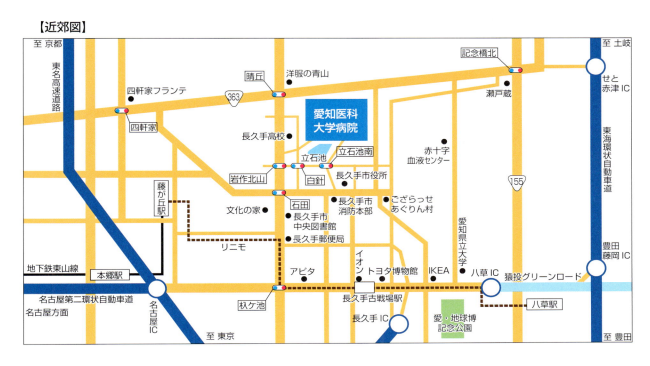

【周辺図】

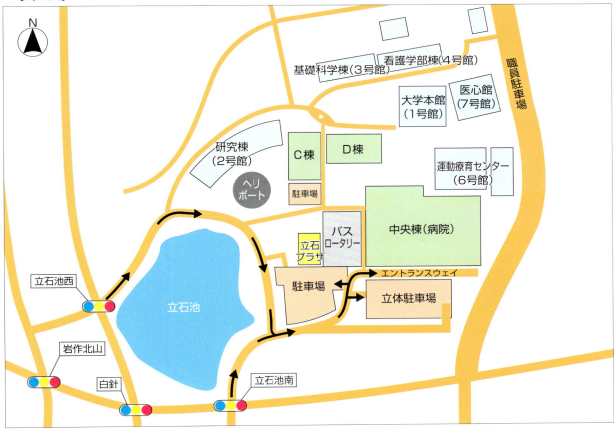

索引

症状、検査・診断方法、疾患名、治療方法やケアなどにかかわる語句を掲載しています（読者の皆さんに役立つと思われる箇所に限定しています）。

あ

悪液質 ･･･････････････････････ 55
悪性リンパ腫 ･･･････････ 96, 123
足壊疽 ･･･････････････････････ 126
アブミ骨手術 ･･････････････ 162
アミロイドーシス ･･････ 96, 97
アルツハイマー型認知症（AD）
････････････････････････ 114, 130

い

胃カメラ ･････････････････ 100
胃がん ･････････････････ 14, 16
胃食道逆流症 ･････････････ 100
痛み ･･････････････････ 90, 167
痛みセンター ･･･････････････ 78
痛みの緩和ケア ･･････････ 80
一次再建 ･････････････････ 142
一期手術 ･････････････････ 142
遺伝カウンセリング ･･･ 13, 113
遺伝子診断 ･････････････････ 26
医療関連感染 ･････････････ 72
医療ソーシャルワーカー ･･･ 180
医療費 ･･･････････････････ 56
医療用麻薬 ･･･････････････ 55
院内骨バンク ･･･････････････ 88
インプラント ･･･････････ 143
インプラント治療 ･･････････ 174

う

動きの鈍さ・少なさ ･･･････ 116
うっ血性心不全 ･･･････････ 183
運動負荷 ･････････････････ 133

え

英文診断書・証明書 ･･･････ 186
栄養サポートチーム ･･････ 177
腋窩多汗症 ･･･････････････ 152
遠位胆管がん ･･･････････････ 21
塩化アルミニウム溶液 ･･････ 152
炎症性腸疾患 ･･･････････ 25, 188

お

黄斑円孔 ･････････････････ 63
黄斑上膜 ･････････････････ 62
オーダーメイド医療 ･･･････ 49
オーバーユース ･･･････････ 92

か

開胸手術 ･･･････････････････ 28
概日リズム睡眠覚醒障害 ･･･ 74
潰瘍性大腸炎 ･････････････ 188
外来化学療法室 ･･･････････ 52
カウンセリング ･･･････････ 179
化学療法 ･･･････････････････ 37
かかりつけ医 ･･･････････････ 17
拡大内視鏡検査 ･･･････････ 14
角膜共焦点顕微鏡 ･･････････ 127
下垂体機能障害 ･･･････････ 113
画像誘導放射線治療 ･･･････ 44
喀血 ･････････････････････ 164
括約筋間直腸切除術（ISR）･･･ 24
カテーテルアブレーション ･･･ 109
カテーテル治療 ･･･････････ 107
カプセル内視鏡 ･･･････････ 188
花粉症 ･･･････････････････ 133
ガランタミン ･･･････････････ 115

き

気管支拡張症 ･････････････ 164
危機的産科出血 ･･･････････ 156
起床困難・不登校外来 ･･･････ 74
機能温存 ･･･････････････････ 40

（右列）

簡易血糖測定器 ･･･････････ 124
感音難聴 ･････････････････ 162
カンガルーケア ･･･････････ 81
眼窩減圧術 ･･･････････････ 65
肝がん ･･･････････････････ 22
がん関連遺伝子リスク診断 ･･･ 46
肝硬変 ･･･････････････････ 102
関節鏡 ･･･････････････････ 149
関節リウマチ ･････････････ 118
感染検査室 ･･･････････････ 73
感染症科 ･････････････････ 72
感染制御 ･････････････････ 72
感染制御部 ･･･････････････ 72
肝臓がん ･････････････････ 102
肝臓がんの外科治療 ･･･････ 20
がん相談支援室 ･･･････････ 56
がん治療 ･････････････････ 54
肝動脈化学塞栓術 ･･･････････ 22
冠動脈CT ･･･････････････ 106
冠動脈バイパス術 ･･･････ 135
嵌頓 ･････････････････････ 184
肝内胆管がん ･････････････ 21
がん何でも相談 ･･････････ 50
肝門部領域胆管がん ･･･････ 21
灌流液 ･･･････････････････ 154
緩和ケア ･････････････････ 54
緩和ケアチーム ･･･････ 54, 55

索引

基本在宅、ときどき入院 ……… 181
キャンサーボード ……………… 50
救急医療 ………………… 70, 71
急性心筋梗塞 ………………… 106
急性精神病 …………………… 128
急性リンパ性白血病 ………… 38
救命救急センター …………… 70
胸腔 ……………………………… 140
胸腔鏡 ………………… 28, 141
胸腔ドレーン ………………… 141
狭心症 ………………………… 106
強度変調回転照射 …………… 44
強度変調放射線治療 ………… 44
胸部大動脈瘤 ………………… 136
切らない口腔がん治療 ……… 42
起立障害性頭痛 ……………… 69
緊張病状態 …………………… 128
筋肉のこわばり ……………… 116
筋肉量 ………………………… 177

く

グルテストNeo アルファ® …… 124
クローン病 …………………… 188

け

蛍光in situ hybridization（FISH） …… 49
経口免疫療法 ………………… 133
痙縮 …………………………… 172
継続看護相談室 ……………… 56
頸動脈狭窄症 ………………… 67
血液透析 ……………………… 94
血管塞栓術 …………………… 164
血管内治療 ………… 139, 157

血球成分除去療法 ………… 189
血栓回収療法 ………………… 66
血便 …………………………… 18
ケトン食 ……………………… 86
検診 …………………………… 12
原発不明がん ………………… 50

こ

高額療養費制度 ……………… 181
抗がん剤 ……………… 16, 40
抗がん剤治療 ………… 54, 182
口腔がん ……………………… 42
膠原病 ………………………… 118
拘縮予防 ……………………… 173
甲状腺眼症 …………………… 64
甲状腺機能低下症 …………… 114
高精度放射線治療 …………… 44
抗体 …………………………… 111
抗TNF-アルファ製剤 ……… 189
行動・心理症状（BPSD） …… 130
合同カンファレンス ………… 29
高度先進医療 ………………… 39
広背筋皮弁法 ………………… 143
抗VEGF薬 …………………… 159
高齢 …………………………… 13
こころのケアセンター ……… 178
鼓室形成術 …………………… 162
骨移植 ………………………… 174
骨切り術 ……………………… 90
骨髄異形成症候群 ……… 36, 96
骨髄移植 ……………………… 96
骨髄検査 ……………………… 122
骨髄刺激法 …………………… 150

骨髄腫 ……………… 36, 96, 123
骨軟骨柱移植術 ……………… 150
個別化医療 …………………… 26
コリンエステラーゼ阻害薬 …… 131
コレステロール ……………… 113
混合調製 ……………………… 182
コンディション ……………… 92

さ

サーファクタント …………… 110
再生医療 ……………………… 175
再生不良性貧血 ……………… 96
さい帯血移植 ………………… 96
サイナスリフト（上顎洞底挙上術） …… 175
サルコペニア ………………… 176
産後うつ ……………………… 179

し

シェーグレン症候群 ………… 118
自家腱 ………………………… 149
自家造血幹細胞移植 …… 97, 123
自家造血細胞移植 …………… 96
自家培養軟骨移植術 ………… 150
子宮頸がん …………………… 34
子宮体がん …………………… 34
自己決定 ……………………… 180
持続血糖測定 ………………… 125
膝関節 ………………………… 148
膝関節軟骨損傷 ……………… 150
失見当 ………………………… 114
失神 …………………………… 168
指定難病 ……………………… 111
斜視手術 ……………………… 65

209

集学的診療 …………………… 78	心臓リハビリテーション ……… 107	前十字靭帯 …………………… 148
集学的治療 ………………… 25, 29	腎代替療法 …………………… 144	全身性エリテマトーデス ……… 118
周術期管理チーム …………… 76	心不全 ………………………… 108	先制・統合医療 ………………… 46
周術期集中治療部 ………… 166	心房細動 ……………………… 108	穿通枝皮弁法 ………………… 143
集中治療 ……………………… 70	診療連携 ……………………… 17	先天鼻涙管閉塞 …………… 161
十二指腸乳頭部がん ………… 21		前頭側頭型認知症 ………… 115
手術 …………………………… 40	**す**	全肺洗浄 ……………………… 111
手術支援ロボット …………… 29	遂行障害 ……………………… 114	前立腺がん …………………… 32
術後満足度 …………………… 90	膵臓がんの外科治療 ………… 21	前立腺肥大症 ………………… 154
術中迅速診断 ………………… 48	睡眠時無呼吸症候群 ………… 74	戦略的予防医療 ……………… 47
小切開心臓手術 …………… 134	頭蓋底腫瘍 …………………… 146	
小児腎臓専門外来 …………… 95	ステロイド …………………… 188	**そ**
小児頭蓋頚椎移行部疾患 …… 69	ステロイドの大量投与 ……… 64	早期胃がん …………………… 14
小児頭部外傷 ………………… 68	ステントグラフト内挿術 …… 137	早期大腸がん ………………… 18
小児の脳脊髄液減少症 ……… 69	ステント留置術 ……………… 67	早期発見 ……………………… 18
小児の慢性頭痛 ……………… 69	スポーツ膝傷害 …………… 148	造血(幹)細胞移植 ……… 37, 96
食道 …………………………… 100	3D顕微鏡映像システム ……… 63	総合集中治療室（GICU）…… 77, 90
食道造影検査 ………………… 101		総合腎臓病センター ………… 94
食物アレルギー ……………… 132	**せ**	増殖硝子体手術 ……………… 62
食物依存性運動誘発 アナフィラキシー …………… 133	生活の質 ……………………… 176	僧帽弁形成術 ………………… 135
	整形外科 ……………………… 82	塞栓術 ………………………… 66
食物抗原負荷試験 ………… 132	精神神経科 …………………… 115	鼠径ヘルニア ………………… 184
シリコンインプラント ……… 170	成長ホルモン ………………… 113	ソケットリフト ……………… 175
腎移植 ……………………… 95, 144	セカンドオピニオン ………… 51	
心因性発作 …………………… 85	セカンドルック超音波 ……… 30	**た**
神経調節性失神 ……………… 168	脊髄損傷 ……………………… 172	体幹部定位放射線治療 ……… 44
神経ブロック ………………… 167	脊柱管 ………………………… 82	大腿骨頚部骨折 ……………… 88
人工関節 ……………………… 90	脊柱変形 ……………………… 82	大腿動脈ステントグラフト …… 139
人工股関節再置換術 ………… 88	脊椎腫瘍 ……………………… 82	大腸カプセル内視鏡検査 …… 18
人工股関節置換術 …………… 88	脊椎脊髄手術 ………………… 82	大腸がん …………………… 18, 25
人工骨頭挿入術 ……………… 88	舌がん ………………………… 42	大動脈 ………………………… 136
人工聴覚器 …………………… 163	摂食障害 ……………………… 128	大動脈瘤 ……………………… 136
腎臓がん ……………………… 32	背骨 …………………………… 82	大動脈瘤破裂 ………………… 137

索引

多汗症 …………………………… 152
脱腸 ……………………………… 184
ダビンチ ………………………… 32
男性ホルモン …………………… 112
胆道がんの外科治療 …………… 20
胆嚢がん ………………………… 21
たんぱく質 ……………………… 176

ち
地域包括ケアシステム ………… 180
チーム医療 ………………… 41, 68
治験 ……………………………… 189
中央手術部 ……………………… 166
超音波 …………………………… 30
超音波内視鏡 …………………… 104
超音波内視鏡下
膵仮性嚢胞ドレナージ ……… 105
超音波内視鏡下穿刺吸引術 …… 104
超音波内視鏡下胆道ドレナージ … 105
超音波内視鏡下ドレナージ …… 105
超音波内視鏡検査 …………… 14
長寿遺伝子(Sirt1)活性化診断 … 46
腸閉塞 …………………………… 18

て
定位放射線治療 ………………… 44
低侵襲 ……………………… 15, 28
ディストラクション …………… 175
ティッシュ・エキスパンダー … 143,170
伝音難聴 ………………………… 162
てんかん ………………………… 84
てんかんセンター ………… 84, 86
電気けいれん療法 ……………… 128

と
投球フォーム …………………… 92
頭頸部がん ……………………… 40
頭頸部腫瘍 ……………………… 146
同種造血細胞移植 ……………… 96
糖尿病 ……………………… 124, 126
糖尿病神経障害 ………………… 126
糖尿病網膜症 …………………… 158
動脈硬化 ………………………… 158
動脈注入放射線化学療法 …… 42
トータルサポート ……………… 181
ドクターヘリ ……………… 70, 71
渡航者外来 ……………………… 186
ドナー …………………………… 144
ドネペジル ……………………… 115

な
内視鏡切除 ……………………… 14
内視鏡的粘膜下層剥離術 … 15, 19
長引く痛み ……………………… 78
ナルコレプシー ………………… 74
軟骨 ……………………………… 150
難病 ……………………………… 113

に
二期手術 ………………………… 142
二次再建 ………………………… 142
日常生活動作 …………………… 173
乳がん …………………………… 170
乳房再建 ………………………… 170
乳房再建手術 …………………… 142
妊産婦死亡率 …………………… 156
妊産婦のうつ病 ………………… 128

妊娠 ……………………………… 84

の
脳血管性認知症 ………………… 115
脳血管内治療 ……………… 66, 67
脳血流シンチ(SPECT) ……… 131
脳梗塞 …………………………… 108
脳腫瘍 ……………………… 114, 146
脳腫瘍の手術 …………………… 146
脳腫瘍の症状 …………………… 147
脳塞栓 …………………………… 66
脳卒中 ……………………… 114, 172
脳波 ……………………………… 86

は
パーキンソン症候群 …………… 116
パーキンソン病 ………………… 116
肺アスペルギルス症 …………… 164
バイオバンク …………………… 13
徘徊 ……………………………… 114
肺がん ……………………… 28, 140
肺動静脈瘻 ……………………… 165
バイパス手術 …………………… 139
ハイブリッド手術 ……………… 139
ハイブリッド手術室 ……… 29, 165
肺胞蛋白症 ……………………… 110
肺葉切除 ………………………… 140
白血病 ……………………… 36, 96

ひ
ピアサポーター ………………… 57
非アルコール性脂肪性肝炎
(NASH:ナッシュ) …………… 102

211

光選択的前立腺レーザー蒸散術 ···· 155
非結核性抗酸菌症 ············ 164
膝崩れ感 ····················· 148
微小残存病変 ···················· 38
微生物検査部門 ················· 73
ビタミンB$_{12}$ ···················· 122
ビタミンB$_{12}$欠乏症 ············· 114
ピック病 ······················ 115
ビデオ脳波同時記録 ··········· 86
鼻内視鏡 ······················ 161
皮弁移植 ······················ 170
病理医 ························· 48
病理診断 ······················ 48

ふ
ファミリーセンタードケア ········ 80
腹腔鏡 ························· 185
腹腔鏡下広汎子宮全摘術 ······ 35
腹腔鏡下子宮体がん根治手術 ····· 35
腹腔鏡手術 ··············· 17, 24
複雑部分発作 ··················· 85
福祉手帳 ······················ 84
腹部大動脈瘤 ·················· 136
腹膜透析 ······················ 94
不整脈 ························ 108
フットケア ····················· 127
不眠症 ························· 74
プライマリーケア・総合診療科 ···· 169
震え ·························· 116
分子標的治療 ··················· 27
分子標的薬 ·········· 37, 123, 182

へ
ヘッドアップティルト試験 ······ 168
変形性股関節症 ················· 88
変形性膝関節症 ················· 90

ほ
放射線 ························· 40
放射線治療 ····················· 64
歩行負荷試験 ·················· 138
ボツリヌス療法 ················· 153
骨を増やす ···················· 174

ま
マーナ（mRNA）健康外来 ······· 46
麻酔 ························· 166
麻酔科周術期管理センター ···· 77
末梢血幹細胞移植 ··············· 96
末梢動脈疾患 ············ 126, 138
まぶたの手術 ··················· 65
ママと赤ちゃんのための心理学 ···· 179
稀ながん ······················ 13
慢性肝炎 ····················· 102
慢性腎臓病 ··············· 94, 120
慢性痛 ························· 78
慢性痛教室 ····················· 78
慢性の痛み政策研究事業 ······· 78
マンモグラフィ ·················· 30

み
未破裂脳動脈瘤 ················· 66
未病を可視化（見える化） ······· 46

む
無菌的調剤 ····················· 53
無侵襲診断法 ·················· 138
むずむず脚症候群 ··············· 74
胸やけ ························ 100

め
迷走神経刺激 ··················· 86
メタボリックシンドローム ······ 158
メッシュ ······················ 185
メマンチン ····················· 115
免疫受容体遺伝子 ··············· 38
免疫組織化学 ··················· 48
免疫チェックポイント阻害薬 ···· 13
免疫療法 ····················· 27, 97

も
網膜硝子体手術 ················· 62
網膜静脈閉塞症 ················ 158
網膜剥離 ······················ 63
物忘れ ························ 114

や
野球肩 ························· 92
野球検診 ······················ 93
野球肘 ························· 92
薬物療法 ······················ 50
薬物療法委員会 ················· 51

ゆ
癒着胎盤 ····················· 157

索引

よ

羊水塞栓 …………………… 157
予防接種 …………………… 186
予防薬 ……………………… 186

ら

ラジオ波焼灼療法 …………… 22

り

リアルタイムバーチャルソノグラフィ
(Real-time Virtual Sonography : RVS) …… 30

リエゾン …………………… 178
リバスチグミン ……………… 115
リハビリテーション ……… 90, 173
療養生活の質 ………………… 54
臨床心理士 …………………… 178
リンパ管静脈吻合 …………… 171
リンパ腫 ……………………… 36
リンパ節 ……………………… 140
リンパ節転移 ………………… 16
リンパ浮腫 …………………… 171

る

涙道内視鏡 …………………… 161
涙嚢鼻腔吻合術 ……………… 160

れ

レーザー …………………… 155
レシピエント ………………… 144
レジメン登録表 ……………… 52
レビー小体型認知症（DLB）…… 114,130
レム睡眠行動障害 …………… 74

ろ

ロボットアーム ……………… 28
ロボット支援（下）手術 …… 28,32

わ

わきの汗 …………………… 152
ワクチン外来 ………………… 186

A

ACTH ……………………… 86

B

B型肝炎ウイルス …………… 102

C

C型肝炎ウイルス …………… 102
CKD ……………………… 120
CKD教育入院 ……………… 120

D

DPNチェック ……………… 126

E

Endoscopic Sub-mucosal
Dissection：ESD ……………… 15

EuroMRD …………………… 39

F

FFR$_{CT}$ …………………… 106
freeStyleリブレ® …………… 125

G

GBR法（骨再生誘導法）……… 174

H

HbA1c ……………………… 124

M

MIBG心筋シンチ …………… 131
MICS ……………………… 134
MRD ……………………… 38
MRI ……………………… 30, 86
MRI偶発造影病変 …………… 30

N

NMDA受容体拮抗薬 ………… 131

P

PVP ……………………… 155

S

Self-medication ……………… 47
synaptosomal associated pretein
of 25kDa（SNAP-25）………… 153

T

TAVI ……………………… 60
TURP ……………………… 154

愛知医科大学病院

〒480-1195 愛知県長久手市岩作雁又1番地1
TEL：0561-62-3311（代表）
http://www.aichi-med-u.ac.jp/hospital/

■装幀／スタジオ ギブ
■本文DTP／岡本祥敬（アルバデザイン）
■図版／岡本善弘（アルフォンス）
■カバーイラスト／岡本典子
■本文イラスト／久保咲央里（デザインオフィス仔ざる貯金）
■撮影／安藤吉郎　望月 明
■編集協力／二井あゆみ　藤井由美
■編集／西元俊典　橋口 環　本永鈴枝

元気ホスピタル──最善の医療をめざして
愛知医科大学病院の最新医療

2018年1月31日　初版第1刷発行

編　著／愛知医科大学病院
発行者／出塚太郎
発行所／株式会社 バリューメディカル
　　　　東京都港区芝4-3-5 ファースト岡田ビル5階　〒108-0014
　　　　TEL　03-5441-7450
　　　　FAX　03-5441-7717
発売元／有限会社 南々社
　　　　広島市東区山根町27-2　〒732-0048
　　　　TEL　082-261-8243

印刷製本所／大日本印刷株式会社
＊定価はカバーに表示してあります。

落丁・乱丁本は送料小社負担でお取り替えいたします。
バリューメディカル宛にお送りください。
本書の無断複写・複製・転載を禁じます。

© AICHI MEDICAL UNIVERSITY HOSPITAL,2018,Printed in Japan
ISBN978-4-86489-078-6